全国中医药行业高等教育"十四五"规划教材
全国高等中医药院校规划教材（第十一版）

骨伤解剖学

（供中医骨伤科学专业用）

主 编　侯德才　姜国华

中国中医药出版社
·北　京·

图书在版编目（CIP）数据

骨伤解剖学 / 侯德才，姜国华主编 . —北京：中国
中医药出版社，2021.6
全国中医药行业高等教育"十四五"规划教材
ISBN 978-7-5132-6881-3

Ⅰ.①骨…　Ⅱ.①侯…　②姜…　Ⅲ.①骨损伤—
人体解剖学—中医学院—教材　Ⅳ.① R322.7

中国版本图书馆 CIP 数据核字（2021）第 053479 号

融合出版数字化资源服务说明

全国中医药行业高等教育"十四五"规划教材为融合教材，各教材相关数字化资源（电子教材、PPT 课件、视频、复习思考题等）在全国中医药行业教育云平台"医开讲"发布。

资源访问说明

扫描右方二维码下载"医开讲 APP"或到"医开讲网站"（网址：www.e-lesson.cn）注册登录，输入封底"序列号"进行账号绑定后即可访问相关数字化资源（注意：序列号只可绑定一个账号，为避免不必要的损失，请您刮开序列号立即进行账号绑定激活）。

资源下载说明

本书有配套 PPT 课件，供教师下载使用，请到"医开讲网站"（网址：www.e-lesson.cn）认证教师身份后，搜索书名进入具体图书页面实现下载。

中国中医药出版社出版

北京经济技术开发区科创十三街 31 号院二区 8 号楼
邮政编码　100176
传真　010-64405721
保定市西城胶印有限公司印刷
各地新华书店经销

开本 889×1194　1/16　印张 19.25　字数 514 千字
2021 年 6 月第 1 版　2021 年 6 月第 1 次印刷
书号　ISBN 978-7-5132-6881-3

定价　84.00 元
网址　www.cptcm.com

服 务 热 线　010-64405720　　微信服务号　zgzyycbs
购 书 热 线　010-89535836　　微商城网址　https://kdt.im/LIdUGr
维 权 打 假　010-64405753　　天猫旗舰店网址　https://zgzyycbs.tmall.com

如有印装质量问题请与本社出版部联系（010-64405510）
版权专有　侵权必究

全国中医药行业高等教育"十四五"规划教材
全国高等中医药院校规划教材（第十一版）

《骨伤解剖学》
编 委 会

主 编

侯德才（辽宁中医药大学）　　　　　　姜国华（黑龙江中医药大学）

副主编（以姓氏笔画为序）

李念虎（山东中医药大学）　　　　　　李新华（湖南中医药大学）

汪永锋（甘肃中医药大学）　　　　　　张　清（中国中医科学院）

修忠标（福建中医药大学）

编 委（以姓氏笔画为序）

丁良甲（内蒙古医科大学）　　　　　　邓小磊（辽宁中医药大学）

李铁成（长春中医药大学）　　　　　　李智斐（广西中医药大学）

吴佳奇（西南医科大学）　　　　　　　俞仲翔（上海中医药大学）

姜自伟（广州中医药大学）　　　　　　涂　宏（江西中医药大学）

魏　杰（山西医科大学）

学术秘书

魏　波（辽宁中医药大学）

《骨伤解剖学》
融合出版数字化资源编创委员会

全国中医药行业高等教育"十四五"规划教材
全国高等中医药院校规划教材（第十一版）

主　编

侯德才（辽宁中医药大学）　　　　姜国华（黑龙江中医药大学）

副主编（以姓氏笔画为序）

李念虎（山东中医药大学）　　　　李新华（湖南中医药大学）

汪永锋（甘肃中医药大学）　　　　张　清（中国中医科学院）

修忠标（福建中医药大学）

编　委（以姓氏笔画为序）

丁良甲（内蒙古医科大学）　　　　邓小磊（辽宁中医药大学）

李铁成（长春中医药大学）　　　　李智斐（广西中医药大学）

吴佳奇（西南医科大学）　　　　　俞仲翔（上海中医药大学）

姜自伟（广州中医药大学）　　　　涂　宏（江西中医药大学）

魏　杰（山西医科大学）

学术秘书

魏　波（辽宁中医药大学）

全国中医药行业高等教育"十四五"规划教材
全国高等中医药院校规划教材（第十一版）

专家指导委员会

名誉主任委员

余艳红（国家卫生健康委员会党组成员，国家中医药管理局党组书记、副局长）

主任委员

王志勇（国家中医药管理局党组成员、副局长）

副主任委员

王永炎（中国中医科学院名誉院长、中国工程院院士）

张伯礼（天津中医药大学名誉校长、中国工程院院士）

黄璐琦（中国中医科学院院长、中国工程院院士）

卢国慧（国家中医药管理局人事教育司司长）

委　员（以姓氏笔画为序）

王　伟（广州中医药大学校长）

石　岩（辽宁中医药大学党委书记）

石学敏（天津中医药大学教授、中国工程院院士）

匡海学（教育部高等学校中药学类专业教学指导委员会主任委员、黑龙江中医药大学教授）

吕文亮（湖北中医药大学校长）

朱卫丰（江西中医药大学校长）

刘　力（陕西中医药大学党委书记）

刘　星（山西中医药大学校长）

安冬青（新疆医科大学副校长）

许二平（河南中医药大学校长）

李灿东（福建中医药大学校长）

李金田（甘肃中医药大学校长）

杨　柱（贵州中医药大学党委书记）

余曙光（成都中医药大学校长）

谷晓红（教育部高等学校中医学类专业教学指导委员会主任委员、北京中医药大学党委书记）

冷向阳（长春中医药大学校长）

宋春生（中国中医药出版社有限公司董事长）

陈　忠（浙江中医药大学校长）

陈可冀（中国中医科学院研究员、中国科学院院士、国医大师）

金阿宁（国家中医药管理局中医师资格认证中心主任）

周仲瑛（南京中医药大学教授、国医大师）

胡　刚（南京中医药大学校长）

姚　春（广西中医药大学校长）

徐安龙（教育部高等学校中西医结合类专业教学指导委员会主任委员、北京中医药大学校长）

徐建光（上海中医药大学校长）

高秀梅（天津中医药大学校长）

高树中（山东中医药大学校长）

高维娟（河北中医学院院长）

郭宏伟（黑龙江中医药大学校长）

曹文富（重庆医科大学中医药学院院长）

彭代银（安徽中医药大学校长）

路志正（中国中医科学院研究员、国医大师）

熊　磊（云南中医药大学校长）

戴爱国（湖南中医药大学校长）

秘书长（兼）

卢国慧（国家中医药管理局人事教育司司长）

宋春生（中国中医药出版社有限公司董事长）

办公室主任

张欣霞（国家中医药管理局人事教育司副司长）

李秀明（中国中医药出版社有限公司副经理）

办公室成员

陈令轩（国家中医药管理局人事教育司综合协调处副处长）

李占永（中国中医药出版社有限公司副总编辑）

张峘宇（中国中医药出版社有限公司副经理）

沈承玲（中国中医药出版社有限公司教材中心主任）

全国中医药行业高等教育"十四五"规划教材
全国高等中医药院校规划教材（第十一版）

编审专家组

组　长

余艳红（国家卫生健康委员会党组成员，国家中医药管理局党组书记、副局长）

副组长

张伯礼（中国工程院院士、天津中医药大学教授）

王志勇（国家中医药管理局党组成员、副局长）

组　员

卢国慧（国家中医药管理局人事教育司司长）

严世芸（上海中医药大学教授）

吴勉华（南京中医药大学教授）

王之虹（长春中医药大学教授）

匡海学（黑龙江中医药大学教授）

刘红宁（江西中医药大学教授）

翟双庆（北京中医药大学教授）

胡鸿毅（上海中医药大学教授）

余曙光（成都中医药大学教授）

周桂桐（天津中医药大学教授）

石　岩（辽宁中医药大学教授）

黄必胜（湖北中医药大学教授）

前　言

为全面贯彻《中共中央 国务院关于促进中医药传承创新发展的意见》和全国中医药大会精神，落实《国务院办公厅关于加快医学教育创新发展的指导意见》《教育部 国家卫生健康委 国家中医药管理局关于深化医教协同进一步推动中医药教育改革与高质量发展的实施意见》，紧密对接新医科建设对中医药教育改革的新要求和中医药传承创新发展对人才培养的新需求，国家中医药管理局教材办公室（以下简称"教材办"）、中国中医药出版社在国家中医药管理局领导下，在教育部高等学校中医学类、中药学类、中西医结合类专业教学指导委员会及全国中医药行业高等教育规划教材专家指导委员会指导下，对全国中医药行业高等教育"十三五"规划教材进行综合评价，研究制定《全国中医药行业高等教育"十四五"规划教材建设方案》，并全面组织实施。鉴于全国中医药行业主管部门主持编写的全国高等中医药院校规划教材目前已出版十版，为体现其系统性和传承性，本套教材称为第十一版。

本套教材建设，坚持问题导向、目标导向、需求导向，结合"十三五"规划教材综合评价中发现的问题和收集的意见建议，对教材建设知识体系、结构安排等进行系统整体优化，进一步加强顶层设计和组织管理，坚持立德树人根本任务，力求构建适应中医药教育教学改革需求的教材体系，更好地服务院校人才培养和学科专业建设，促进中医药教育创新发展。

本套教材建设过程中，教材办聘请中医学、中药学、针灸推拿学三个专业的权威专家组成编审专家组，参与主编确定，提出指导意见，审查编写质量。特别是对核心示范教材建设加强了组织管理，成立了专门评价专家组，全程指导教材建设，确保教材质量。

本套教材具有以下特点：

1.坚持立德树人，融入课程思政内容

把立德树人贯穿教材建设全过程、各方面，体现课程思政建设新要求，发挥中医药文化育人优势，促进中医药人文教育与专业教育有机融合，指导学生树立正确世界观、人生观、价值观，帮助学生立大志、明大德、成大才、担大任，坚定信念信心，努力成为堪当民族复兴重任的时代新人。

2.优化知识结构，强化中医思维培养

在"十三五"规划教材知识架构基础上，进一步整合优化学科知识结构体系，减少不同学科教材间相同知识内容交叉重复，增强教材知识结构的系统性、完整性。强化中医思维培养，突出中医思维在教材编写中的主导作用，注重中医经典内容编写，在《内经》《伤寒论》等经典课程中更加突出重点，同时更加强化经典与临床的融合，增强中医经典的临床运用，帮助学生筑牢中医经典基础，逐步形成中医思维。

3.突出"三基五性",注重内容严谨准确

坚持"以本为本",更加突出教材的"三基五性",即基本知识、基本理论、基本技能,思想性、科学性、先进性、启发性、适用性。注重名词术语统一,概念准确,表述科学严谨,知识点结合完备,内容精炼完整。教材编写综合考虑学科的分化、交叉,既充分体现不同学科自身特点,又注意各学科之间的有机衔接;注重理论与临床实践结合,与医师规范化培训、医师资格考试接轨。

4.强化精品意识,建设行业示范教材

遴选行业权威专家,吸纳一线优秀教师,组建经验丰富、专业精湛、治学严谨、作风扎实的高水平编写团队,将精品意识和质量意识贯穿教材建设始终,严格编审把关,确保教材编写质量。特别是对32门核心示范教材建设,更加强调知识体系架构建设,紧密结合国家精品课程、一流学科、一流专业建设,提高编写标准和要求,着力推出一批高质量的核心示范教材。

5.加强数字化建设,丰富拓展教材内容

为适应新型出版业态,充分借助现代信息技术,在纸质教材基础上,强化数字化教材开发建设,对全国中医药行业教育云平台"医开讲"进行了升级改造,融入了更多更实用的数字化教学素材,如精品视频、复习思考题、AR/VR等,对纸质教材内容进行拓展和延伸,更好地服务教师线上教学和学生线下自主学习,满足中医药教育教学需要。

本套教材的建设,凝聚了全国中医药行业高等教育工作者的集体智慧,体现了中医药行业齐心协力、求真务实、精益求精的工作作风,谨此向有关单位和个人致以衷心的感谢!

尽管所有组织者与编写者竭尽心智,精益求精,本套教材仍有进一步提升空间,敬请广大师生提出宝贵意见和建议,以便不断修订完善。

国家中医药管理局教材办公室
中国中医药出版社有限公司
2021年5月25日

编写说明

中医骨伤科学是在中医理论指导下，研究人体运动系统损伤和疾病的预防、诊断、治疗及康复的一门学科，具有悠久历史和丰富的临床经验，对保障人民健康发挥着重要作用。2019年教育部恢复中医骨伤科学本科专业。中国中医药出版社于2019年4月启动全国中医药高等教育中医骨伤科学专业院校规划教材的编写，成立了以孙树椿教授为主任的全国中医药高等教育中医骨伤科学专业院校规划教材编审委员会，其中委员有王和鸣、韦贵康、朱立国、李盛华、肖鲁伟、宋春生、赵文海、郝胜利、施杞、郭艳幸、黄桂成（以姓氏笔画为序），学术秘书为于栋，共同组织全国中医骨伤界专家编写本系列教材。本系列教材既要传承中医骨伤精粹，又要充分吸收现代科技新成果，以期培养出高层次中医骨伤专业人才。

全国中医药高等教育中医骨伤科学专业院校规划教材共15门。供五年制本科生使用的有《中医骨伤科学基础》《骨伤解剖学》《骨伤影像学》《中医正骨学》《中医筋伤学》《中医骨病学》《创伤急救学》《骨伤手术学》8门，以上8门同时也是全国中医药行业高等教育"十四五"规划教材。供"5+3"或"5+4"长学制或硕士研究生使用的有《中医骨伤学发展史》《骨伤科古医籍选》《骨伤方药学》《骨伤科生物力学》《实验骨伤科学》《骨伤运动医学》《中医骨伤康复学》7门。

骨伤解剖学是研究正常人体骨骼及与骨骼运动相关组织形态结构的科学，是中医骨伤科学重要的基础课。本教材针对我国医学教育正在进行的"5+3"体制改革，适应新形势下我国中医骨伤科学专业人才培养的需求，坚持创新发展、质量意识和精品意识，并充分考虑到与住院医师规范化培训、执业医师资格考试接轨等。

本教材分为总论和各论两部分，共十章。第一章至第五章为总论，主要介绍骨伤解剖学发展史，并结合现代解剖学的概念分别介绍参与人体运动的骨、关节、肌肉等组织的解剖结构，各组织损伤修复的特点，以及骨与关节的功能解剖。第六章至第十章为各论，主要介绍上肢、下肢、脊柱、神经的局部解剖，以及人体的主要断层解剖，着重培养骨伤科学专业学生的临床解剖思维，以满足临床工作的需要。为体现新时代教育"立德树人"的根本任务，教材中还融入了课程思政内容。本教材适用于中医药院校骨伤科学专业本科生、研究生，也可供骨伤科和临床相关学科的医务人员学习参考。

本教材由来自全国15所医学高等院校及科学院的老师共同编写。其中，第一章由侯德才执笔，第二章由姜自伟执笔，第三章由涂宏执笔，第四章由修忠标执笔，第五章由侯德才执笔，第六章由丁良甲、李新华、吴佳奇执笔，第七章由李铁成、魏杰、张清、李智斐执笔，第八章由李念虎、邓小磊执笔，第九章由俞仲翔、姜国华执笔，第十章由汪永锋执笔。

本教材数字化资源工作在主编带领下，由全体编委共同完成。

在本教材编写过程中，虽然我们经过反复研讨、协商，并多次修改，但难免有不足或疏漏之处，翘首跂踵广大师生和读者在使用过程中提出宝贵意见，以便今后进一步修订提高。

《骨伤解剖学》编委会
2021 年 5 月

目　录

各　论

总　论

第一章

绪　论

第一节　骨伤解剖学发展简史及其定义、定位

一、骨伤解剖学发展简史

人类的发展是不断认识世界的过程，也是不断认识自身的过程。中国是世界四大文明古国之一，文化历史源远流长，系统医学中的解剖学亦起源甚早。现已发掘出土的距今 3000 多年前的甲骨文字中，有关人体解剖结构部位名称及病变的记载很多。另外，从殷墟出土的文物中发现，商代以前有大量用人的骨骼制作的装饰骨器，增加了人类对自身骨骼形态、结构、质地认识的机会，有选择性地对不同部位的骨骼进行命名，对于中医骨伤解剖学的创建奠定了一定的基础。

古代战争连绵不断，于是逐步形成了中医骨伤医疗。《礼记》载有"命理瞻伤，察创，视折，审断"的描述。这里皮肤破裂为"伤"，皮肤和肌肉都裂开为"创"，骨骼断裂为"折"，皮肤、肌肉、肌腱、骨骼都离断为"断"。外伤以伤、创、折、断四种不同的损伤病名概念提出来。损伤病名的出现逐渐归结到骨伤科，如《周礼》载："疡医，下士八人，掌肿疡、溃疡、金疡、折疡之祝药剐杀之齐。"其中的"折疡"就是后来的骨伤科。有了明确的分科后，有关骨骼命名和骨伤疾病的病名概念就逐步确立了，人体解剖骨学的知识（包括命名）得到了快速的发展。医者对人体解剖部位、骨骼的记载，在历史的进程中日臻完善，奠定了骨伤解剖学命名的基础。

《五十二病方》是现存最早的医学文献，其中所提及的人体解剖骨学名词，体现在经脉学说的几部书里，描述人体的经脉循行走向时，借助于体表的骨骼及其他部位作为标志。这是已出土的中医学文献中，最早运用人体解剖知识来论述医学理论的。

战国秦汉时期，随着《黄帝内经》的问世，基本形成了有体系的医学基础理论。其中《灵枢·骨度》《素问·骨空论》等，对人体骨骼的描写较为详尽，有人体全身主要骨骼的名称，注意到人体各部的特点，特别是对骨骼的特点、长度等做了介绍，只是尚未系统完整地介绍人体全身主要骨骼。《素问·骨空论》中指出各长骨的骨髓起点，"两髃骨空，在髃中之阳，臂骨空在臂阳，去踝四寸两骨空之间；股骨上空在股阳，出（去）上膝四寸；骱骨空在辅骨之上端，股际骨空在毛中动下；尻骨空在髀骨之后，相去四寸"。《素问·脉要精微论》中指出骨骼中空为藏髓之所，"骨者髓之府"。《素问·刺禁论》中指出脊椎里有脊髓，"刺脊间，中髓，为伛"。书中介绍了近十个骨学名词，并对骨的形态特点进行了剖析，近似于现代解剖学的观点。首次描述了关节的情况，"辅骨上，横骨下为楗，夹髋为机，膝解为骸关，夹膝之骨为连骸，骸下为辅，辅上为腘，腘上为关，头横骨为枕"（《素问·骨空论》，楗为股骨，骸关为膝关节，连骸为髌骨）。对于

关节的结构及特点也有深入认识，"诸筋者，皆属于节"（《素问·五脏生成》），提到了关节的概念，并认识到"筋"和关节的联系较为密切，"筋"指韧带。"刺关节中液出，不得屈伸"，明确提出了"关节"的概念，指明关节中有关节液，刺伤关节后会影响关节的运动，说明关节液对关节的运动有重要作用。书中还指出骨骼对人体的支架及贮藏骨髓的作用，《灵枢·经脉》载："人始生，先成精，精成而脑髓生，骨为干，脉为营，筋为刚，肉为墙，皮肤坚而毛发长，谷入于胃，脉道以通，血气乃行。"可见，在《黄帝内经》成书年代，医者已通过对人体骨骼进行解剖观察而知其形态结构特点，明确其生理功能，并运用到医疗实践中。

两宋时期，仵作的出现使得尸体解剖行为被社会所接受。法医学家宋慈著有《洗冤集录》一书，该书将人体骨骼分为头、颈、胸、脊、四肢等部，并清楚地介绍了各部分骨骼的数目，粗略地描述了骨骼的特点，并附有检骨图。该书在《论沿身骨脉及要害去处》里，介绍了大量骨骼名词及各部骨骼间的连结关系。以上肢骨为例：夫人两手指甲相连者小节，小节之后中节，中节之后者本节，本节之后肢骨之前生掌骨，掌骨上生掌肉，掌肉后可屈曲者腕，腕左起高骨者手外踝，右起高骨者右手踝，二踝相连生者臂骨，辅臂骨者髀骨，三骨相继者肘骨，前可屈曲者曲肘，曲肘上生者臑骨，臑骨上生者肩髃，肩髃之前者横髃骨，横髃骨之前者髀骨，髀骨之中陷者缺盆……从以上内容来看，比《五十二病方》和《黄帝内经》的相应内容又前进了一大步。

宋慈《洗冤集录》一书的刊行，对后人研究人体骨骼有了较为明显的促进作用，提高了后人的认识水平。较有影响、传之后世的有元代李仲南的《永类钤方》（公元 1331 年）、危亦林的《世医得效方》（公元 1337 年）两部医著，分别有骨伤专卷，在这些有关骨伤的论述中都出现了不少骨骼名称，人体解剖骨学逐步成为正骨科医生必需的专门知识。明代王肯堂的《证治准绳》一书，首次将人体骨骼的数目和形状进行详尽的介绍，并记载了各部位骨骼的名称及特点，指出了正骨学家学习人体骨骼知识的必要性。该书对整个人体的骨骼介绍较之前已趋系统化，但骨骼总数目与现代医学相去甚远。其提供的人体骨骼结构知识，对于中医正骨学理论的发展具有积极的指导意义。

千百年来，由于封建社会意识形态的影响，存在着人体骨骼数目混乱和在男女性别差异上的错误认识，直到清道光十一年（公元 1831 年），姚德豫在《洗冤录解》一书中大胆地提出了质疑，对古医书中有关人体骨骼知识的记载加以考证，其指出："验骨篇大都本于《灵枢·骨度篇》注……今检骨不甚符合，以致现行骨骼，于采用其书之处，填注时每有参差。"指出女性无髀骨的错误，还纠正了《洗冤集录》中妇人肋骨比男人多 2 条的说法，对古医著进行了直截了当的质疑、推敲，促进了科学的发展。其间相继问世的正骨医著如《医宗金鉴·正骨心法要旨》（公元 1742 年）、《伤科汇纂》（公元 1815 年）、《伤科补要》（公元 1818 年）、《外科证治全书》（公元 1865 年）等，都不同程度地从骨伤治疗的角度上涉及人体骨骼知识，可见中医骨伤科学的发展与人体骨骼认识水平的提高是相辅相成的。

现代医学的解剖学知识主要是以西方医学为基础发展延续而成。最早关于解剖学的记载，是从西方医学之父古希腊医生希波克拉底开始的，"解剖"一词在希腊语里的意思是"切开"或"剖割"。古罗马医生盖仑的《医经》一书是西方最早的、较完整地描述人体结构的论著，对血液运行、神经分布及内脏器官都有较详细而具体的叙述。由于欧洲正处于宗教统治时期，禁止解剖人体，他也只能把从动物身上得到的解剖知识应用到人体，错误也在所难免。意大利著名画家列昂纳多·达·芬奇绘制的解剖学图谱，生动清晰，堪称伟大的时代巨作。16 世纪的比利时解剖学家安德烈·维萨里冒着被宗教迫害的危险，执着地从事人体解剖实验。他在巴黎求学时，曾偷过绞刑架上的犯人尸体，还曾把一个死人头骨藏在大衣内带进城，放到自己床底下，甚至带领学生盗过墓。其著作《人体的构造》于 1543 年出版，全书共七卷，遵循解剖的顺序描绘人体断层解剖学图谱。维萨里不仅较系统完善地记录了各器官系统的形态和构造，还勇敢地摆脱了盖伦权威的束缚，纠正了盖伦许多错误的论点，从而使自己成为现代人体解剖学的奠基人。

随着人类的进步和科学文化的发展，人体解剖学服务的对象不断扩展，在研究方法、着重点和目的性等方面产生了差异，逐渐形成了若干独具特色的分支。按照组成人体的各系统，逐一研究和论述各系统器官形态、结构的系统解剖学；按照医疗手术的需要，研究和论述各部位组成结构的形态、位置和毗邻关系的局部解剖学；适应绘画和雕塑等专业要求的艺术解剖学；研究人体在体育运动和训练中，其形态构造和功能关系的运动解剖学；专门阐述临床各种手术层次结构的应用（手术）解剖学等。

二、骨伤解剖学的定义、定位

骨伤解剖学是以骨伤科学为基础，研究正常人体骨骼及参与骨骼运动的组织的形态结构的科学，属形态学范畴。

医学研究的对象是人，学习骨伤解剖学的目的是让学生掌握正常人体骨骼及参与骨骼运动的组织的形态结构、位置与毗邻关系、生长发育规律及功能意义，为骨伤医学课程的学习奠定坚实的基础。只有在掌握正常人体骨骼及参与骨骼运动的组织的形态结构的基础上，才能辨别出异常，才能理解骨骼的生理运动和病理变化，从而对骨伤疾病做出准确的诊断、治疗和预防。骨伤解剖学与骨伤科之间联系密切，是医学科学中一门重要的必修课。随着科学发展和技术方法的创新，以及学科间的交叉融合、互相促进与推动，骨伤解剖学的教学方法不断更新，研究水平也在不断提高，取得了长足的进步，派生出许多边缘学科。

为了更好地研究中医正骨学的成果，我们选取部分古医籍中出现的人体骨骼名词，结合现代人体解剖骨学名词及相关资料，试作一简单对照（表 1-1～表 1-4）。

表 1-1　颅骨古今名称对照

古称	今称
顶骨（《灵枢经》） 巅顶骨、天灵盖骨（《医宗金鉴》）	颅骨
凌云骨、额骨（《医宗金鉴》）	额骨
山角骨（《医宗金鉴》）	上下颞线部
天贤骨（《证治准绳》）	额骨左上角
天贵骨（《证治准绳》）	额骨右上角
眉棱骨（《伤科汇纂》）	额骨眉弓
睛明骨（《医宗金鉴》）	眼眶四周骨骼
鼻梁骨（《医宗金鉴》）	鼻骨
中血堂（《医宗金鉴》）	鼻内颃下脆骨空虚处
枕骨（《洗冤集录》） 后山骨（《医宗金鉴》）	枕骨
颧骨（《灵枢经》） 钓骨（《医宗金鉴》） 钩骨（《伤科汇纂》）	颧骨

续表

古称	今称
玉梁骨（《医宗金鉴》）	颞颌窝至外耳门前方
寿台骨（《医宗金鉴》） 颔车骨（《肘后备急方》）	颞骨乳突
颊车骨（《洗冤集录》）	下颌角及下颌支
地阁骨、下巴骨（《医宗金鉴》）	下颌骨体

表1-2　躯干骨古今名称对照

古称	今称
柱骨（《灵枢经》） 颈骨（《证治准绳》） 玉柱骨、天柱骨、旋台骨（《医宗金鉴》）	颈椎
大椎骨（《医宗金鉴》）	第7颈椎
髃（《灵枢经》）	胸骨
龟子骨（《洗冤集录》）	胸骨柄及体
胸骨、髑骭骨（《医宗金鉴》） 心坎骨（《洗冤集录》）	胸骨剑突
蔽心骨、鸠尾骨（《医宗金鉴》）	肋骨
肋骨（《洗冤集录》）	第7～11肋骨
凫（《医宗金鉴》）	浮肋（第11、12肋）
腰骨（《医宗金鉴》）	腰椎
尻骨（《素问》），骶骨（《灵枢经》），八髎骨（《医宗金鉴》）	骶椎
尾蛆骨（《洗冤集录》）	骶尾骨
尾骨（《灵枢经》） 橛骨（《素问》） 尾闾、穷骨（《医宗金鉴》）	尾骨

表1-3　上肢骨古今名称对照

古称	今称
缺盆骨（《证治准绳》） 血盆骨（《洗冤集录》） 锁子骨（《医宗金鉴》）	锁骨
髃骨（《医宗金鉴》）	肩峰
肩胛骨、饭匙骨（《洗冤集录》） 琵琶骨（《伤科汇纂》）	肩胛骨
臑骨、臂骨（《洗冤集录》） 肱骨（《医宗金鉴》）	肱骨
臂骨（正骨）（《医宗金鉴》）	尺骨

续表

古称	今称
臂骨（辅骨）（《医宗金鉴》） 缠骨（《医宗金鉴》）	桡骨
上力骨（《证治准绳》） 腕骨（《医宗金鉴》）	腕骨
驻骨、搦骨（《证治准绳》） 掌骨（《伤科汇纂》）	掌骨
助势骨（《证治准绳》） 指骨、锤骨、竹节骨（《医宗金鉴》）	指骨

表 1-4　下肢骨古今名称对照

古称	今称
胯骨（《仙授理伤续断秘方》） 髋骨（《洗冤集录》） 髁骨（《医宗金鉴》）	髋骨
横骨（《灵枢经》） 下横骨（《伤科汇纂》）	耻骨联合
楗骨（《证治准绳》） 交骨（《伤科汇纂》）	坐骨
髀枢（《灵枢经》）	髋臼
股骨（《素问》） 腿骨（《洗冤集录》） 大楗骨（《医宗金鉴》）	股骨
髀杵（《医宗金鉴》） 髀枢（《伤科补要》）	股骨头和颈
髌骨、膝盖骨（《医宗金鉴》）	髌骨
内辅骨（《伤科补要》）	股骨内上髁和胫骨内髁
外辅骨（《伤科补要》）	股骨外上髁和腓骨头
胫骨（《仙授理伤续断秘方》） 成骨（《医宗金鉴》）	胫骨
辅骨（《素问》） 劳堂骨（《医宗金鉴》）	腓骨
跟骨（《医宗金鉴》）	跟骨
岐骨（《洗冤集录》）	距骨
内踝骨（《灵枢经》）	胫骨内踝
外踝骨（《灵枢经》）	腓骨外踝
脚掌骨（《洗冤集录》）	跗骨
跗骨（《医宗金鉴》）	足跗骨、跖骨
趾骨（《灵枢经》）	趾骨

第二节　解剖学术语

一、人体的部位和组成

根据人体外形将其分成 10 个部位，依次如下：①头部（包括颅、面）；②颈部（包括颈、项）；③背部；④胸部；⑤腹部；⑥骨盆、会阴部（后四部合称躯干部）；⑦左上肢；⑧右上肢；⑨左下肢；⑩右下肢。亦可将其具体再细分，如上肢包括上肢带和自由上肢，自由上肢又分为臂、前臂和手；下肢分为下肢带和自由下肢，自由下肢又分为大腿、小腿和足。上肢和下肢合称为四肢。

人体的基本组织包括上皮组织、结缔组织、肌肉组织和神经组织。几种组织相互结合，组成器官。人体的诸多器官按功能的不同，分别组成九大系统：①运动系统，执行躯体的运动功能，包括骨骼、关节（骨连结）和骨骼肌。②消化系统，主要进行消化食物、吸收营养物质和排出代谢产物的功能。③呼吸系统，执行气体交换功能，吸进氧气，排出二氧化碳，并具有内分泌功能。④泌尿系统，排出体内溶于水的代谢产物，如尿素、尿酸等。⑤生殖系统，主要执行生殖繁衍的功能。⑥脉管系统，输送血液和淋巴在体内周而复始地流动，进行物质运输，包括心血管系统和淋巴系统。⑦神经系统，调控人体全身各系统和器官的活动的协调和统一。⑧内分泌系统，协调全身各系统的器官活动。⑨免疫系统，在维持人体内环境的稳态中有举足轻重的作用。神经 - 免疫 - 内分泌网络将人体各器官、系统有机整合起来，在全面调节人体各种功能活动中，发挥互相制约、互相协调的关键性调控作用。

二、解剖学姿势

解剖学姿势是为了准确统一地描述人体结构的形态、位置及其相互关系而制定的公认标准，在描述任何人体结构和体位时，均以此为准。初学者必须准确掌握这项基本知识，以利于学习、交流，避免误解。

人体的解剖学姿势：身体直立，面向前方，两眼平视正前方，两足并拢，足尖向前，双上肢下垂于躯干的两侧，掌心向前。即使被观察的客体、标本或模型是俯卧位、仰卧位、横位或倒置，或只是身体的一个局部，都应按人体的解剖学姿势进行描述。

三、方位

依照人体的解剖学姿势，规定了一些表示方位的术语。

1. 上和下　是描述器官或结构距离颅顶或足底的相对远近关系的术语。按照解剖学姿势，近颅者为上，近足者为下。如眼位于鼻的上方，口位于鼻的下方。在比较解剖学上，常将颅侧和尾侧作为对应名词，以利于对人体和四足动物的描述与对比。

2. 前、腹侧和后、背侧　是描述器官或结构距离身体前、后面相对远近关系的名词。距身体腹侧面近者为前，距身体背侧面近者为后。

3. 内侧和外侧　是描述各局部或器官、结构与正中矢状面相对距离远近关系的术语。如眼位于鼻的外侧、耳的内侧。

4. 内和外　是描述空腔器官相互位置关系的术语。距离内腔近者为内，距离内腔远者为外。内、外与内侧和外侧是有显著区别的，初学者必须注意这一点。

5. 浅和深　是描述与皮肤表面相对距离关系的术语。近皮肤者为浅，远离皮肤而距人体内部中心近者为深。

6. 四肢的方位术语　距肢根部较近者称为近侧，反之称为远侧。上肢的尺侧与桡侧和下肢的胫侧与腓侧分别与内侧和外侧相对应。该术语是按前臂的尺骨与桡骨和小腿的胫骨与腓骨的排列关系而规定的。在前臂近尺骨者为尺侧，近桡骨者为桡侧；在小腿距胫骨近者为胫侧，距腓骨近者为腓侧。

7. 器官的方位术语　器官的切面一般不以人体的长轴为准，而以其本身的长轴为准，即沿其长轴所做的切面叫纵切面，与长轴垂直的切面叫横切面。

四、运动平面

轴和面是描述关节运动方式时常用的术语。关节可发生由前至后的运动、左右两侧的运动及旋转运动。根据三维空间的原理设计互相垂直的 3 条轴，即垂直轴、矢状轴和冠状轴；依据上述3 条轴，设计出互相垂直的 3 个平面，即矢状面、冠状面与水平面。

1. 轴

（1）垂直轴　为上自头侧，下至尾侧，并与地平面相垂直的轴。

（2）矢状轴　是指从腹侧面至背侧面，与垂直轴呈直角交叉的轴，又名腹背轴。

（3）冠状轴　为左右方向与水平面平行，与前两个轴相垂直的轴。

2. 面

（1）矢状面　指前后方向，将人体分成左、右两部分的剖面，该切面与地平面垂直。经过人体正中的矢状面称为正中矢状面，它将人体分成左右相等的两半。

（2）冠状面　指左右方向，将人体分为前、后两部分的剖面，该切面与水平面及矢状面互相垂直。

（3）水平面　又称横切面，指与地平面平行，与矢状面和冠状面相互垂直，将人体分为上、下两部分的平面。在描述器官切面时，常以器官自身的长轴为准，与其长轴平行的切面称为纵切面，与其长轴垂直的切面称为横切面，而不用冠状面、矢状面和水平面来描述。

五、关节活动方向及范围

（一）肩关节

肩关节由盂肱关节、肩锁关节、胸锁关节及肩胛胸壁连结构成，是人体运动幅度最大的关节。

1. 盂肱关节　盂肱关节的构成中，肩胛盂关节面小而较平，肱骨头大而圆，因此在各个方向都有较大的活动范围。肩肱的中立位是上肢自然下垂，肘窝向前，盂肱关节正常活动范围是前屈130°，后伸 45°，外展 90°，内收 45°，内旋 135°，外旋 45°。肩关节超过 90°时称为上举，当肩关节前屈 55°和后伸 35°以上时，头盂之间发生平移。在正常人体，肱骨相对于关节盂被动平移8 ～ 11mm。

2. 锁骨　锁骨两端分别组成胸锁关节和肩锁关节，在上臂正常活动中，锁骨有上下方向和前后方向的平移活动，并且其自身有绕长轴的前后旋转活动。胸锁关节的鞍形允许有 45°～ 50°的活动度。当上臂上举时，锁骨旋转可达 40°～ 50°，但同时肩锁关节活动度并不大，因为肩胛骨随上臂上举而向前旋转活动。

（二）肘关节

肘关节有两个运动方向，即屈伸和轴向旋转。屈伸活动范围在 0°～150°，也有人过伸 5°～10°。旋前、旋后中立位应使拇指外展并垂直向上，以此作为 0°，旋前与旋后活动范围在 180°，即旋前、旋后各为 85°～90°。在日常生活中，如提物、开关门、拿水杯、打电话、用 筷子、搬椅子等，肘功能活动范围在 30°～130°，旋前、旋后各 50°。前臂旋转轴在肱骨小头 与桡骨小头中间，远侧达尺桡远侧关节间。肱骨轴与尺骨轴相交有一外翻角，亦称携带角，平 均 10°～15°。这一角度随着肘关节屈曲而消失，旋前与旋后活动范围在 160°，旋前、旋后各为 70°～80°。

（三）腕和手关节

桡腕关节的中立位为 0°，无背伸或掌屈，第 3 掌骨与前臂纵轴成一直线。腕关节活动有 3 个轴面的方向：背伸及掌屈、桡偏和尺偏、旋前和旋后。三种活动常不是独立的，其活动范围：背伸 50°～60°，屈曲 40°～50°；桡尺偏共约 60°，桡偏 15°～25°，尺偏 30°～45°；旋前旋后 共约 150°，其中旋前 60°～80°，旋后 60°～85°。腕骨之间有一定的活动度，近排腕骨的活动度 较大于远排腕骨。桡腕关节的活动度大于腕骨两排间的活动度。当腕尺偏时，常有腕伸，而桡偏 时，腕屈曲。

（四）手拇指

拇指的腕掌关节伸展 30°～70°，掌侧外展 30°～65°；掌指关节是球窝关节，有屈伸和收展 两种活动，有 45°～90°的屈曲，伸直 0°～45°。拇指的指间关节通常有 90°的屈曲，可有 20°以 内的过伸，以增大拇指握物的面积。

（五）掌指关节

除拇指外，四指的掌指关节是手指活动的关键。掌骨头的关节面是髁状，故掌指关节除屈伸 活动外，还有收展活动。掌指关节在伸直位时有较大的活动范围，可收展，并稍旋转，而当该关 节屈曲时，由于侧副韧带紧张，失去收展活动，成为稳固的位置。从桡侧至尺侧弯曲范围逐渐增 大，第 5 掌指关节有 110°的活动度，各掌指关节有 30°～0°的过伸活动度，因人手的柔软度不同 而异。

（六）指间关节

五指的近与远指间关节只有屈伸活动。指间关节掌侧有软骨板和掌侧韧带限制指间关节的过 伸，指间关节侧副韧带也是在屈曲位时最紧张。指间关节的屈曲范围，近指间关节活动度比远指 间关节活动度大，且从桡侧向尺侧活动范围加大。如示指近指间关节屈曲为 100°～115°，而小 指近指间关节屈曲可达 135°，示指远指间关节屈曲度为 80°，而小指远指间关节屈曲可达 100°。 当单个手指屈曲时，从示指到小指，指尖都朝向舟状骨结节，这一特点使四指一起握物时向一起 收拢，利于握紧物体。

（七）髋关节

髋关节的活动方向为屈伸、内收、外展和内、外旋。屈曲为 135°，伸展 30°，这个活动范围包括了骨盆与脊柱间参与的活动。如骨盆固定在正中位置时，髋关节屈120°，伸10°，正常外展45°，内收25°，外旋35°，内旋15°，将髋关节屈曲后，内、外旋转度可随之增加。

（八）膝关节

1. 股胫关节 股骨髁部与胫骨平台相关节，又与髌骨相关节，因此膝屈伸活动中要求股骨髁矢状面有两个活动轴。膝屈伸是绕后髁圆轴的活动，而髌骨是绕前轴的活动。膝关节屈135°，伸0°～15°。股骨的外侧髁比内侧髁要小，这有利于膝关节外翻，相对的胫骨关节面有3°外翻和9°后倾。膝关节的轴性旋转在屈曲位时可有10°内旋、10°外旋。股骨髁的形状在维持周围韧带的紧张度上起关键作用。在膝关节伸直时，胫侧、腓侧的侧副韧带紧张，而膝关节屈曲时，侧副韧带松弛，膝出现内外摆动。

2. 髌股关节 髌骨与股骨髁的滑车构成髌股关节，它在股四头肌腱内，增加了膝的伸屈力臂，延长了股四头肌功能杠杆的长度，从而加强了伸膝的力量，同时又能改变股四头肌的拉力方向。如果将髌骨切除，伸膝时股四头肌需增加肌力15%～30%。从完全伸直到完全屈曲膝关节，髌骨在股骨的滑车槽中向下滑动约7mm。髌骨增加股四头肌的力臂因膝关节位置不同而异，膝屈曲90°左右时，髌骨增加股四头肌力臂约30%，而膝完全伸直，髌骨仅增加股四头肌力臂约10%，同样屈膝至最大角度时，髌骨增加之力臂又变小。

（九）踝和足关节

踝关节属于滑车关节，其主要活动功能是背伸和跖屈。当足背伸时，因距骨体前宽后窄，可发生进入踝穴困难，当足跖屈时可做内收（又称内翻）、外展（又称外翻）运动。其活动度为：背伸20°～30°，跖屈40°～50°，跟距关节内翻约30°，外翻30°～35°；跖趾关节背伸约45°，跖屈30°～40°。

1. 跗骨机构 距下关节、距舟关节和跟骰关节是足完成内翻或外翻活动的主要关节。

2. 跖跗机构 足的第1跖骨、第3～5跖骨及远侧足，可以绕第2跖骨做小范围旋转，在距舟关节和跟骰关节参与下，足可完成内翻或外翻动作。第3～5跖骨之间（跖跗关节）可以有微小的滑移活动。第1跖跗关节有向背侧或跖侧的活动，第1跖骨与第2跖骨之间没有横韧带相连，因此第1跖骨有较大活动性。

3. 跖趾机构 5个跖趾关节及趾间关节形成独立的活动部分，可做轻微的屈、伸、收、展运动。

（十）颈椎

颈椎是脊柱活动度最大的部分，根据功能和解剖可以分为上颈椎（枕–寰–枢复合体）和下颈椎。颈椎有前屈、后伸、侧屈和旋转的功能，其活动度分别为前屈45°、后伸75°、侧屈共45°、旋转80°。枕颈关节和$C_{1\sim2}$关节均有屈伸活动，但大多数人认为颈部的轴性旋转主要发生在$C_{1\sim2}$。$C_{1\sim2}$的轴性旋转范围相当大，相当于颈部旋转活动的40%～50%，剩下的部分由下颈段提供。临床上经常见到的相关问题都与上颈段的巨大旋转角度有关。如当头部扭转时，对侧寰椎相对于枢椎前移，可能导致其间的椎动脉拉伸、狭窄；扭转至30°时，对侧的椎动脉首先受累；至45°时，同侧椎动脉也发生扭曲。当双侧血流均受影响时，将引发颅后凹血流减少。

下颈椎屈伸活动主要在中段，一般认为$C_{5\sim6}$活动度最大，特别是在矢状面上，侧屈与旋转活动度则越往下越小。$C_{5\sim6}$和$C_{6\sim7}$在半屈–中立–半伸范围内活动度明显大于其他节段，而这一活动范围在日常生活中使用最多，由此可以解释 $C_{5\sim6}$ 和 $C_{6\sim7}$ 退行性改变发生较早。

（十一）胸椎

胸椎是活动度较大的颈椎与负重较大的腰椎之间的过渡部分。因此，上胸椎的运动特点和颈椎类似，中、下胸椎的运动特点与腰椎相似。胸椎可进行屈、伸运动，共 50°，其中屈 30°，伸 20°，侧屈左右共 40°，旋转共 70°。在矢状面上，胸椎屈伸活动的范围为每一节段 4°～12°，在冠状面上，上胸椎侧屈活动度为 6°，最下方两个节段活动度仅为 8°～9°。

（十二）腰部

腰部屈伸活动度较大，主要在下腰部，屈曲为 90°，背伸为 30°，左右侧屈 20°～40°，左右旋转共约 30°。整个脊柱的前屈可达 128°，最初的 60° 发生在腰部，主要在下腰部，是由于腹肌和腰大肌脊柱部分的收缩，上身重量再使脊柱进一步弯曲。随着脊柱的前屈，竖脊肌的力量也逐步增大，控制脊柱的弯曲程度，如再增大躯干前屈的幅度，则靠髂腰肌收缩，使骨盆在髋关节上前倾。

第三节　人体组织类型

一、上皮组织

上皮组织覆盖于人体的内、外表面，如皮肤的外层和体腔的内膜及腺体内。上皮组织由大量形态规则、排列密集的上皮细胞和极少量的细胞外基质组成，不同表面的细胞在结构和功能上具有明显差异性。其朝向身体的表面或有腔器官腔面的一面为游离面；与游离面相对的朝向深部结缔组织的一面称基底面；而上皮细胞之间的连接面为侧面。上皮基底面附着于基膜上，并借此与结缔组织相连。上皮内大都无血管，所需营养依靠结缔组织内的血管提供，上皮组织内可有丰富的感觉神经末梢。

根据其功能，上皮组织分为被覆上皮、腺上皮和感觉上皮三大类。被覆上皮具有保护、吸收、分泌和排泄等功能。腺上皮具有分泌功能，分为有导管分泌的外分泌腺（汗腺、唾液腺和泪腺）和无导管分泌直接入血的内分泌腺（垂体、甲状腺和肾上腺）。感觉上皮包括能够接收和传递特定刺激（听觉、视觉、嗅觉和味觉）的专门细胞。

二、结缔组织

结缔组织在人体四种组织中分布最为广泛，且形态多样，包括固有结缔组织（即疏松结缔组织、致密结缔组织、脂肪组织和网状组织）和其他特殊类型的结缔组织，如血液、淋巴液、软骨组织和骨组织等。结缔组织具有连接、支持、保护、贮存、营养、物质运输等多种功能。通常认为，支持作用是它的主要功能。

结缔组织由细胞和细胞外基质构成。细胞外基质包括结缔组织细胞分泌产生的呈丝状的纤维。基质中有三种成分和结构不同的纤维：胶原纤维赋予结缔组织拉伸强度和弹性，在需要强抗阻力的组织中含量更多，如韧带和肌腱。网状纤维是由许多能够抵抗多方向张力的细小结构交织的网状结构，如血管和神经。弹性纤维含有呈分支和波浪形的弹力蛋白，具有一定的弹性，在被拉伸后能够恢复到原来的状态。

结缔组织的类型由其构成部分的量和比例不同划分：疏松结缔组织含有较多的基质和少量纤维，包括脂肪组织和浅筋膜，浅筋膜是位于皮下的一种疏松组织。致密结缔组织中胶原纤维更多而基质更少，肌腱、韧带、关节囊和包绕骨的骨膜都是致密结缔组织。液态结缔组织呈水样的胞浆，含有人体约 90% 的水，血液和淋巴液即是液态结缔组织。

三、肌组织

肌组织主要由具有收缩功能的肌细胞或肌原纤维构成。肌细胞间有少量结缔组织、血管、淋巴管及神经。肌细胞因呈细长纤维形，故又称肌纤维，其细胞膜称肌膜，细胞质称肌质。根据结构和功能特点，肌组织分为骨骼肌、心肌和平滑肌三种。前两种因有横纹，属横纹肌。骨骼肌受躯体神经支配，属随意肌；心肌和平滑肌受自主神经支配，为不随意肌。肌原纤维受神经系统刺激后产生收缩，产生的力传送到周围的肌筋膜，这个力就是驱动人体内、外运动的原动力。

四、神经组织

神经组织由神经细胞和神经胶质细胞组成，是神经系统中最主要的组织成分。神经细胞也称神经元，每个神经元都具有接受刺激、整合信息和传导电冲动的能力。电冲动从一个神经元传递到另一个神经元，或在神经元和其他细胞之间传递。这些冲动沟通神经系统和其他组织，使神经系统能监控和调节机体的内外环境。神经元之间的联系可把接收的信息加以分析或贮存，并传递给各种肌细胞、腺细胞等效应细胞，以产生效应。此外，它们也是意识、记忆、思维和行为调节的基础。神经胶质细胞的数量为神经元的 10 ～ 50 倍，对神经元不仅起支持、保护、营养和绝缘等作用，也参与神经递质和活性物质的代谢，对神经组织的生理和病理等方面都有重要的影响。

神经元是神经系统的结构和功能单位。神经元由胞体、轴突和树突构成。胞体是神经元的营养和代谢中心。神经元与神经元之间，或神经元与效应细胞（如肌纤维）之间传递信息的部位称突触。神经纤维是由轴突及包绕在其外面的神经胶质细胞构成。根据其是否有髓鞘包绕，分为有髓神经纤维和无髓神经纤维。周围有髓神经纤维是由施万细胞形成多层膜结构的髓鞘包裹轴突。各节段髓鞘间的无髓鞘缩窄部位称郎飞结。有髓神经纤维相邻两个郎飞结之间的一段神经纤维称结间体。周围神经系统的神经纤维被包捆在一起构成神经，分布到全身各器官和组织。神经末梢按其功能可分为感觉神经末梢和运动神经末梢两大类。

第四节 参与运动的主要结构

一、骨

骨又称为骨组织，是一种由胶原纤维和矿物质所组成的支持结缔组织，是运动的基本结构。骨为人体运动提供复杂的支撑性体系结构，并借助肌和肌腱牵引产生运动的杠杆系统。每个骨的表面由一层致密结缔组织所覆盖，称骨膜。

1. 骨的形状和大小 骨的形状和大小随人的年龄和性别略有差异。肌的收缩作用于骨可影响骨的形状，而肌腱的牵张力形成了骨的隆起和嵴，同时重力和压缩决定了骨的密度。熟悉这些局部形状特征，有助于理解其功能和相互间关系。

长骨：中间有明显的骨干和不平的两端，如肱骨（手臂骨）和股骨（大腿骨）。

短骨：较小或常呈立方形，能做滑行运动，如腕部的腕骨和踝部的跗骨。

扁骨：一些骨扁平而稍薄，如胸骨或髂骨（参与盆骨构成）。

不规则骨：非常独特，包括颅面骨和构成脊椎的椎骨。

籽骨：是一种特殊骨，被肌腱包裹以提高该肌的杠杆作用和强度，如髌骨。

2. 骨的触诊　骨位于浅表部分，因坚硬和稳定的形状而易于扪及，深于肌组织间的骨触诊较困难。通过对骨的触诊，可定位骨与肌连结的韧带和肌腱及骨间连结。

二、肌

肌是四种主要人体组织之一。尽管肌并不是结缔组织，但通过牵拉由结缔组织构成的肌腱而产生运动，并借助肌腱止于骨外膜。肌的特点和功能将在第三章进一步讨论。

人体的肌有 3 种类型：①平滑肌存在于中空器官、脉管和呼吸道的管壁内，在消化、泌尿、生殖、循环和呼吸系统中起作用。由于平滑肌不受意识支配，而被认为是非自主性的。②心肌构成心脏的壁。心肌产生的动力对血液在人体内循环是必要的。该类型的肌同样也是非自主性的。③骨骼肌和骨相连，并在关节处产生运动。这种类型的肌是自主性的，受意识支配。

骨骼肌的几个特点有助于与其他组织区分开来，如与骨的区分。首先，骨骼肌由不同的平行纤维构成，与平滑的骨和肌腱相比，扪及骨骼肌时有起伏感。这些"起伏"有独特的排列，即骨骼肌的纤维走向。当扪及肌时，知道肌的纤维走向有利于确定它的位置，并与周围的其他肌区别开来。肌组织的这种特性和肌的功能将会在第三章进一步探讨。

三、韧带

韧带是由致密结缔组织构成的纤维结构，将相邻骨连结在一起。韧带限制关节运动来维持关节的稳定性。韧带被认为是静力稳定器，因只抵抗拉伸而不收缩。肌和肌腱被视为动力稳定器，肌收缩产生运动来稳定关节。

1. 韧带的结构　韧带是由胶原纤维构成的复杂网状结构，可抵抗多方向的应力，不同于由方向一致的纤维构成的平滑肌腱。当韧带出现在骨的末端时，这种复杂结构有助于关节的构成。有时韧带会包绕整个关节，形成关节囊。出现在前臂和小腿两骨之间时，与韧带相关的结构是骨间膜。它是由致密结缔组织构成的比韧带薄的、连结长骨骨干的宽阔膜状结构。

2. 韧带的触诊　触诊韧带的方法是先扪及相邻两骨的末端，然后寻找它们之间的纤维连结。运动有助于区分肌腱和韧带这两种组织。当肌收缩时，肌腱会改变形状并变得坚硬，而韧带没有明显变化。骨间膜因位置太深而不易扪及。

四、肌腱

肌腱由致密的结缔组织汇聚形成，其作用是使肌与骨相连结。肌腱富含胶原纤维，也是结缔组织的基本成分。在传递肌产生的力量并运动关节时，胶原纤维赋予肌腱强度和弹性。

1. 肌腱的形状　肌腱的形态和大小取决于其功能和位置。如腰背部的肌腱宽、扁，而前臂和腕部的肌腱呈长索样。当有力施加于骨时，肌拉动相应的肌腱使其绷紧，这时肌腱给人一种坚硬的感觉；而当肌松弛时，肌腱较柔软。这种特性可帮助我们区分肌腱与骨和韧带。肌腱比肌要致密和光滑。

2. 肌腱的触诊　触诊肌腱时，先找到肌，沿肌纤维探摸到肌在骨的附着处之前的更平滑部位，即为肌腱。这种平滑组织的过渡区域就是包裹肌的结缔组织汇聚至肌腱的延续。

五、筋膜

筋膜是覆盖人体结构的疏松或致密结缔组织的薄膜样结构，保护并连接由其形成的功能结构单元。不同的筋膜包绕着骨、肌和关节。筋膜也分隔皮肤、肌层、体腔。另外，它形成血管神经鞘，使神经和血管固定在它们调节或给养的组织周围。同样，筋膜也形成或增厚韧带和关节囊。总之，筋膜使人体各结构相互连接在一起。

1. 筋膜的结构 筋膜有多种形式，而且分层。不同方向胶原纤维构成的多层次筋膜赋予了其独特的外观和不同的手感触觉。

2. 筋膜的分类 有 3 种不同的筋膜层。浅筋膜直接位于皮肤下面，也称作皮下组织，由疏松结缔组织构成。浅筋膜储存脂肪和水，并且为神经和血管的穿行提供通道。深筋膜包绕肌并深入内部，形成一个卷曲的网状系统，由致密结缔组织构成。深筋膜有利于肌运动，提供肌附着点，对肌层起缓冲作用，并包裹神经和血管。浆膜下筋膜也是由致密结缔组织构成，可使脏器在一定范围内移动。

第五节 参与运动的附属结构

一、皮肤

皮肤是人体最大的器官，覆盖整个身体。皮肤具有保护机体和自我修复的功能，能抵御外物的侵入和放射性损伤，帮助调节内部温度，并排泄一些代谢终产物。人体通过分布于皮肤的复杂感受器以适应外界环境。

皮肤由表皮、真皮和皮下组织三层组织构成。覆盖的表皮是上皮组织，是上文所述人体四种主要组织类型之一。它由一些细胞薄层组成，产生一种保护蛋白（称为角质素）和一种色素蛋白（称为黑色素）。表皮下面是真皮，大部分为致密结缔组织，含有毛囊、腺体、神经、血管和小肌。真皮内含有抵御外来物质的免疫细胞。皮下组织位于真皮之下。这种疏松的结缔组织层含有脂肪细胞，可对深层器官起到缓冲和保护作用。皮下组织也称为浅筋膜。

二、血管

血管是循环系统的一部分，是血液流向整个人体的通道。血液循环是运输氧气和营养物质到机体组织及排出代谢终产物所必需的。血管有不同的直径，从最大的大动脉和大静脉，直至最小的毛细血管。在毛细血管处，血液和单个细胞间进行气体、营养物质和代谢产物的交换。

血管网络交织于全身，并与淋巴结构、神经和运动结构伴行。扪及运动结构时，要注意避免损伤这些脉管。手指下触到的搏动是压住血管的一个指征，尤其是动脉。

三、淋巴管和淋巴结

淋巴系统包括淋巴器官、淋巴结、淋巴导管和淋巴管。淋巴管的主要功能是收集多余的液体（即淋巴液）和漏到组织间隙的胞浆蛋白，并把它们送回到心血管系统。淋巴系统的重要功能是产生和分配淋巴细胞，这种特殊的细胞可帮助机体抵御感染和促进身体的康复。

淋巴循环不同于血液循环。淋巴毛细血管收集来自毛细血管和组织间隙的淋巴液，然后运送到更大的淋巴管。沿淋巴管周围有众多的淋巴结排列，这些小器官具有清除外来颗粒、病毒和细菌的作用。淋巴液经输入淋巴管进入淋巴结，经过滤和清除外来颗粒后，经输出淋巴管排出淋巴结，通过淋巴系统的渐大的管继续循环。最后，净化之后的淋巴液由胸部的两个大淋巴管道——右淋巴导管及胸导管，输入到胸部大静脉。

淋巴器官包括淋巴结，也包括如脾、胸腺、扁桃体等大器官和肠的派伊尔淋巴集结。所有这些器官对机体的免疫系统都很重要。免疫系统是一个由器官、组织、细胞和保护机体、抵御外部有害物侵入及参与内环境稳定的化学物质所组成的一个复杂系统。

淋巴系统并不像心血管系统那样有压力泵。因此，淋巴液的循环要依赖于骨骼肌的收缩和机体运动。呼吸和附近动脉的搏动也能帮助推动淋巴液循环。当淋巴液不能有效地循环时，会聚集于组织间隙内形成水肿，这是一种异常的液体蓄积。

淋巴结在人体的一定部位群集。例如，在颈区（颈）、腋区（腋窝）和腹股沟区（腹股沟）特别密集。在这些部位群集的淋巴结由周围的结缔组织固定，并靠近体表。这些淋巴结通常比较小，形如豌豆，人体正常时柔软、圆滑。人体有疾患时，如病毒或细菌感染，能使相关淋巴结肿大，有胀痛感。

四、神经

神经系统包括脑、脊髓和周围神经。神经携带着进出脑和脊髓及人体神经末梢的电信号，对机体其他结构进行沟通和控制。一旦脑整合了这些信息并做出反应，具有行动导向的运动神经就执行这个命令。通过感受器和反射通路，神经系统能够控制人体活动，并沟通协调机体所有的系统，包括那些参与运动的结构。

神经像血管一样穿经人体，从脊髓附近的神经根开始聚集成丛，然后分支成贯穿机体外周的越来越小的分支。粗大的神经张力大，且运动不会改变其形状。表面扪及时要注意周围的神经。激惹征、电击痛、麻木、刺痛或无力可能是神经受压的指征。

五、软骨

软骨是一种支持结缔组织，功能和硬度上的差异取决于其基质内蛋白比例分布不同。因为软骨不含血管和神经，所以损伤后自愈的能力有限。人体有 3 种类型的软骨，即弹性软骨、透明软骨和纤维软骨。

弹性软骨是三种软骨中弹性纤维含量比例最高的。它存在于自我支持且灵活的结构中，比如鼻和耳。弹性软骨并不像其他类型软骨直接参与人体运动。

透明（或关节）软骨存在于喉、肋骨和胸骨之间、气管内及构成关节的骨表面。透明软骨光滑似橡胶，可减少运动时产生的摩擦。通过增加软骨细胞的数量和体积，透明软骨变厚，从而增强关节的缓冲并润滑关节表面，以适应关节的运动幅度。透明软骨损伤能导致关节的慢性炎症，通常称为骨关节炎。

纤维软骨是一种致密的胶原纤维网状结构，参与构成部分椎间盘及股骨与胫骨间的半月板。纤维软骨能缓冲关节运动，并保持关节运动的连续性，也使骨之间吻合得更好。纤维软骨中的胶原网络有利于抵抗牵拉、压缩和剪切力，当在一定范围内有运动发生时，其为一个理想的缓冲垫层。

六、黏液囊

黏液囊是小的扁平囊，也有称滑囊。它含有的滑液是一种帮助减少摩擦和产生组织滑行运动的润滑剂。黏液囊位于机体有摩擦的部位，如在肌或肌腱必须滑过骨突起的部位。大的黏液囊多见于肩部、肘、髋和膝的周围，扪及时呈柔软的纤维状。正常情况下黏液囊位于骨和大肌腱之间，通常是很难扪及的。如果暴露，在过度摩擦下，黏液囊可以变大和肿胀，这种病理改变称为滑囊炎，常见于较大的黏液囊。当被刺激或发生炎症时，黏液囊感觉像一袋液体，便于扪及和观察黏液囊。

七、滑膜

滑膜衬贴于关节囊厚而坚韧的纤维层内面，由薄而柔软的疏松结缔组织膜构成。其边缘附着于关节软骨的周缘，覆盖着关节内除关节软骨、关节唇和关节盘以外的所有结构。滑膜可重叠卷折并突入关节腔形成滑膜襞，此襞如内含脂肪，则形成滑膜脂垫。滑膜襞和滑膜脂垫在关节腔内扩大了滑膜的面积，在关节运动时，关节腔的形状、容积、压力发生改变，滑膜脂垫可起调节或填充作用。有时滑膜也可从关节囊纤维膜的薄弱或缺如处呈囊状膨出，充填于肌腱与骨面之间，形成滑膜囊，可减少肌肉活动时与骨面之间的摩擦。

滑膜富含血管网，能产生滑液。滑液是透明的蛋清样液体，呈弱碱性，为关节腔内提供了液态环境，能够润滑而减少关节面摩擦，并营养关节软骨、半月板。滑液充填于关节腔内，关节腔是动关节独有的小空间，对关节的自由运动是非常必要的。滑液也见于关节外的摩擦接触部位。有滑液的囊称滑膜囊，可见于全身各部包绕手和足的长肌腱的滑液鞘。

第二章

骨与关节

第一节　骨　骼

一、骨的功能

骨骼是人体的重要器官，是运动系统的主要组成部分。人体骨骼按其不同功能，依靠一定的方式和力学结构，互相连成一个整体。在神经系统的调控和其他系统的配合下，人体骨骼表现出支持身体、保护内脏、完成运动和参与代谢、造血等功能。

1.支架　骨骼是全身最坚硬的组织，互相连结成一个完整的、坚硬的骨架结构，使身体保持一定的形态和姿势，对人体起着支撑和负重的作用，使人体能完成站立、行走、负重和劳动。支架功能是人体骨骼最主要的功能，主要是由躯干骨中的脊柱和四肢骨承担，一旦发生骨质疏松症，就会损害支架功能，危害人体健康。

2.保护内脏　人体一些骨骼按一定方式互相连结而围成一定形状的体腔，以其坚硬的结构保护腔内的各种重要脏器。如头盖骨围成坚硬的颅腔，保护大脑免受外力打击；肋骨和胸椎骨、胸骨等围成桶状的胸腔，保护胸腔内的心脏、肺脏和纵隔中的器官、组织；骨盆骨围成的盆腔保护子宫、膀胱等；骨髓腔保护脊髓等。骨骼的保护作用对于保护重要内脏器官免受外力打击和伤害是非常重要的，是不可缺少的。

3.运动　骨骼本身没有主动运动功能，它是在神经支配下，通过肌肉、肌腱、韧带和其他软组织的共同作用下，使身体完成各种运动，如行走、劳动、吃饭等。在完成运动的过程中，骨骼起到杠杆和支持作用，关节连结起到枢纽作用。

4.造血　骨髓是骨组织的重要组成部分，而造血是骨髓最重要的功能。骨髓分为红骨髓和黄骨髓（图 2-1）。

红骨髓是人体的造血器官，主要是由血窦和造血组织构成，分布于骨髓腔内，哈弗斯管内也含有少量红骨髓。血窦是进入红骨髓的动脉毛细血管分支后形成的窦状腔隙，造血组织位于血窦之间，其基质是网状纤维和网状细胞，它们构成网架，网孔中充满各种游离细胞，如不同发育阶段的各类血细胞

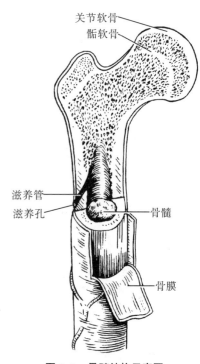

图 2-1　骨髓结构示意图

关节软骨
骺软骨
滋养管
滋养孔
骨髓
骨膜

和间充质细胞等。

　　幼儿的骨髓腔内全部为红骨髓，5 岁以后长骨内的红骨髓逐渐被脂肪组织代替，成为黄骨髓。至 18 岁以后，全身长骨骨干几乎充满了黄骨髓。正常成年人的红骨髓和黄骨髓各占一半。黄骨髓主要分布在长骨骨干，由脂肪组织构成，即骨髓的基质细胞大量变为脂肪细胞，仅有少量幼稚细胞团，其造血功能非常微弱，但仍保持着造血潜能。在某些病理状态下，黄骨髓可重新转化为具有造血功能的红骨髓。红骨髓主要分布在扁骨（颅骨、胸骨、肋骨、髂骨）、椎骨、锁骨、肩胛骨及长骨骺的骨松质中。

　　5. 储存　骨骼内储存人体重要的矿物质，如大量的钙和磷，使骨组织成为机体代谢必需钙、磷的最可靠且永久性的来源，对血液钙、磷浓度起到调节作用。当血液中的钙、磷增多时，便转移储存到骨骼内；当血液中钙、磷浓度降低时，骨骼内钙、磷便释放入血，维持血液内钙、磷代谢平衡。因此，常称骨骼是钙、磷的"储存仓库"。

二、骨组织

（一）骨的构造

骨由骨质、骨膜、骨髓、血管、淋巴管、神经等构成。

1. 骨质　骨质是骨的主要部分，骨组织在骨内的存在形式有两种，即密质骨和松质骨。

　　密质骨（骨密质）又称皮质骨，质地致密而坚硬，耐压性强，由紧密排列的成层骨板构成，分布于长骨干及其他类型骨的表层。松质骨（骨松质）呈海绵状，弹性较大，结构疏松多孔，孔内含有骨髓，成人松质骨亦由板层骨构成。骨小梁的形态不规则，其排列与骨的应力方向一致，可使力向各方分散，所以能承受较大的压力。密质骨和松质骨的分布因骨的种类而异。长骨的密质骨在骨干形成厚的骨管壁，管腔称髓腔。在长骨骺、短骨和不规则骨的表面均为一层薄层密质骨，其内部是松质骨。扁骨的内、外两面各有一层密质骨，分别称为内板和外板，内、外板之间夹有松质骨（图 2–2）。

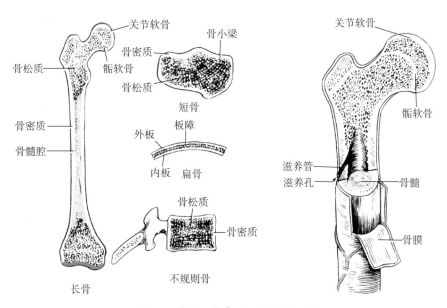

图 2–2　骨髓、骨膜、松质骨和密质骨

2. 骨膜   骨膜是一种致密的结缔组织膜，由纤维结缔组织构成，薄而坚韧，被覆在除关节面以外的骨表面，骨内膜内衬于骨髓腔的内面和骨松质的腔隙。骨膜含有丰富的血管、淋巴管、神经等。骨膜分为内、外两层，外层致密，内含丰富的胶原纤维束；内层疏松，含有丰富的骨原细胞，对骨的生长、再生和修复起重要作用，故又称生发层。

3. 骨髓   骨髓充填于骨髓腔和骨松质间隙内，分为红骨髓和黄骨髓两种。胎儿和幼儿的骨髓内含有不同发育阶段的红细胞和少量白细胞，呈红色，故称红骨髓，红骨髓有造血功能。随着年龄的增长，髓腔内的红骨髓逐渐被脂肪组织代替，呈黄色，故称黄骨髓。长骨骺、短骨和扁骨的松质骨内，终生都是红骨髓，因此，临床上选择髂骨和胸骨处穿刺抽取骨髓活检。

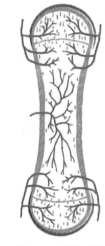

4. 骨的血管、淋巴管和神经

（1）血管   骨有丰富的血管供应，其血管网络由动脉、静脉和毛细血管构成。血管的分布随骨的生长、塑形改造而变化。关节软骨内无营养血管，其营养来源靠软骨下骨内血管的渗透和关节滑液的渗透（图2-3）。

（2）淋巴管   19世纪，某医学家提出骨内血管周围可能有淋巴间隙，但迄今未能得到证实。

（3）神经   神经伴滋养血管进入骨内，分布到哈弗斯管的血管周围间隙中。其中内脏传出纤维较多，分布到血管壁；躯体传入纤维则多分布于骨膜，骨膜对张力或撕扯的刺激更敏感，故骨折和骨脓肿常引起剧痛。

图 2-3   骨的血管示意图

（二）骨组织的形态结构

骨是由骨组织和骨膜构成的，骨组织是由细胞和细胞间质组成的。骨组织的细胞间质含有大量骨盐，因此骨组织是一种既坚硬又强韧的结缔组织。骨组织不仅具有年龄性变化，并且存在应力性改建，从而保证骨骼对机体的支持、负荷及保护内脏器官等功能的正常。此外，骨组织中的钙和磷不断更新，与机体的钙、磷代谢密切相关。当机体需要时，可以动员大量钙、磷离子入血，或将血中过量的钙、磷离子储存于骨，从而维持血钙、血磷的稳定。

1. 骨组织细胞   骨组织细胞包括骨细胞、成骨细胞、骨原细胞和破骨细胞。其中骨细胞最多，位于骨质内，其余三种细胞均位于骨质边缘（图2-4）。

（1）骨细胞   骨细胞是扁椭圆形、多突起的细胞，单个分散排列于骨板内或骨板间，其胞质呈嗜碱性。骨细胞胞体位于骨陷窝内，突起位于骨小管内。相邻骨细胞的突起以缝隙连接相连，离子和小分子物质可通过此连接从一个骨细胞进入另一个骨细胞。骨小管也彼此相互沟通，骨陷窝和骨小管内含有组织液，可营养骨细胞和排出代谢产物。

生理情况下，骨细胞性溶骨和骨细胞性成骨是反复交替的。因此，骨细胞的功能包括两个方面，即平时维持骨基质的成骨作用和从骨基质中释

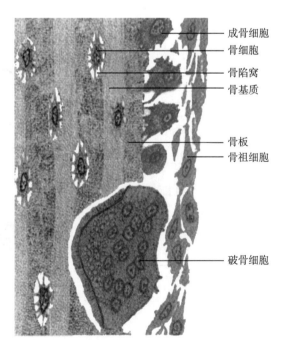

成骨细胞
骨细胞
骨陷窝
骨基质

骨板
骨祖细胞

破骨细胞

图 2-4   骨组织细胞和骨基质示意图

放钙离子入血的溶骨作用。

（2）成骨细胞　成骨细胞又称为骨母细胞，是形成骨组织的细胞，能合成和分泌骨基质，并参与骨的钙化，调节钙、磷离子的骨进出量。成骨细胞来源于骨祖细胞。成骨细胞胞质内的细胞器丰富，有发达的高尔基复合体、粗面内质网和游离的核蛋白小体，线粒体数量多，此外还有溶酶体、空泡和糖原颗粒。成骨细胞具有旺盛的合成与分泌蛋白质的功能。

（3）骨原细胞　骨原细胞又称为生骨细胞或骨祖细胞，是骨组织的干细胞。骨原细胞有分裂增殖和进一步分化成专一功能细胞——成骨细胞或成软骨细胞的功能。骨原细胞将向哪种细胞系转化，虽然影响因素众多，但最主要的因素是氧分压和营养成分的供给。在胚胎期和出生以后的生长期中，骨膜最内层细胞的主要成分是成骨细胞，成年以后则是终身保持生骨潜能的静止期骨原细胞。

（4）破骨细胞　破骨细胞是专门从事骨吸收功能的一种细胞。骨组织被侵蚀溶解称为骨组织重吸收，破骨细胞侵蚀溶解骨组织的作用称为破骨细胞性溶骨作用。破骨细胞具有极强的溶骨能力，一个破骨细胞可以侵蚀溶解由 100 个成骨细胞形成的骨质。甲状旁腺激素促进破骨细胞数量增加，降钙素则抑制破骨细胞活动。

2. 骨细胞间质　习惯上把骨细胞间质称为骨基质。骨基质分为有机质和无机质两种成分。骨基质中的水分极少，仅占骨湿重的 8% ～ 9%，这与骨组织的营养由骨陷窝和骨小管系统输送，而不靠基质渗透有关。

（1）有机质　骨有机质的主要成分是骨胶原纤维，即骨胶原，约占骨有机质的 90% 以上。人的胶原纤维大约 50% 存在于骨组织内。构成骨胶原纤维的蛋白质主要是 I 型胶原蛋白和少量的 V 型胶原蛋白。

骨有机质中的无定型基质仅占 10% 左右，主要是蛋白多糖和蛋白多糖聚集体，均由成骨细胞分泌。其蛋白多糖含量远低于软骨。

（2）无机质　骨无机质又称无机盐，成年人占干骨重的 65% ～ 70%，其中约 95% 是钙磷固体，按其含量的多少依次是磷酸钙（约占 84%）、碳酸钙（约占 10%）、柠檬酸钙（约占 2%）等。骨无机质在幼稚骨和新生骨中占 45% ～ 50%，而在已成熟的骨骼中占 25% ～ 30%，主要以羟基磷灰石结晶和无定形的胶体磷酸钙的形式分布于骨的有机质中。

3. 骨的矿化　骨的矿化是指无定形的磷酸钙演变为羟基磷灰石结晶并沉积于骨的有机质间隙内的过程。骨的矿化过程非常复杂，包括细胞内和细胞外两个过程，但关键是磷灰石的成核过程。当成骨细胞合成并分泌骨的有机基质（主要是骨胶原纤维）后，在一定条件下，无机盐（主要是羟基磷灰石）有序地沉积于其内。骨胶原纤维是骨基质中含量最多的有机成分，矿化后的骨基质是无机盐成分，以晶体的针状或板层结构沉着于骨胶原纤维空隙内，因此可以认为，骨胶原纤维为骨矿化提供了基本的结构场所，而羟基磷灰石是骨矿化的物质条件。骨的矿化过程受多种激素，如降钙素、甲状旁腺激素、性激素和活性维生素 D 等的调控。

三、骨的生长

（一）骨组织发生的基本过程

1. 骨组织的形成　骨组织的形成经历两个步骤，第一步是形成类骨质，第二步是类骨质钙化为骨组织。

在胚胎早期，首先由中胚层间充质细胞在将要形成骨的部位转化为前成骨细胞（又名骨原细胞、骨祖细胞），然后分化为成骨细胞，再由成骨细胞进一步成熟为骨细胞。当骨膜形成以后，骨细胞则由骨膜中的骨原细胞逐步分化而来。成骨细胞是骨组织形成过程中最活跃的细胞，具有合成和分泌骨胶原纤维和基质的能力。新生骨细胞尚具有合成和分泌基质的能力，成熟骨细胞则不再合成和分泌基质。

在骨组织形成过程中，成骨细胞先合成骨胶原纤维和有机骨基质，内含唾液蛋白、硫酸软骨素、类脂等。因尚无骨盐沉积，故称类骨质。类骨质逐渐将成骨细胞包埋，埋入类骨质中的成骨细胞则成为骨细胞。类骨质形成后不久即有钙盐沉积。钙盐在类骨质的沉积称为类骨质的钙化。此种钙盐由钙、磷酸根和羟基结合而成，其分子式为 $Ca_{10}(PO_4)_6(OH)_2$，称为羟基磷灰石，其结晶体呈针状，沿骨胶原纤维平行排列。类骨质一经钙化便成为骨组织。随后，在新形成的骨组织表面不断重复上述过程，使胚胎时期和出生后生长发育时期的骨组织不断形成生长。因此，骨组织形成的关键在于类骨质的形成和钙化。

2. 骨组织的重吸收　在骨组织的发生和生长过程中，既有骨组织的形成，同时也有骨组织的重吸收。骨在不断增大时，尚需变形以适应胚胎时期其他器官的发育，因此有的骨组织需要通过再吸收以适应新环境的要求。参与吸收过程的细胞是破骨细胞。骨组织被吸收的浅凹，是由破骨细胞侵蚀溶解骨组织造成的。

骨组织重吸收的机制即破骨细胞溶骨，其过程为：由破骨细胞的皱褶缘与亮区共同构成重吸收装置，提供一个局部封闭的微环境；破骨细胞分泌酸性物、溶酶体酶和胶原酶，溶解骨的无机盐和有机质，然后通过皱褶缘摄入破骨细胞内，再排至细胞外液。破骨细胞移动能力强，当一个部位完成骨质重吸收后，可以移至另一部位继续进行骨质的重吸收活动。甲状旁腺激素、前列腺素和破骨细胞活化因子均能促进破骨细胞的溶骨作用和增加破骨细胞的形成。

成骨细胞的骨形成与破骨细胞的骨重吸收是骨组织发生、生长发育过程中不可缺少的两个方面，通过二者相辅相成、不可分割的活动，完成骨的成形和改建。成年后，骨形成与骨重吸收仍缓慢持续终生。在完成骨改建的过程中，若因某种原因出现二者活动不协调，就会造成骨的异常和病变。

（二）骨组织发生的基本方式

由于骨的类型不同，骨组织发生的方式也不同，分为膜性骨发生和软骨性骨发生。膜性骨发生是指从胚胎性结缔组织不经过软骨阶段直接骨化形成骨组织，也称为膜内成骨。软骨性骨发生是指先由间充质形成软骨雏形，在此基础上再进一步骨化形成骨组织，又称为软骨内成骨。

1. 膜内成骨　膜内成骨是先由间充质分化成为胚性结缔组织膜，然后在此膜内成骨。人体的顶骨、额骨和锁骨等以此种方式发生（图 2-5）。

膜内成骨的具体过程：在将要形成骨的部位，血管增生，营养及氧供丰富；间充质细胞逐渐密集并分裂分化为骨原细胞，其中部分骨原细胞增大，成为成骨细胞；成骨细胞分泌类骨质，并被包埋其中，成为骨细胞；继而类骨质钙化成骨基质，形成最早出现的

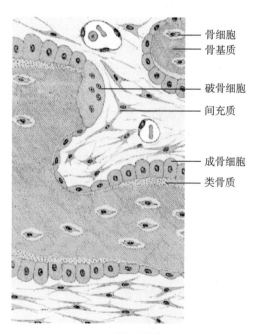

骨细胞
骨基质

破骨细胞
间充质

成骨细胞
类骨质

图 2-5　膜内成骨模式图

骨组织。最早形成骨组织的部位称为骨化中心。新形成的骨组织表面始终有成骨细胞或骨原细胞附着，它们向周围成骨，逐渐形成初级骨小梁，构成初级骨松质。随后，初级骨松质周围的间充质分化为骨膜，此后即进入生长与改建阶段。成年后其内部改建仍缓慢进行。

2. 软骨内成骨　人体中大多数骨骼，如躯干骨、四肢骨及部分颅底骨等都是由软骨内成骨方式形成，但在骨外膜的内层又有膜内成骨。在软骨内成骨过程中，先由间充质形成透明软骨，当发育到一定程度时，透明软骨逐渐退化，随着血管的侵入，前成骨细胞自软骨膜进入软骨组织，在退化的软骨组织中造骨并逐渐取代软骨组织。下面以长骨为例，详细说明软骨内成骨的过程（图 2-6）。

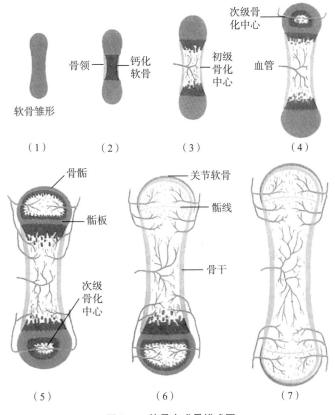

图 2-6　软骨内成骨模式图

（1）**软骨雏形的形成**　由间充质形成软骨是软骨内成骨的开始。在将有长骨发生的部位，间充质细胞分化为透明软骨，形成的软骨形状与即将形成的长骨外形近似，故名软骨雏形。软骨外面覆有软骨膜。由间充质细胞转化来的前成软骨细胞分裂增殖，分化成为成软骨细胞。成软骨细胞分泌细胞间质（基质和纤维），细胞自身被包埋其中，变为软骨细胞，形成了透明软骨。软骨雏形经过外加性生长逐渐增粗，并通过由软骨中段开始的、向两端推进的内积性生长不断加长。

（2）**软骨的退化**　软骨雏形生长到一定程度时，其中段的软骨细胞体积增大，并分泌碱性磷酸酶，导致细胞周围的薄层软骨基质钙化。钙化的软骨基质阻断了弥散性营养供应，导致软骨细胞退化死亡，留下较大的软骨陷窝。

（3）**骨领的形成**　骨领开始形成于软骨雏形中段的软骨膜下，在软骨雏形中段开始退化的同时，软骨膜周围的毛细血管长入软骨膜，其内层的骨原细胞分化为成骨细胞。由于毛细血管的长入，在氧充足的微环境诱导下，在软骨中段的表面形成薄层原始骨松质鞘，形如领圈，围绕着软骨雏形中段，故名骨领。骨领形成后，其周围的软骨膜改称骨外膜。骨外膜内层的骨原细胞继续分裂、分化，在骨领表面及两端增添新的骨组织，使骨领增厚加长，成为原始骨干的松质骨。

（4）初级骨化中心的形成　发生在软骨雏形的中央部位。在骨领形成后不久，骨外膜的血管连同骨外膜中的间充质细胞、骨原细胞和血液单核细胞来源的破骨细胞等从骨干中段穿过骨领，进入正在退变的软骨组织。破骨细胞首先分解吸收钙化的软骨基质，形成许多与骨干长轴相平行的隧道，称为原始骨髓腔，其内的间充质细胞分化为造血组织。紧接着，骨原细胞不断分化为成骨细胞，附于残留的钙化的软骨基质表面造骨（即在原始骨髓腔的壁上造骨），先后形成类骨质和骨质，形成以钙化软骨基质为支架，表面包以骨组织的原始骨小梁。在骨干内部最早出现此种骨化的区域，称为初级骨化中心，也称为干骨化中心。侵入的血管以后发育为骨的营养动脉及静脉，其穿过骨领的通路称为滋养孔。

（5）骨髓腔的形成　初级骨化中心区形成的骨组织都是原始的骨组织，并且是针状或薄片状的骨小梁。骨小梁相互连接成为原始骨松质，中央部分是钙化的软骨基质。所以在 HE 染色切片上，小梁的骨组织着红色，而其中央的钙化软骨基质却着蓝色，附在小梁表面的成骨细胞，由于细胞质嗜碱性，也染成蓝色。原始骨小梁的存在时间较短暂，不久就被破骨细胞分解吸收，于是原始的骨髓腔互相融合通联成大腔，称为骨髓腔，其内有血管和造血组织构成红骨髓，在儿童时期有重要的造血功能，到成人时被脂肪组织代替，称为黄骨髓。

此后，骨领的外表面不断有新的骨组织添加，使骨干加粗；而骨领内面的骨组织则以骨吸收为主，因此，在骨干增粗的同时，骨领一直保持一定厚度，骨髓腔则能够得到相应扩大，以适应机体的需要。

（6）次级骨化中心的出现和骺板形成　出生前后，在长骨两端骨骺中出现新的骨化中心，称为次级骨化中心或骺骨化中心。其变化过程基本上和初级骨化中心相类似，都经历四个基本步骤，只是次级骨化中心是向周围呈辐射状扩展，形成的骨小梁交织成网，构成了骨松质。供应次级骨化中心的动脉来自软骨之外，而不是软骨膜。次级骨化中心的出现时间并不相同，大多出现在出生后，少数发生于出生前，同一长骨两端的次级骨化中心的出现时间也有早晚之分。骨化中心的数目亦因骨而异，通常为一个，但骨骺形状复杂者往往不止一个，如股骨近端先后出现三个次级骨化中心。

（7）骨单位的形成和改建　早期的骨干（骨领）由薄层原始骨松质构成，以后逐渐增厚，内部骨小梁增粗，骨质变密。到 1 岁左右，骨干内部开始有骨单位的发生。骨单位的形成必须具备以下 3 个条件：①具有管状隧道。②进入隧道的营养血管。③伴随血管进入的骨原细胞等。在骨干外表面出现许多被破骨细胞吸收形成的纵沟，沟内有来自骨外膜的血管及骨原细胞等。首先，骨原细胞分化为成骨细胞，在沟沿上产生骨组织，使纵沟闭合成管，随后在纵沟内的成骨细胞自外向内逐层形成哈弗斯骨板，逐渐缩小的管腔即为中央管，内含血管、淋巴管、骨原细胞等。最内层骨板表面的骨原细胞构成骨内膜。骨干的外表面不断形成骨单位，而内面的原始骨密质逐渐被吸收，从而使骨干不断加粗，骨髓腔逐渐增大。骨骼的增粗在 25 ～ 30 岁停止。当成年长骨不再增粗时，骨干的外、内表面分别形成永久性的外、内环骨板。但骨单位的更新却持续终生，其更新一般是在内、外环骨板之间进行。新骨单位的形成是先由破骨细胞侵蚀吸收骨质，造成重吸收腔，再由成骨细胞成骨。破骨细胞侵蚀吸收的往往是死骨，包括骨细胞因营养不良而致死的哈弗斯骨板和无血管供应的间骨板等。成人的骨单位形成需 4 ～ 5 周，当骨单位接近形成时，骨形成的速率减慢。在人的一生中，通过破骨细胞和成骨细胞的作用，哈弗斯系统不断更新。更新中残留的一些不规则骨板，即为间骨板。骨的改建终生进行，只是速率越来越慢。

第二节 骨的分类

人体一共有206块骨，按照不同的形状可以分为长骨、短骨、扁骨、不规则骨（图2-7）。不同形状的骨在人体内有不同的分布规律，也有各自不同的功能。

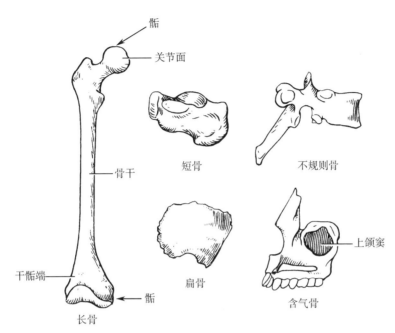

图 2-7 骨的四大分类

一、长骨

长骨主要存在于四肢，呈长管状，可分为一体两端。体又叫骨干，其外周部骨质致密，中央为容纳骨髓的骨髓腔。两端较膨大，称为骺。骺的表面有关节软骨附着，形成关节面，与相邻骨的关节面构成运动灵活的关节，以完成较大范围的运动。

以股骨为例，股骨两端称骨端，位于二者之间的主要部分为骨干。骨干中空，呈管状，所以也把长骨称管状骨。骨端的表面由骨密质形成，内部由骨松质形成，骨干壁则只由骨密质形成。骨端的骨松质，由于负重发展成与力轴一致的构造，显示了对支持功能的适应。骨端和骨干来源于不同的骨化中心。达到一定发育阶段的长骨，在骨端与骨干之间残存有板状的骨骺软骨，向两侧沿长轴方向伸长，即继续骨化。伸长完毕时，骨骺软骨也骨化，最后只留有痕迹，即骨骺线。长骨内腔称为髓腔，中有骨髓。长骨的外表面与其他长骨类似，有骨膜被覆，腔壁则被覆以称为骨内膜的薄膜。

二、短骨

短骨为形状各异的短柱形或立方形骨块，多位于既能承受较大压力而又能灵活运动的部位。长、宽、厚相差不大的短骨，多成群分布于手腕、足的后半部和脊柱等处，如腕骨、跗骨等。短骨能承受较大的压力，常具有多个关节面与相邻的骨形成微动关节，并常辅以坚韧的韧带，构成适于支撑的弹性结构。如足弓主要由短骨及骨间韧带构成，能够承受较大压力并富于弹性，有利于跑、跳等运动。

三、扁骨

扁骨呈板状，主要构成颅腔和胸腔的壁，以保护内部脏器。扁骨还为肌肉附着提供宽阔的骨面，如肩胛骨、颅盖骨、肋骨等。扁骨由坚硬的内板、外板及板障构成。

四、不规则骨

即骨的形状不规则，如椎骨。某些不规则骨内有腔洞，称含气骨，如上颌骨。骨根据发生可分为膜化骨和软骨化骨。由膜化骨和软骨化骨组成的，则称复合骨，如枕骨。发生在某些肌腱内的扁圆形小骨，称籽骨，如第1跖骨头下的籽骨。

第三节　骨的表面形态

骨的表面往往因为受肌肉牵拉、血管神经的走行和贯通、周围脏器毗邻而产生一定的形态，并被赋予特定的名称。

一、骨面的突起

在骨的表面，根据基底部的大小，把基底较小、突然高起的称为突，其中较尖锐的小突起称为棘，把基底较大的突起称为隆起，其中隆起粗糙的称粗隆，如三角肌粗隆，圆形的隆起根据大小称结节和小结节，如肱骨大结节、肱骨小结节。细长的锐缘称嵴，低而粗涩的嵴称线，如股骨嵴。

二、骨的空腔及开口

骨内的腔洞称腔、窦或房，如上颌窦、骨髓腔。小的称小房，长形的称管或道。腔或管的开口，称口或孔，如枕骨大孔，不整齐的口称裂孔。

三、骨面的凹陷、压迹、沟

骨面存在大小、形态不一的凹陷，其中大的凹陷称窝，小的称凹或小凹，如胸椎的肋凹，长形的凹陷称沟，表浅的凹陷称压迹。

四、骨端的膨大

骨的两端较圆者称头或小头，如肱骨头、肱骨小头。头下略细的部分称颈，如股骨颈。椭圆的膨大称髁，髁上的突出部分称上髁，如股骨髁、肱骨外上髁等。

五、肌腱和韧带的附着点

肌腱、韧带、关节囊等大多附着在骨面、骨缘、切迹等部位。其中平滑的骨面称面。骨的边缘称缘，如肩胛骨内侧缘。边缘的缺口称切迹，如坐骨切迹。

第四节　儿童骨骺

一、概述

儿童的骨骼系统有别于成年人，显著差别是儿童的骨骼具有骺板，也就是生长板。长骨的骺板在初级骨化中心和次级骨化中心之间生成和发育，使儿童骨折有其自身特点。随着年龄的增长，这种差异逐渐减小，所以青少年的创伤就同成人的创伤相类似。

儿童的骨骼可明确分成 4 个解剖区域：骨骺、骺板、干骺端和骨干。其中，骨骼的纵向生长依赖骺板的软骨内成骨来完成，骨骼的增粗依赖骨干部膜内成骨协同完成。长骨纵向生长时，骺板的软骨细胞有秩序地进行增殖和分化，并最终分化和形成新骨。骺板的生长潜力是有限的。不同的骨骺其生长速度不尽相同，上肢的肩部和腕部生长最快，下肢生长最快的部位在膝上部和膝下部。

每个骨骺与其骺板共同组成骨骺复合体，其生长发育和血液供应相互依存。骨骺复合体在遭受外伤、感染、肿瘤或其他疾病等任何一种损伤时，都会造成骺板早闭，引起骨骺生长障碍，影响骨骼发育，导致肢体短缩、成角及关节畸形。

二、骨骺、骺板

（一）骨骺

骨骺是骨在发育过程中，骨两端的软骨中出现的骨化点。一般见于长骨两端、扁骨缘、结节、粗隆及突起等处。骨骺大部分骨化后，只在与骨干相邻部位留有一层软骨板，即骺软骨。通过软骨细胞的分裂增殖、骨化，使骨不断加长。全身各骨的骺软骨依一定的年龄次序停止增殖而骨化，骺软骨随之逐渐消失，从此长骨不再增长，不规则骨或扁骨不再扩大。成年后，骺软骨骨化，骨干与骺融合一体，在骺软骨留有遗迹，称骺线。人的骨骺线消失的年龄，女子比男子早 1～2 年。临床上常以骺线的有无来推断年龄。

（二）骺板

骺板又名生长板（图 2-8），位于骨骺与干骺端之间，是一种薄板波浪状的软骨组织，由透明软骨构成。只存在单向软骨增殖与成骨活动，是生长期骨骼的生长发育部位。可依组织学和功能特点分为四层：生发层、增殖层、肥大层、钙化层（图 2-9）。当骺板发育至成熟阶段，其软骨增殖与成骨活动相继结束。最后，骺板完全骨化，骨骺与干骺端融合，长骨的纵向生长停止。

骺板按照形状可分为 3 种主要类型。

1. 盘状骺板　大多数长骨的骺板为盘状骺板。介于干端和骨骺之间的板状结构内的骺板细胞分化成为成熟的软骨细胞，使长骨不断纵向延长并变粗。骨骺内发生骨结核时，X 线片和 CT 水平扫描呈现为圆形低密度影像。

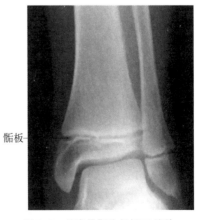

骺板—

图 2-8　儿童骨骺生长板 X 线片

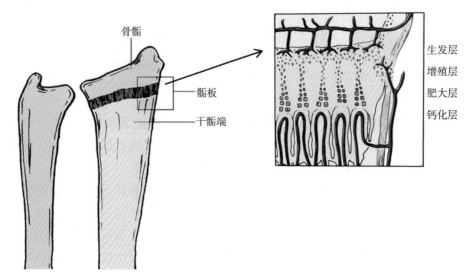

图 2-9　儿童骺板组织学分层图

　　2. 球状骺板　多见于短管状骨（如掌、跖及指骨）、圆形骨（如骰骨）和二次骨化中心周围。起初在骨的两端各有一个球状骺板，随着生长和发育，只在掌、跖及指、趾骨的一端保留一个真正的骺板，另一端的骺板变成了球状关节软骨。

　　3. 骨突　见于肌肉或肌腱的附着处（如股骨大转子骨突和跟骨骨突），其骺板连在骨的表面。儿童股骨大转子骨突是多块外展和外旋肌肉的附着处，其骺板连在骨的表面。

（三）骺板的血液供应

　　骺板的血运来源有三：骺血管、干骺端血管和软骨周围血管。

　　1. 骺血管　多从关节囊及其在软骨周围的附着处进入，骨突处的骺血管来自腱的附着处，大量的血管长入骨突的骺软骨。

　　软骨骺的血管是经软骨管进入的。软骨管是一些弯曲的小管道，分布在软骨的各部，为其提供血运。

　　2. 干骺端血管　主要来自营养动脉。同时，软骨周围的小血管分支也支配干骺端的边缘部分。这两个血运系统的终端形成平行的血管襻，小静脉襻的末端形成静脉窦，静脉窦和毛细血管襻没有伴随的单核 - 吞噬细胞系统。上述解剖结构足以解释感染为何好发于靠近骺板的干骺端。

　　3. 软骨周围血管　除为干骺端的边缘部位供血外，还为 Ranvier 软骨膜骨化沟供血。骺板环周积累性发育与 Ranvier 软骨膜骨化沟有关，若此处血运受阻，骺板的横径发育将会落后。

三、骺板的损伤

（一）骺板损伤分型

　　关于骺板损伤有若干种分型系统，最广泛应用的是 Salter-Harris（SH）的分型（图 2-10）。

　　1. Salter-Harris Ⅰ型（SH-1）　单纯骨骺分离。多发生于婴幼儿，约占骨骺损伤的 15.9%。骨折沿全部骨骺线从干骺端分离，发生在骺板的肥大细胞层，不伴有任何干骺端骨折。如果骨骺骨折无移位或很少移位，除了骨骺线轻微增宽外，在 X 线片上很难作出诊断。此种类型骨骺损伤整复容易，对以后骨骼生长的影响不大，多不引起生长障碍。

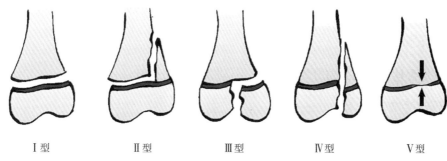

Ⅰ型　　　　Ⅱ型　　　　Ⅲ型　　　　Ⅳ型　　　　Ⅴ型

图 2-10　儿童骺板损伤 SH 分型图

2. Salter-Harris Ⅱ型（SH-2）　骨骺分离伴干骺端骨折，是最常见的类型。多发生于 7～8 岁以上的儿童，约占骨骺损伤的 48.2%。骨骺分离沿骨骺板延伸，骨折线通过肥大细胞层，然后斜向干骺端，累及干骺端一部分，产生一个三角形干骺端骨块。此种类型骨骺损伤以后生长预后良好，多见于桡骨远端、肱骨近端和胫骨远端。

3. Salter-Harris Ⅲ型（SH-3）　骨骺骨折，属于关节内骨折。此种类型不常见，约占骨骺损伤的 4%。关节内的剪力可产生垂直劈裂，从关节面延伸到骨骺板，然后骨折线沿骨骺板平行横越部分骨骺板的肥大细胞层到边缘，骨块可能移位或无移位。若骨骺的血供完整，骨骺分离无移位、关节面平整者，并能维持复位，则预后尚好，最多见于胫骨远端内、外侧和肱骨远端外侧。

4. Salter-Harris Ⅳ型（SH-4）　骨骺和干骺端骨折，属于关节内骨折。此种类型多见于 10 岁以下儿童，约占骨骺损伤的 30.2%。骨折线从关节面延伸斜行贯穿骨骺、骨骺板及干骺端，骨骺损伤易引起生长障碍和关节畸形，常见鱼尾状畸形。最常见于肱骨下端、肱骨小头骨骺（外髁）和较大儿童的胫骨远端，需切开复位和内固定，防止愈合不良或骨骺早闭。

5. Salter-Harris Ⅴ型（SH-5）　骨骺板挤压性损伤。此种类型骨骺损伤多发生在严重暴力情况下，相当于骨骺板软骨压缩骨折，不常见，约占骨骺损伤的 1%，但很严重。骨骺板软骨细胞破坏严重，骨骺营养血管损伤广泛。这种骨骺损伤在早期 X 线片上显示阴性，难于发现，故常属于回顾性诊断，就是已经出现畸形才作出诊断。此种类型多见于膝关节和踝关节，导致骺板早闭、生长停止、骨骼变形和关节畸形。

（二）骺板损伤的自然病程

多数急性骺板损伤可以迅速愈合，畸形能够完全塑形，骺板生长正常。约 1% 的骺板损伤最终造成骺板骨桥的形成和生长的改变。小的骺板骨桥（＜10%）可能自然溶解。中心型骨桥和周围型骨桥相比更易溶解，造成畸形的可能性较小。中心型骨桥可以造成鱼尾状畸形，导致生长缓慢而不是生长停滞。

骺板骨桥的形成往往是由于 Salter-Harris Ⅲ型、Ⅳ型和Ⅴ型骺板损伤。损伤机制为骨骺板的肥大细胞层受到挤压或移位骨折，导致跨过骺板的成骨。分型的预后意义并不总是一致的，如在大龄儿童或青少年股骨远端发生的 Salter-Harris Ⅰ型和Ⅱ型骺板损伤中，约有一半的患儿发生了骺板骨桥，同时出现了骺板阻滞。

第五节　关　节

关节是两个或两个以上骨骼的连结点或支点。一般来说，人体的运动主要是通过骨骼围绕各个关节进行旋转而实现的。关节还可以转移和分散由重力和肌肉收缩产生的力。

一、关节的命名

按照关节是否具有运动能力分为两大类：不动关节与动关节。

（一）不动关节

不动关节是骨骼之间允许轻微运动或基本不运动的关节。根据关节周围增强连结的结缔组织的不同，不动关节可细分为纤维关节和软骨关节。

纤维关节通过特殊的致密结缔组织获得稳定性，通常具备高浓度的胶原。例如，头骨的骨缝、远端胫腓关节（通常称为韧带联合）及由骨间膜加固的其他关节就是纤维关节。

相反，软骨关节通过各种柔韧的纤维软骨或透明软骨获得稳定性，通常与胶原混合在一起。软骨关节分布在人体的正中线上，如耻骨联合（图 2-11）、脊柱的椎间关节及胸骨柄关节。

不动关节的功能是牢固地连结并且转移骨间力量。这些关节通常有关节周围结缔组织的充分支持，在一般情况下，几乎不允许运动。

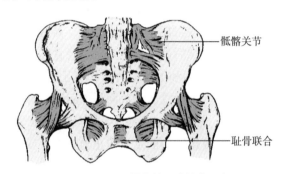

骶髂关节

耻骨联合

图 2-11　骨盆的不动关节

（二）动关节

动关节是一种允许适度运动甚至大量运动的关节。这些关节具备由滑液填充的关节腔。由于这种特征，动关节经常被称为滑膜关节。骨骼肌肉系统中的大多数关节属于滑膜关节。

滑膜关节可以按构成关节的骨数、关节面的形态、运动轴的数目及运动方式分类（图 2-12）。

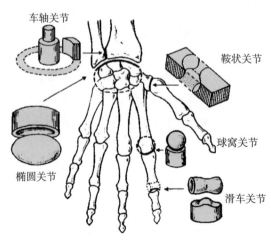

车轴关节

鞍状关节

球窝关节

椭圆关节

滑车关节

图 2-12　滑膜关节分类图

1. 单轴关节　具有一个运动轴，关节仅能沿此轴做一组运动，包括两种形式。

（1）屈戌关节　又名滑车关节。关节头呈滑车状，另一骨有与其相适应的关节窝。通常只能在冠状轴上做屈伸运动，如手指间关节。

（2）车轴关节　关节头的关节面呈圆柱状，关节窝常由骨和韧带连成的环构成，可沿垂直轴做旋转运动，如桡尺近、远侧关节和颈寰正中关节等。

2. 双轴关节　有两个相互垂直的运动轴，关节可沿两轴做两组运动，也可进行环转运动，包括两种形式。

（1）椭圆关节　关节头呈椭圆形凸面，对应关节窝凹面，可沿冠状轴做屈、伸运动，沿矢状轴做收、展运动，并可做环转运动，如桡腕关节。

（2）鞍状关节　相对两关节面都呈鞍状，互为头和窝，可沿两轴做屈、伸、收、展和环转运动，如第 1 腕掌关节。

3. 多轴关节　具有三个相互垂直的运动轴，可做各种方向的运动，也包括两种形式。

（1）球窝关节　关节头呈球形、较大，关节窝浅小，其面积不及关节头的1/3，如肩关节，可做屈伸、收展、旋转和环转运动。有的关节窝特别深，包绕关节头 1/2 以上，称杵臼关节，亦属球窝关节，如髋关节，但运动幅度受到一定限制。掌指关节亦属球窝关节，但因其侧副韧带较强，旋转运动受限。

（2）平面关节　关节窝接近平面，但仍具有一定弧度，也可归入多轴关节，可做多轴性滑动，如肩锁关节和腕骨间关节等。

二、关节的结构

关节的基本构造包括关节面、关节囊、关节腔（图 2-13）。

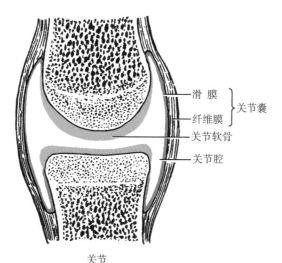

图 2-13　膝关节结构示意图

1. 关节面　是参与组成关节的各相关骨的接触面。

每一关节至少包括两个关节面，一般为一凸一凹，凸者称为关节头，凹者称为关节窝。关节面上被覆有关节软骨。关节软骨多数由透明软骨构成，少数为纤维软骨，其厚薄因不同的关节和不同的年龄而异，通常为 2 ～ 7mm。关节软骨不仅使粗糙不平的关节面变得光滑，同时在运动时可以减少关节面的摩擦，缓冲震荡和冲击。

2. 关节囊　是由纤维结缔组织膜构成的囊，附着于关节的周围，并与骨膜融合续连。关节囊包围关节，封闭关节腔，可分为内、外两层。

外层为纤维膜，厚而坚韧，由致密结缔组织构成，含有丰富的血管和神经。纤维膜的厚薄通常与关节的功能有关，如下肢关节的负重较大，相对稳固，其关节囊的纤维膜则坚韧而紧张；上肢关节运动灵活，则纤维膜薄而松弛。纤维膜的有些部分可明显增厚形成韧带，以增强关节的稳固性，限制其过度运动。

内层为滑膜，由薄而柔润的疏松结缔组织构成，衬贴于纤维膜的内面，其边缘附着于关节软骨的周缘，包被着关节内除关节软骨、关节唇和关节盘以外的所有结构。滑膜表面有时形成许多小突起，称为滑膜绒毛，多见于关节囊附着部的附近。滑膜富含血管网，能产生滑液。滑液是透明的蛋清样液体，呈弱碱性，为关节腔内提供了液态环境，不仅能增加润滑，而且也是关节软骨、半月板等新陈代谢的重要媒介。

3. 关节腔　为关节囊滑膜层和关节面共同围成的密闭腔隙，腔内含有少量滑液。关节腔内呈负压，对维持关节的稳固有一定作用。

三、关节的功能

关节的功能主要是运动。关节面的形态、运动轴的多少与方向决定了运动的形式和范围。关节的基本运动形式：沿三个互相垂直的轴做三组拮抗性的运动。

1. 屈和伸　通常是指关节沿冠状轴进行的运动。运动时，两骨之间的角度发生变化，角度变小称为屈，角度增大称为伸。一般来说，关节的屈是指向腹侧面成角，但膝关节相反，小腿向后贴近大腿的运动称为膝关节的屈，反之称为伸。在足部，足尖上抬，足背向小腿前面靠拢为踝关节的伸，称为背屈，足尖下垂为踝关节的屈，称为跖屈。

2. 内收和外展　即关节沿矢状轴进行的运动。运动时，骨向身体正中矢状面靠拢称为收或内收，远离身体正中矢状面称为展或外展。但手指的收展是以中指为准的靠拢、散开运动，足趾的收展是以第2趾为准的靠拢、散开运动。

3. 旋内和旋外　即关节沿垂直轴进行的运动，统称旋转。骨向前内侧旋转，称旋内，向后外侧旋转，称旋外。在前臂，桡骨是围绕通过桡骨头和尺骨头的轴线旋转，将手背转向前方的运动，称旋前，将手掌恢复到向前而手背转向后方的运动，称旋后。此外，有些关节还可进行环转运动，即关节头在原位转动，骨（肢体）的远端做圆周运动，运动时全骨（肢体）描绘出一圆锥形的轨迹。能沿两轴以上运动的关节均可做环转运动，实际为屈、外展、伸和内收的依次连续运动，如肩、髋、桡腕关节等。

第三章

肌

第一节　肌组织的类型

　　肌组织主要由肌细胞组成，并具有收缩功能。肌细胞形状为细长纤维形，故也称肌纤维，其细胞膜为肌膜，细胞质为肌质。因结构和功能的不同，肌组织可分为三种。第一种为骨骼肌，因有横纹，属横纹肌，且受躯体神经支配，为随意肌。第二种为心肌，同属横纹肌，但受自主神经支配，为不随意肌。第三种为平滑肌，受自主神经支配，也为不随意肌。

一、平滑肌

　　平滑肌广泛分布于消化管、呼吸道、血管等中空性器官的管壁内。

　　平滑肌纤维呈长梭形，一般长约 200μm，直径约 8μm，但大小不均。平滑肌细胞内无肌原纤维，可见大量密斑、密体、中间丝、细肌丝和粗肌丝。密斑位于肌膜下，密体位于肌质中，为梭形小体。中间丝由结蛋白构成，直径约 10nm，连接于密斑、密体之间，形成梭形的细胞骨架。粗、细肌丝的数量比约为 1∶12。细肌丝主要由肌动蛋白组成，一端附着于密斑或密体，另一端游离，环绕在粗肌丝周围。粗肌丝由肌球蛋白构成，呈圆柱状，表面有成行排列的横桥，相邻的两行横桥屈动方向相反。若干条粗肌丝和细肌丝聚集形成肌丝单位，又称收缩单位。细胞内只有少量肌质网，细胞收缩时也需从细胞外摄取 Ca^{2+}。平滑肌纤维的收缩也是以粗、细肌丝间的滑动为基础。由于细肌丝及细胞骨架的附着点密斑呈螺旋状分布，当肌丝滑动时，肌纤维呈螺旋状扭曲，长轴缩短。

二、心肌

　　心肌分布于心壁和邻近心脏的大血管壁上，其收缩有自动节律性。

　　心肌纤维呈不规则的短圆柱状，有分支，互连成网。连接处染色较深，称闰盘。多数心肌纤维有一个核，少数有双核，核呈卵圆形，位于细胞中央。心肌不能再生，暂时性缺血以可逆的方式损伤心肌细胞，而长时间缺血则产生不可逆损害。同骨骼肌相似，心肌纤维也呈明暗相间的周期性横纹，也含有粗、细两种肌丝及其组成的肌节。其特点如下：①肌原纤维的粗细不等、界限不很分明，肌原纤维间有极为丰富的线粒体。②横小管较粗，位于 Z 线水平。③肌质网的纵小管稀疏，终池少而小，多见横小管与一侧的终池紧贴形成二联体。因此，心肌纤维的贮钙能力低，收缩前尚需从细胞外摄取 Ca^{2+}。④闰盘的横向部分位于 Z 线水平，有黏着小带与桥粒，使心肌纤维间的连接牢固；在闰盘的纵向部分存在缝隙连接，便于细胞间化学信息的交流和电冲动的传导，分别使心房肌和心室肌整体的收缩和舒张同步化。

三、骨骼肌

骨骼肌一般借肌腱附于骨骼。致密结缔组织包裹在整块肌外面形成肌外膜。肌外膜的结缔组织伸入肌内，将其分隔形成肌束，包裹肌束的结缔组织称肌束膜。分布在每条肌纤维外面的结缔组织称肌内膜。结缔组织对骨骼肌具有支持、连接、营养和功能调整作用。

（一）肌原纤维

骨骼肌纤维呈长圆柱状，直径 10 ～ 100μm，长度不等，一般为 1 ～ 40mm。在肌质中有沿肌纤维长轴平行排列的肌原纤维，直径 1 ～ 2μm，呈细丝样，同时也是肌纤维的收缩和舒张单元。肌原纤维中有两类肌丝：一种是粗肌丝，其主要组成成分是肌球蛋白丝；一种是细肌丝，其主要组成成分是肌动蛋白丝。每条肌原纤维上都有明暗相间的带，形成了骨骼肌纤维明暗相间的周期性横纹。在偏振光镜下，明带呈单折光，为各向同性，与细肌丝相对应，也称之为 I 带；暗带呈双折光，为各向异性，与粗肌丝相对应，也称之为 A 带。用油镜观察，可见暗带中央有一条浅色窄带，称 H 带，H 带中央有一条深色的 M 线。明带中央有一条深色的 Z 线，相邻两条 Z 线之间的一段肌原纤维称为肌节，每个肌节由 1/2I 带 +A 带 +1/2I 带组成。在肌丝的组成排列中，粗肌丝与细肌丝的排列有部分重叠的结构。A 带由粗肌丝组成，在粗肌丝两端有一段细肌丝与粗肌丝交错排列的部分，A 带中央的 H 带则无细肌丝插入。因此，明带仅由细肌丝组成，H 带仅有粗肌丝，H 带两侧的暗带部分两种肌丝皆有。通常暗带的长度恒定，为 1.5μm；明带的长度依骨骼肌纤维的收缩或舒张状态而异，最长可达 2μm。

（二）横小管

横小管是肌膜向肌浆内凹陷形成的管状结构，其走向与肌纤维长轴垂直，位于暗带与明带交界处。同一平面上的横小管分支吻合，环绕每条肌原纤维，可将肌膜的兴奋迅速传导至肌纤维内部。

（三）肌质网

肌质网为环绕在单根肌原纤维上的精细网状管道。这些管道末端膨大部分成为终池，终池锚定于横小管上其余的网状结构称为纵管，它们沿肌原纤维长轴方向分布。在肌肉缩短时，由于纵管的体积不发生改变，在纵管与肌节长度成比例缩短后，纵管将会变宽，以适应长度缩短下保持容量不变。肌质网膜上有钙泵和钙通道，钙泵能逆浓度差把肌质中的 Ca^{2+} 泵入肌质网内贮存，当肌质网膜接受兴奋后，钙通道开放，大量 Ca^{2+} 涌入肌质。这样 Ca^{2+} 就可以和肌钙蛋白相结合，ATP 被分解并释放能量，将细肌丝向 M 线方向牵引；细肌丝在粗肌丝之间向 M 线滑动，明带缩短，肌节缩短，肌纤维收缩。收缩结束后，肌质内的 Ca^{2+} 被泵回到纵向肌质网时，肌纤维松弛，收缩停止。

第二节　骨骼肌的功能

一、运动

骨骼肌最主要的功能是通过牵拉使骨骼改变空间位置而产生运动。通过不同骨骼肌的张弛可做出抬足、上肢的外展和内收，甚至奔跑、弹跳等动作。呼吸运动时所需胸廓容积的改变亦是由骨骼肌的运动来完成。人所能完成的一切运动都是在骨骼肌收缩的驱动、调节和控制之下。

最简单的单细胞生物也具有运动功能。多细胞组织中的每个细胞随功能和生长阶段的变化，不断地改变其形态和大小。这些活动所涉及的蛋白丝有多种，分别是肌动蛋白、肌球蛋白、中间丝和微管蛋白。骨骼肌纤维的收缩和松弛是最全面、最深入的运动形式，也是最特殊的运动类型，是分子（肌球蛋白分子）运动与肌丝（肌动蛋白）相互作用的结果。

肌肉最基本的功能单位叫做运动单位。一个运动单位的构成是一个运动神经元和所有被运动神经元浸润的肌肉纤维。这个功能单位是肌肉最小的部分，可以在任何时候被激活。每个肌纤维由单个运动神经元控制，每个运动神经元可以控制一定数量的肌纤维。哺乳动物的肌肉类型可以根据运动单位收缩和代谢的特点分为不同类型。由一个运动单位支配的肌纤维通常是广泛分布在肌肉的各个部位，很少相互靠近在一起。

在高速率下完成动作或产生功率是人体运动功能的一个重要方面，运动员的游泳、踢球、跳高、冲刺等均可体现这一点。每块肌肉的张力–速度关系特征决定了其完成功能的上限。张力–速度关系线的形状和大小由以下3个参数来决定：最大等距张力、最大速度和曲线曲率。最大等距张力取决于肌肉的横截面积，最大速度取决于肌肉纤维类型和肌肉长度（串联的肌节的数量），曲率取决于温度和肌肉纤维类型。在张力–速度关系中，慢收缩肌纤维的曲率大于快收缩肌纤维的曲率。

自然运动是由肌肉群完成的。根据其在运动中的作用，将肌肉分为4种类型，分别是原动肌、拮抗肌、固定肌、协同肌。原动肌是能够确定一至多块肌在运动的发起和维持中一直起主动作用的肌肉。完全抗衡肌肉运动的肌肉，或发动和维持相反运动的肌肉是拮抗肌。例如，在屈肘运动中，原动肌是肱肌，拮抗肌是肱三头肌。为了开始一个动作，原动肌必须克服被动性和主动性阻力，并给予肢体某节段一个角加速度，直到达到要求的角速度，并且保持足够的活动水平才能完成一次运动。短暂性主动活动是拮抗肌在运动开始时可能发生的，之后其电活动趋于平静，维持静息状态，直到运动的减速期，这时为了阻止运动，拮抗肌被激活。在运动中，活性原动肌并不是完全不受限制，它要抵消上述的多种被动性力、惯性力和重力。

二、姿势

骨骼肌的收缩在帮助人体克服重力的同时，使人体产生仰头、站立、臀部和膝盖与双足对齐等动作，也参与姿势的调节，如站立时弯腰和蹲下时站起的调节反应。当人体保持站立时，维持姿势的肌是在工作状态，如双侧臀大肌收缩以伸髋伸直躯干，双侧股四头肌收缩伸膝以保持股骨垂直，以及双侧小腿三头肌收缩以固定踝、膝关节，通过三者的共同作用，使人体维持直立姿势。

三、保护

在没有骨骼保护的部位，骨骼肌可以保护人体的内部结构。例如，构成腹腔前外侧壁的腹前外侧肌群（腹直肌、腹外斜肌、腹内斜肌及腹横肌），起到保护腹腔脏器、维持腹内压的作用。腹部是没有骨骼保护的部位，内部器官容易受损，但强大的腹肌在允许躯干自由活动的同时，可以充分保护其深部结构。采用仰卧起坐、仰卧举腿、负重体侧屈和负重体侧转等练习，可以锻炼腹肌的力量，使腹肌更加发达。

四、提供热量

骨骼肌的收缩不仅会产生运动，还会产生能量，其中约 3/4 是热能，这种热量的生成称为产热。当机体感觉寒冷时会不由自主地颤抖，这种肌收缩可产生热量，维持体温。

通常情况下，肌肉在激活状态下有三个环节需要能量：Na^+–K^+–ATP 酶、Ca^{2+}–ATP 酶和肌动球蛋白 ATP 酶。而离子泵所需能量由激活次数决定，肌动球蛋 ATP 酶所需能量由激活的横桥数目、激活频率及横桥循环持续时间决定。

可以通过测量不同长度下肌肉收缩释放的热量来测量活化能，因为随着肌纤维长度的逐渐增长，所测得的热量与所产生的力成正比例的下降。依此类推，当肌肉处于肌力为 0 的长度时，即粗细肌丝无重叠时，所测得的产热量将全部来源于离子泵。利用这种方法可知，当肌肉处于最适初长度收缩时，只有总能量的 20% ～ 30% 用于激活过程，其余的能量都作为热能散失。

五、血管泵

心肌是驱动血液循环的主要动力，骨骼肌在此过程中也起一定作用，特别是骨骼肌收缩能促进静脉血与淋巴回流。心脏泵血可使动脉保持较高压力，但淋巴管和静脉内的压力相对较低，要想驱使腔内液体向前流动，需从周围肌的收缩中获得动力。骨骼肌的收缩在液体需要克服重力向上流动时，如静脉血从下肢向心回流的过程中，显得尤为重要。

长期以来，人们一直认为骨骼肌仅仅是血液的消耗者。当人在重体力劳动时，骨骼肌对血液的需求量可增加 40 ～ 60 倍，这对心脏无疑是一个沉重的负担。因此，传统看法认为对心脏较有利的做法是使骨骼肌保持静止状态。但实际情况恰恰相反，临床观察表明，大幅度体力劳动的减少对健康的心脏和患病的心脏都是有不良影响的。也就是说，如能及早恢复行动，心肌梗死症患者往往会更快地痊愈。

骨骼肌的作用就像是一台台分布在全身肌肉中的小型压缩"血泵"。当骨骼肌处于静止状态时，从骨骼肌的静脉血管流出的血液很少，血压也较低。如强制骨骼肌进行活动，则血液流量会随之增加，血压也迅速增高，有时高达 16600 ～ 34580Pa。人们在运动时，骨骼肌做有节奏的收缩；当人们支撑或背负重物时，骨骼肌处于紧张状态。在这两种情况下，人体中 600 多块骨骼肌都在积极工作，其大大减轻了心脏的负担。早在公元 17 世纪，血液循环机制的发现者，英国人威廉·哈维曾经断言，骨骼肌的活动有助于血液循环。俄国的著名医生雅诺夫斯基也曾指出在血管系中存在"外围心脏"，尽管后来在动脉系中从未找到过这种"外围心脏"，在某种意义上讲，骨骼肌中的这种"血泵"就是事实上的"外围心脏"，而增强"外围心脏"活力的唯一办法就是让骨骼肌多活动。

第三节　骨骼肌纤维走向及命名

骨骼肌细胞间紧密排列，长短互补，大量肌纤维成束排列在一起形成肌肉。肌肉有多种形状，不同形状有不同的最终功能。肌纤维排列方向（走向）主要分为平行排列和羽状排列。

一、平行排列

平行肌的肌纤维长度相等，不相互交叉。这种排列方式确保了整块肌收缩长度和方向的一致，使运动范围最大。平行排列形态包括长条形、梭形、环形和三角形。

（一）长肌

长肌多为长条状，单根肌纤维可以走行肌肉全长，带腱长肌可通过横行的肌间隔连接多个长肌。例如，缝匠肌、腓骨长肌和颈长肌属于长肌，腹直肌属于带腱长肌。

（二）梭形肌

梭形肌纤维在肌"腹部"接近平行，在一端或者两端逐渐变细并汇聚在一起，变细的末端易使力集中于其特殊骨性标志的附着处。例如，臂的肱肌和肱二头肌属于梭形肌，尤其是肱二头肌有非常特定的附着点及较大的运动幅度。

（三）环形肌

环形肌纤维围绕开口排列呈弧形，收缩时肌肉聚拢关闭通道，舒张时则打开，一般受自主神经支配或激素调节。人体内的环形肌多见于消化道和泌尿系统。例如，肛门括约肌、幽门括约肌可以调节消化系统的物质出入，尿道内括约肌可以控制尿液排出。

（四）三角肌

三角形肌纤维排列始于一个宽阔的基底部，然后在肌肉另一端汇聚在一点。这种扇形排列可使肌的活动分散，不同部位肌纤维兴奋可产生不同方向的运动，从而产生多种运动的可能性。例如，胸大肌和斜方肌就属于三角肌。

二、羽状排列

羽状肌形如羽毛，其肌纤维倾斜着靠近中间肌腱。这种排列方式增大了局部肌纤维的数量，因此能产生较大的拉力。人体中大部分肌肉可以认为是羽状的，依据附着于中间肌腱的角度相似纤维的数量分为半羽肌、羽肌和多羽肌。

（一）半羽肌

半羽肌纤维从中心腱的一侧斜行，像半边羽毛。这种排列在一个方向产生更大的力。例如，比目鱼肌就属于半羽肌。

（二）羽肌

羽肌纤维从中心腱的两侧斜行，像完整的羽毛排列，从两个方向牵拉中心腱，从而产生强大的向心拉力。例如，骨间背侧肌就是羽肌。

（三）多羽肌

多羽肌的特点是两侧都有斜形肌纤维连结的多条肌腱。肌纤维与肌腱相连，从多个方向牵拉肌腱。在羽状肌的三种类型中，这种类型产生的肌力最小。例如，肩三角肌就是多羽肌。

三、命名

每块骨骼肌的名字通常与其形状、位置、大小、头数、功能等有关。一些常见的命名术语如下，这些术语结合起来，构成了许多肌肉的名字。

形状：方形、菱形、三角、锯状、蚓状、梨状、扁、圆、直。
位置：前、后、上、下、胸、腹、背、股、肱、眼、胸锁乳突、肱桡。
大小：大、小、长、短、薄。
头数：二头、三头、四头。
功能：屈、伸、展、收、提、降、旋前、旋后。
肌肉走向：直、横、斜。

（一）位置

肌的名称往往包含其自身所在位置或相对位置的信息，方便与其他部位的类似肌肉相区分。如胸大肌、背阔肌、股直肌、腹直肌就反映了肌肉所在位置，冈上肌、冈下肌就反映了肌肉间的相对位置。此外，还可以包含肌肉的附着点，如胸锁乳突肌、肱桡肌。

（二）纤维走向

肌纤维排列方向（走向）即肌束与肌肉长轴的角度，有斜、直、横等，如腹外斜肌、腹直肌和腹横肌，虽然都在腹部，但其纤维走向不同。

（三）功能

肌肉都有自己的功能，如屈、伸、展、收、旋前、旋后。一些肌肉的命名中带有这些功能，以四肢肌肉多见，如旋前圆肌、内收长肌。

（四）大小

当同一区域有几块形状、功能相似的肌肉时，就需要通过大小和体积来辨别，如臀大肌、臀中肌、臀小肌。

（五）形状

肌头根据其功能会有不同形状，大部分会以几何形状命名，如方肌、菱形肌、圆肌等；部分形状特殊、无法用几何形状描述的，则会用其最像的物体来命名，如梨状肌、蚓状肌、锯肌。

（六）肌头数和肌腹数

部分肌肉起点不止一个，通常称这种起点为"头"，解剖中有二头、三头和四头。如肱三头肌起端有三个头，长头起自肩胛骨的盂下粗隆，外侧头和内侧头起自肱骨的背面，三个头共续于一个腱，止于尺骨鹰嘴，此三束肌肉一起完成伸肘动作。也有多肌头的肌肉没有这样命名，如腓肠肌有两个头。

综合分析这些特性，可从肌名称获得相关信息。大部分肌肉包含不止一种命名术语，如腹外斜肌包含位置和纤维走向，旋前圆肌、内收长肌包含功能和形状，指浅屈肌包含位置和功能，胸大肌、胸小肌包含位置和大小。

第四节　骨骼肌的特性

肌组织是体内四大主要组织类型之一，与其他组织的不同点在于它具有伸展性、弹性、兴奋性、传导性和收缩性。这些特性使骨骼肌能为人体运动提供力量，其中伸展性、弹性属于物理特性，兴奋性、传导性和收缩性属于生理特性。

一、伸展性

伸展性是指在没有受到损伤的情况下可被外力作用拉长的特性。这个特性使骨骼肌在松弛时可伸长。肌肉伸展的程度和外力大小不成正比，逐渐提升相同大小的外力，肌肉长度的增加反而逐渐降低。具有了这种特性，骨骼肌可以给关节提供较好的稳定与平衡，不至于拉伸太过而脱位。人的机体有许多肌肉共同维持稳定，如果一块肌肉收缩，与之反方向的肌肉则会松弛并伸长，以确保关节能朝既定的方向运动。例如，当臂的前肌群（屈肌）收缩变短时，臂的后肌群（伸肌）松弛并伸展。如果没有伸展性，被拉长的肌就会受到损伤。

二、弹性

弹性是指肌肉伸长或缩短后撤除外力，又能恢复至原始形状的特性。与弹簧不同，肌肉长度恢复是一个先快后慢的过程。肌组织在执行各种功能时会进行收缩，一旦收缩结束，肌组织即可休息并恢复原始状态。除了伸展性以外，肌弹力特征也可使其维持特殊几何形状。

以上伸展性和弹性属于肌肉的物理特性，较容易受到温度的影响。当温度较低时，肌肉之间的摩擦力较大，伸展性和弹性下降；反之，当温度较高时，肌肉之间的摩擦力较小，伸展性和弹性增加。所以在运动场上经常可以看见运动员在运动前做热身，这样可以使肌肉温度升高，减少肌肉摩擦力，提高伸展性和弹性。

三、兴奋性

肌肉是可以兴奋的组织，受到电刺激后产生兴奋（动作电位）的特性称为兴奋性。对触摸刺激或决定做运动时，神经肌接头处的神经末梢会释放特殊的化学物质，称为神经递质。神经递质迅速扩散，产生电信号，称为动作电位。动作电位进而启动一系列引起肌收缩事件。没有这种对神经系统产生反应的能力，肌就不能收缩而发挥功能。肌肉的兴奋性和收缩性是紧密连接而又不相同的两种基本生理过程。并不是所有电刺激都能引起肌肉兴奋，必须满足一定的条件。

（一）刺激强度

较小的刺激无法使肌肉兴奋并产生收缩，当刺激达到一定值，肌肉才能发生收缩，这个值称为阈值。阈值可以反映组织兴奋性，阈值越低，组织兴奋性越高。大于阈值的刺激称为阈上刺激，小于阈值的刺激称为阈下刺激。

（二）刺激时间

刺激要达到一定的时间才能使肌肉兴奋。在能使肌肉兴奋的刺激范围中，刺激时间与刺激强度为反变关系：刺激时间长则刺激强度小，刺激时间短则刺激强度大。

（三）刺激强度变化速率

肌肉兴奋程度与刺激的变化速率有关：变化速率越快，则兴奋程度越高；变化速率越慢，兴奋程度越小。直流电刺激无法产生刺激。

四、传导性

骨骼肌细胞是体内兴奋性较高的组织，在受到刺激产生兴奋后可以传播电信号，包括动作电位。一旦肌组织被神经系统"兴奋"，它就将电信号传导至细胞内结构，产生一系列可逆的电变化。传导性使动作电位沿肌细胞传递，兴奋肌组织及刺激肌收缩。

五、收缩性

收缩性是骨骼肌受到刺激产生兴奋后，立即产生收缩反应，变短、变厚并产生力的特性。电刺激是由神经系统产生。收缩能力是肌组织的特性，是力产生的根源。肌组织中的特殊蛋白相互作用使肌变短、变厚以产生力。根据肌肉受到的电刺激的频率，肌肉可以产生单收缩和强直收缩。

（一）单收缩

肌肉受到单一刺激时会产生一次收缩，称为单收缩，是肌肉收缩最基本的特征。肌肉收缩分为潜伏期、收缩期和舒张期。肌肉只在收缩期产生收缩。舒张期比收缩期稍长。

（二）强直收缩

如果骨骼肌受到连续刺激，当刺激间隔小于单收缩所需要的时间，肌肉收缩现象会发生融合，即强直收缩，其收缩反应远大于单收缩。人体进行活动所产生的肌肉收缩多为完全强直收缩，神经冲动可以控制收缩时间。

附：肌力的测定标准

0级：肌肉无收缩（完全瘫痪）。

1级：肌肉有微弱收缩，但不能移动关节（接近完全瘫痪）。

2级：肌力较差，当顺着地心引力时能移动关节，但反地心吸引力时，则不能移动关节（重度瘫痪）。

3级：肌力尚可，能抗地心引力移动关节，但不能抵抗阻力（轻度瘫痪）。

4级：肌力良好，除抗地心引力外，能抵抗一定程度的阻力（接近正常）。

5级：肌力正常，能抵抗强大的阻力（正常）。

第五节　骨骼肌收缩的类型

肌肉在神经系统的控制下收缩，有些肌收缩产生运动，有些控制运动，有些可稳定关节、维持姿势。根据外在表现，肌肉收缩可分为两种方式：等长收缩和等张收缩。肌肉在不同条件下可保持其原来长度、短缩或拉长，相对应的，其张力可保持不变、降低或增加。

一、等长收缩

肌肉收缩时长度保持不变，只有张力增加，称为等长收缩。支持、固定和保持人体特定姿势是以肌肉等长收缩形式为基础，此种肌收缩状态下张力可增至最大。等长收缩下虽不存在运动，但会消耗大量的能量。肌肉主动收缩产生较大的张力，促使肌肉的肌丝拉长以抗衡外加负荷。例如，做平板支撑锻炼时，腹部肌群、手臂肌群、腿部肌群及背部肌群处于等长收缩状态，保证了身体的平衡。

肌肉的张力是粗、细肌丝以肌丝滑动的方式相互作用而产生的，分为被动张力和主动张力。被动张力是指肌肉在外力作用下产生离心运动时所受到的张力，也可以说是肌肉牵拉后弹性回位的张力。主动张力是指肌肉主动收缩时的张力。当等长收缩运动时，肌肉收缩前所处的长度决定了张力的大小。当肌肉处于缩短长度 a 时，主动力支配着肌肉产生力的作用，即主动张力等于总张力，此时张力小，逐渐增加肌肉长度时，主动张力会随之增加。当肌肉长度处于 b 时，此时粗肌丝和细肌丝处于最大的重叠状态，粗肌丝上的横桥与细肌丝结合位点的结合数量达到最多，此时等长收缩下的主动张力最大。当肌肉长度超过 b 时，横桥的结合位点的数量开始下降，主动张力开始下降，同时被动张力开始发挥作用，总张力亦随之下降。以上表明肌肉收缩存在一个最适初长度，即产生最大收缩张力的初长度（图 3-1）。肌肉收缩张力与肌节长度有关，最适初长度下的肌节横桥能全部发挥作用，此时肌丝间的相互关系也最适合横桥运动，故可产生最大收缩张力。一般情况下，肌肉都处在最适初长度状态下，以便于产生最大收缩张力。

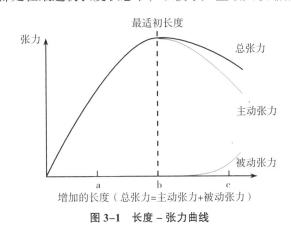

图 3-1 长度 - 张力曲线

二、等张收缩

肌肉收缩时张力保持不变，只发生肌肉收缩，称为等张收缩。人体实现各种加速运动和位移运动是以肌肉等张收缩形式为基础。等张收缩根据肌纤维长度变化的方向分为两类。

（一）等张向心性收缩

肌肉收缩时肌纤维向中央收缩，长度变短的同时肌肉的起止点相互靠近，此时肌肉收缩可产生并加速运动或克服重力。例如，肱二头肌收缩且变短引起的肘关节屈曲。

（二）等张离心性收缩

肌肉收缩时肌纤维远离中央收缩，长度变长的同时肌肉起止端远离，此时肌肉收缩可减慢并控制运动。例如，做下蹲动作时，股四头肌收缩伸长变薄，是为了控制下蹲速度。延迟性肌肉酸痛好发于大强度持续性的离心性运动，常见于肌腹与肌腱交界处，严重者表现出以肌腹为主的肌肉全长的疼痛。

在等张收缩中，肌肉最大力输出与肌肉收缩或拉长速度之间存在一种特定关系，即肌肉长度变化与其最大力输出之间的关系（图 3-2）。在向心收缩时，当外加负荷为 0，肌肉以最快的速度缩短，增加负荷后，肌肉缩短的速度变慢，当增加的负荷导致缩短速度变为 0 时，即外加负荷等于肌肉输出力时，为等长收缩状态。在离心收缩的肌肉力与速度的关系中，其与向心收缩的理论存在很大差异，虽未能全面了解，但肌肉离心收缩产生比等长收缩或向心收缩时更大的力，与每个横桥被拉开时产生更大的平均力、横桥的再附着及被拉伸的非收缩性细胞外结缔组织（肌外膜、肌束膜与肌内膜）所产生的被动张力有关。

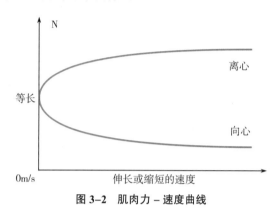

图 3-2　肌肉力 - 速度曲线

三、收缩类型的整合

　　现实生活中，我们常见到的是等长收缩与等张收缩的交替混合运动，最常见的收缩形式是先等长收缩增加张力，当张力能克服阻力时，再发生等张收缩。在肌肉收缩的运动中，外部力量会随时发生变化，理论上当外力为 0 时，起初表现为等张收缩，此时肌肉收缩速度最大；随着外力不断变大，表现为先等长收缩后等张收缩；当外力增加到使肌肉不能收缩时，肌肉张力最大，表现为等长收缩。

　　例如，在右手提拉水桶过程中，肱二头肌起了很重要的作用。当上提时，肱二头肌先表现为等长收缩克服阻力，当产生的张力大于阻力时，表现为等张向心收缩，当需保持水桶在空中不动时，表现为等长收缩，其产生的张力等于阻力，肌长度不变。

　　身体不同肌群的协调工作会产生不同的肌肉收缩方式，以从椅子上起身的运动为例，起身时股四头肌向心收缩，牵拉膝盖，产生起身的力量，此时躯干肌等长收缩，以保持身体的稳定。

第六节　骨骼肌之间的关系

　　骨骼肌的两端附于两块或两块以上的骨，收缩牵引骨骼相互靠近或分离产生关节运动，即关节的活动需要依靠骨骼肌的收缩。根据骨骼肌在运动中的不同作用，分为主动肌、协同肌和拮抗肌。

　　骨骼肌的配置方式与关节的运动轴密切相关。通常单轴关节配有两组肌，如膝关节的屈膝组和伸膝组；双轴关节配有四组肌，如踝关节的背伸组和跖屈组、内翻组和外翻组；三轴关节配有六组肌，如髋关节的屈髋组和伸髋组、内收组和外展组、外旋组和内旋组。骨骼肌之间相互配合，以完成关节的各种复杂运动。

一、主动肌

　　位于关节运动轴同侧并与完成某特定动作直接相关的肌肉或肌肉群称为主动肌，又称原动肌。主动肌主要通过屈、伸、外展、内收及旋转等动作产生关节运动，如肩关节的外展是三角肌的主要功能，即三角肌是肩关节外展的主动肌。屈髋与伸膝是两个关节运动产生的两种动作，股四头肌跨越髋关节与膝关节，它既是屈髋的主动肌，也是伸膝的主动肌。主动肌在运动中要克服多种被动性力、惯性力及重力，比如行走时，股四头肌伸膝屈髋的作用使下肢得以上抬并前行的活动，便是克服了多种力的作用。

二、协同肌

位于关节运动轴同侧并配合主动肌完成某特定动作的两块或多块肌称为协同肌。人体多数运动涉及多块协同肌的共同作用。例如，冈上肌和三角肌的功能都是帮助肩关节外展，因此三角肌与冈上肌互为协同肌。协同肌主要负责稳定和控制关节运动。配置多轴关节的主动肌或跨越一个以上关节的主动肌所产生的复杂运动，则需要协同肌的辅助以消除某些因素。例如，指深、浅长屈肌的收缩引起屈指动作，这两屈肌跨越了腕骨间关节及桡腕关节，腕伸肌的协同收缩使腕关节保持在伸腕状态，能消除屈指效率的降低从而加强屈指力量，因此腕伸肌为屈指肌的协同肌。

三、拮抗肌

位于关节运动轴对侧并与该运动轴的主动肌行相反运动的肌肉或肌肉群称为拮抗肌。例如，背阔肌的功能是使肱骨后伸、旋内及内收，具有使肩关节内收的作用，因此背阔肌是三角肌和冈上肌的拮抗肌。主动肌与拮抗肌的共同收缩具有稳定关节、维持平衡及控制运动的作用。例如，手握物体时，腕伸肌与腕屈肌共同收缩以稳定腕关节；躯干伸肌群与躯干屈肌群相互协调作用，以维持正常的躯干直立平衡；在行走时，屈髋肌群及伸膝肌群收缩使身体向前进，而伸髋肌群及屈膝肌群收缩可减慢行走速度甚至停止前进，其相互作用可控制运动。

一块特定肌在不同的运动中可充当主动肌、协同肌或拮抗肌，其功能特性与运动息息相关。正常人体所产生的运动都以对抗重力为背景，重力产生的协助或抵抗作用也会影响相同运动中同一肌肉的作用方式。

四、各关节活动的主动肌与拮抗肌

（一）肩关节的活动

1. 肩关节屈曲
主动肌：三角肌前段、喙肱肌、胸大肌、肱二头肌。
拮抗肌：背阔肌、大圆肌、三角肌后部。

2. 肩关节后伸
主动肌：三角肌后段、背阔肌、大圆肌、肱三头肌（长头）。
拮抗肌：三角肌前段、胸大肌（锁骨部）、喙肱肌。

3. 肩关节外展
主动肌：三角肌中段、冈上肌。
拮抗肌：胸大肌（锁骨部）、喙肱肌、背阔肌、大圆肌、肩胛下肌。

4. 肩关节内收
主动肌：胸大肌（锁骨部）、喙肱肌、背阔肌、大圆肌、肩胛下肌。
拮抗肌：三角肌中段、冈上肌。

5. 肩关节外旋

主动肌：小圆肌、冈下肌、三角肌后段。

拮抗肌：背阔肌、胸大肌、大圆肌、肩胛下肌、三角肌前段。

6. 肩关节内旋

主动肌：背阔肌、胸大肌、大圆肌、肩胛下肌、三角肌前段。

拮抗肌：小圆肌、冈下肌、三角肌后段。

（二）肘关节的活动

1. 肘关节屈曲

主动肌：肱二头肌、肱肌、肱桡肌、旋前圆肌、尺桡侧腕屈肌。

拮抗肌：肱三头肌。

2. 肘关节伸展

主动肌：肱三头肌。

拮抗肌：肱二头肌、肱肌、肱桡肌、旋前圆肌、尺桡侧腕屈肌。

3. 肘关节外旋

主动肌：旋后肌、肱二头肌。

拮抗肌：旋前圆肌、旋前方肌。

4. 肘关节内旋

主动肌：旋前圆肌、旋前方肌。

拮抗肌：旋后肌、肱二头肌。

（三）髋关节的活动

1. 髋关节屈曲

主动肌：股四头肌、髂腰肌、耻骨肌、阔筋膜张肌、缝匠肌。

拮抗肌：半腱肌、臀大肌、半膜肌、股二头肌。

2. 髋关节后伸

主动肌：半腱肌、臀大肌、半膜肌、股二头肌。

拮抗肌：股四头肌、髂腰肌、耻骨肌、阔筋膜张肌、缝匠肌。

3. 髋关节外展

主动肌：臀中肌、臀小肌、梨状肌。

拮抗肌：大收肌、短收肌、长收肌、缝匠肌、股薄肌、耻骨肌。

4. 髋关节内收

主动肌：大收肌、短收肌、长收肌、缝匠肌、股薄肌、耻骨肌。

拮抗肌：臀中肌、臀小肌、梨状肌。

5. 髋关节旋外

主动肌：髂腰肌、臀大肌、臀中肌、臀小肌（后部肌束）、梨状肌、股方肌、闭孔内肌、闭孔外肌、大收肌、短收肌、长收肌、股薄肌、耻骨肌。

拮抗肌：臀中肌和臀小肌（前部肌束）。

6. 髋关节旋内

主动肌：臀中肌和臀小肌（前部肌束）。

拮抗肌：髂腰肌、臀大肌、臀中肌、臀小肌（后部肌束）、梨状肌、股方肌、闭孔内肌、闭孔外肌、大收肌、短收肌、长收肌、股薄肌、耻骨肌。

（四）膝关节的活动

1. 膝关节屈曲

主动肌：缝匠肌、半膜肌、半腱肌、股二头肌、腓肠肌、腘肌。

拮抗肌：股四头肌。

2. 膝关节伸展

主动肌：股四头肌。

拮抗肌：缝匠肌、半膜肌、半腱肌、股二头肌、腓肠肌、腘肌。

（五）踝关节的活动

1. 踝关节背伸

主动肌：胫骨前肌、趾长伸肌、踇长伸肌、第 3 腓骨肌。

拮抗肌：腓肠肌、比目鱼肌、腓骨长肌、腓骨短肌、趾长屈肌、踇长屈肌、胫骨后肌。

2. 踝关节跖屈

主动肌：腓肠肌、比目鱼肌、腓骨长肌、腓骨短肌、趾长屈肌、踇长屈肌、胫骨后肌。

拮抗肌：胫骨前肌、趾长伸肌、踇长伸肌、第 3 腓骨肌。

3. 踝关节外翻

主动肌：腓骨长肌、腓骨短肌、第 3 腓骨肌。

拮抗肌：胫骨后肌、胫骨前肌。

4. 踝关节内翻

主动肌：胫骨后肌、胫骨前肌。

拮抗肌：腓骨长肌、腓骨短肌、第 3 腓骨肌。

第七节　运动范围

运动范围指人体关节可以活动的范围，又称关节活动度或关节活动范围。人体任何一个关节都有其正常的运动范围和可达到的最大运动范围。关节运动范围受诸多因素影响，如构成关节的骨骼、关节囊、附属韧带、肌的长度和肌张力、支配关节的神经、年龄、性别等。

运动范围分为主动活动范围、被动活动范围和抵抗活动范围 3 种。

一、主动活动范围

主动活动范围是指作用于关节的肌肉自主收缩使关节运动时所通过的运动弧。根据主动活动范围可以评价人体关节自发、主动运动的情况。关节的所有组织结构协调运作才能保证主动活动的正常进行。不同关节的主动活动是由不同肌肉的收缩和舒张来主导的。为了保护关节周围的肌和肌腱，神经系统限制了关节的自主活动范围，所以主动活动相比被动活动稍弱。

肘关节屈曲可达 135°，肘关节屈曲动作时，肱桡肌、肱肌、肱二头肌收缩，肱三头肌、肘肌舒张（图 3-3）。

肘关节在有些人群可有 5°～ 15°的过伸，此时收缩的肌肉是肱三头肌、肘肌，肱桡肌、肱肌、肱二头肌舒张（图3-4）。

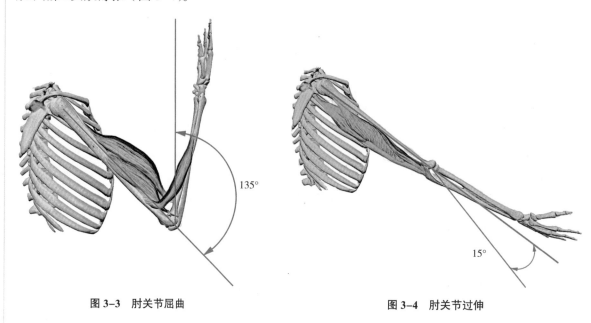

图3-3　肘关节屈曲　　　　　　　　　　图3-4　肘关节过伸

　　膝关节最大屈曲度约为140°，过伸5°～10°，当膝关节屈曲时，股二头肌、半膜肌、缝匠肌、股薄肌、腓肠肌、跟腱收缩；膝关节伸直时，股外侧肌、股直肌、股内侧肌收缩（图3-5）。

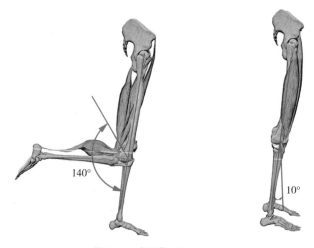

图3-5　膝关节屈曲、过伸

二、被动活动范围

　　被动活动范围是指由外力使关节运动时所通过的运动弧。受检者保持放松，检查者使受检者的关节在可能的范围内完成被动活动，关节被动运动达到最末端时所获得的手感或抵抗感，即为关节的运动终末感。关节的运动终末感的意义：在关节被动活动时，关节的运动终末感类型能反映运动中韧带、关节囊、肌及肌腱等被动或惰性稳定结构的当前生理或病理状况，同时也可评估执行运动的拮抗肌（如被动屈膝也可评估伸膝的情况）。

（一）生理的终末运动感

1. 骨性运动终末感　构成关节的两骨的接触是受到限制的，可以称为硬性运动终末感，如受检者伸肘关节终止时可见这种运动终末感。

2. 囊性运动终末感　此种运动终末感是由于关节囊的限制。如检查者被动旋转受检者的大腿，在运动结束时会遇到如同"皮革"样感觉。

3. 弹性（或肌性）运动终末感　这是由于肌和肌腱的伸展限制了关节运动。在肩关节外展时，背阔肌和大圆肌得到极限的伸展，此种终末感与"皮革"样感觉是不同的，此时产生的感觉更有弹性。

4. 接近运动终末感　这种生理运动终末感可出现在身体相邻部位相互接近时，如被动屈肘使前臂与上臂靠近，检查者会在肘关节感受到屈曲的限制感。

（二）病理的终末运动感

当关节受到损伤或发生疾病时，可能产生病理的运动终末感。病理的运动终末感分为肌痉挛（也称为肌卫）、弹性阻碍、松弛或空感、海绵样 4 种。肌痉挛是指在达到运动最大限度之前出现肢体的急速或摇摆运动，这是由于肌或关节的损伤破坏了神经系统对运动的限制，从而一定程度上表现出了加速运动的行为。弹性阻碍是终末运动前出现的橡胶样或弹性的中断，这种感觉通常由软骨撕裂造成，当膝关节半月板损伤时可出现这种情况。松弛或空感发生在本应由韧带或关节囊限制运动的位置，却产生了异常运动，韧带断裂或关节囊破损可出现此种终末感。最后，海绵状运动终末感表现为关节运动迟滞，如同行走在泥泞地带，表明关节内容物增多、关节肿胀。每个病理运动终末感均表明关节有损伤或疾病发生，应由医生作出评估。

三、抵抗活动范围

当操作者在受检者试图活动一个关节时，从关节活动的相反方向施加阻力，此时关节的运动范围即抵抗活动范围。抵抗活动范围用于评价关节周围收缩肌及其肌腱的功能和健康情况。肌腱、肌纤维及神经系统共同协作产生的力需同时对抗来自操作者的阻力及重力。抵抗范围的检查方法如下。

1. 受检者取舒适但不妨碍关节活动的体位及姿势。

2. 检查者站在能够观测受检者关节活动情况与面部表情的位置，以便于观察引起受检者疼痛时的运动范围，必要时借助镜子。

3. 检查者托住受试关节的近端部分，以便于降低消耗。

4. 检查者先示范运动的抵抗施加方向，指导受检者如何抵抗施加的外力。

5. 检查者施加抵抗力，让受检者尝试运动关节。受检者关节不产生运动，肌收缩将是等长的，受检者的关节固定在一个位置。受检者不需要克服施加的外力，只需要抵抗它。

6. 询问受检者在此运动过程中有无疼痛感或不适感。

7. 在检查完一侧的运动情况后，让受检者重复前一动作于对侧肢体，并比较两侧肢体的运动情况。

8. 记录检查的结果。

第四章
损伤修复的解剖基础

第一节　损伤的修复机理

组织修复的基本方式是由伤后增生的细胞和细胞间质再生增殖、充填、连接或替代损伤后的缺损组织。理想的修复是完全由原来性质的细胞修复缺损，使结构和功能复原。但由于人体各种组织细胞的再生增殖能力不同，创伤后修复情况差别较大。因此，多数组织损伤不能由原来性质的细胞修复，而是由其他性质细胞增生替代来完成。

一、再生

再生是生物体的器官或组织受外力作用发生创伤而部分丢失，在剩余部分的基础上又生长出与丢失部分在形态与功能上相同的结构的修复过程。再生可分为完全再生和不完全再生。完全再生是组织缺损完全由原来性质的细胞来修复，恢复原有的结构和功能，又称完全修复。不完全再生即有纤维组织参与的再生，又称为纤维性修复。不同细胞和组织的再生能力不尽相同。

（一）上皮组织的再生

鳞状上皮缺损时，由创缘或底部的基底层细胞分裂增生，向缺损中心迁移，先形成单层上皮，后增生分化为鳞状上皮。腺上皮的再生情况因损伤状态而异。腺体基底膜未破坏时，由残存细胞分裂补充，可完全恢复原来腺体结构；腺体构造（包括基底膜）完全破坏时则难以再生。

（二）纤维组织的再生

受损处的成纤维细胞在刺激作用下分裂、增生。

（三）软骨组织和骨组织的再生

软骨起始于软骨膜增生，骨组织再生能力强，可完全修复。

（四）血管的再生

毛细血管以出芽方式再生。大血管离断需手术吻合，吻合处内皮细胞分裂增生，恢复内膜结构。离断的肌层不易完全再生。

（五）肌肉组织的再生

肌组织再生能力很弱。横纹肌肌膜存在、肌纤维未完全断裂时，可恢复其结构。平滑肌有一定的分裂再生能力，主要是通过纤维瘢痕连接。心肌再生能力极弱，一般是瘢痕修复。

（六）神经组织的再生

脑及脊髓内的神经细胞破坏后不能再生。外周神经受损时，若与其相连的神经细胞存活，可完全再生；若断离两端相隔太远或两端之间有阻隔时，形成创伤性神经瘤。

二、纤维性修复

纤维性修复首先通过肉芽组织增生，溶解、吸收损伤局部的坏死组织及其他异物，并填补组织缺损，以后肉芽组织转化为胶原纤维为主的瘢痕组织，修复便告完成。

（一）肉芽组织

肉芽组织主要由成纤维细胞、新生的毛细血管和多少不等的炎性细胞组成，肉眼观察下表现为鲜红色、颗粒状、柔软湿润、形似鲜嫩的肉芽，故而得名。镜下可见大量由内皮细胞增生而形成的实性细胞索及扩张的血管，向创面垂直生长，并以小动脉为轴心，在周围形成襻状弯曲的毛细血管网。在毛细血管周围有许多新生的成纤维细胞，此时常有大量渗出液及炎性细胞。肉芽组织在组织损伤修复过程中有以下作用：①抗感染保护创面。②填补创口及其他组织缺损。③机化或包裹坏死、血栓、炎性渗出物及其他异物。随着时间的推移，肉芽组织按其生长的先后顺序逐渐成熟，此时成纤维细胞转变为纤维细胞，间质中液体逐渐吸收，炎性细胞消失，毛细血管闭合、退化、消失，留下很少的小动脉及小静脉，转化为老化阶段的瘢痕组织。

（二）瘢痕组织

瘢痕组织的形成是肉芽组织逐渐纤维化的过程。肉芽组织转变成主要由胶原纤维组成的血管稀少的瘢痕组织，肉眼观察下呈白色，质地坚韧。瘢痕的形成有对机体有利的方面：①把损伤的伤口或其他缺损填补并连接起来，使组织、器官保持形态的完整。②由于瘢痕组织含大量的胶原纤维，其抗拉力要比肉芽组织强得多，可以使组织器官保持其韧性。

瘢痕的形成也有对机体不利的方面：①瘢痕收缩。特别是发生在关节附近和重要器官的瘢痕，常常引起关节挛缩或活动受限。②形成瘢痕性粘连。发生在组织或器官之间的粘连，将不同程度地影响其功能。③瘢痕增生过度，形成肥大性瘢痕。这是由于成纤维细胞的持续增生而凋亡抑制，瘢痕中有过多的成纤维细胞造成的。

三、创伤愈合

（一）愈合的分类

1. 一期愈合 创伤组织缺损少，创面对合严密，组织修复以原来的细胞为主，仅含少量纤维组织，局部无感染、血肿或坏死组织，再生修复过程迅速，结构功能良好。多见于损伤程度轻、范围小、无感染的伤口或创面。一期愈合时间短，形成瘢痕少，愈合后的伤口仅留下一条线状瘢痕。

2. 二期愈合　创伤以纤维组织修复为主，多见于损伤范围大、组织缺损多、坏死组织多，且常伴有感染而未经合理的早期外科处理伤口，伤口的愈合在感染被控制、坏死组织被清除后才能开始。二期愈合的时间长，形成的瘢痕大，会不同程度地影响结构和功能恢复。因此，在治疗创伤时，应采取合理的措施，创造条件，争取达到一期愈合。

（二）影响愈合的因素

影响愈合的因素主要有局部和全身两个方面。

局部因素中伤口感染是最常见的原因。细菌感染可损害细胞和基质，导致局部炎症持久不易消退，甚至形成化脓性病灶等，均不利于组织修复及创伤愈合。损伤范围大、坏死组织多，有异物留存或有较大血肿时，伤缘无法直接对合，且被新生细胞和基质连接阻隔，必然影响修复。局部血液循环障碍使血流灌注不足、组织缺氧，或由于采取措施不当（如局部制动不足，包扎或缝合过紧等）造成组织继发性损伤，也不利于愈合。

全身因素主要有营养不良（蛋白质、维生素、铁、铜、锌等缺乏或代谢异常）、大量使用细胞增生抑制剂（如皮质激素等）、免疫功能低下及全身性严重并发症（如多器官功能不全）、有基础全身性疾病（如糖尿病）等。因此，在创伤处理时，应重视影响创伤愈合的因素，并积极采取相应的措施予以纠正。

第二节　骨的修复

一、骨折的自然愈合

凡行非手术治疗的骨折、外固定及开放或闭合复位未能达到牢固内固定的骨折，其愈合过程均为自然愈合，这也是骨折愈合最基本的方式。

骨折自然愈合又称骨折二期愈合，是一个连续的过程，大致可分为肉芽期、原始骨痂形成期、成熟骨板期、塑形期。

1. 肉芽期　骨折后，大量血液聚集在骨折端，骨内和髓腔血管断裂形成血肿，血小板聚集，炎症反应和凝血系统激活，血小板和炎症细胞同时释放生长因子，导致巨噬细胞化学趋化、血管长入和大量的间充质细胞增殖，形成一定的肉芽组织，在骨折端构建了一个高度血管化的纤维性的骨痂组织。这一过程在骨折后 2 ～ 3 周内完成。

2. 原始骨痂形成期　骨折区损伤组织刺激细胞增生，在骨折端形成一团在结构上和来源上都是复合性的组织，称为骨痂。从部位来说，骨痂可分骨内外膜骨痂、桥梁骨痂、连接骨痂和封闭骨痂。从参与骨痂细胞的主要来源说，可分为内骨痂和外骨痂。

包绕于骨折外围，来自骨外膜的膜内骨化及部分软骨内骨化的新生骨称为外骨痂；包绕于髓腔内层，来自骨内膜的膜内骨化及软骨内骨化的新生骨称为内骨痂。来自骨外膜的成骨细胞与骨折线两端外骨痂相连的骨痂称为桥梁骨痂。随着血肿机化，纤维组织经软骨骨化，使内外骨痂相连的称为连接骨痂。损伤后，肉芽组织逐渐转化为海绵软骨，海绵软骨再形成新骨，横过髓腔，称为封闭骨痂。软骨细胞经过增生、变性、矿化与成骨的过程，称为软骨内骨化，软骨细胞由最初的死亡、基质钙化，到逐渐被海绵软骨代替，亦形成新骨。

骨外膜对于骨折愈合具有重要作用，通过形成的桥梁骨痂，具有稳定骨折端的能力。骨外膜形成的外骨痂生长速度最快，其生成量取决于骨膜损伤的程度及完整性。骨内膜由于血供不如骨外膜丰富，生长较为缓慢。

当内外骨痂与桥梁骨痂及连接骨痂融合，意味着原始骨痂的形成，这一阶段需要 6 ～ 12 周完成。此时骨折端被幼稚的网质骨松散地连接在一起，当其强度足以抵抗肌肉收缩和重力时，断端活动逐渐减少，即达到所谓的"临床愈合"阶段。

3. 成熟骨板期　这一阶段骨小梁逐渐增加，排列渐趋规则，骨折端的坏死部分经过血管、成骨细胞和破骨细胞的侵入，完成清除死骨和爬行替代过程。由膜内成骨和软骨内骨化形成的骨痂，逐渐被板状骨代替。这一过程需 8 ～ 12 周完成。

4. 塑形期　随着肢体的负重和活动，在肢体应力作用下，骨痂得到不断的加强与改造，其中成骨细胞及破骨细胞具有决定性的作用。破骨细胞吸收骨质，造成的腔穴由成骨细胞产生的新生骨单位填充，应力大的部位有更多的新骨沉积，不足的部位通过膜内化骨得到补充，应力轴线以外的骨痂逐渐被清除吸收。最后使骨折愈合处塑造结实，髓腔再通，骨髓组织恢复，恢复以前的正常结构，甚至成角畸形也可部分或全部纠正，完成骨的塑性，这一过程通常需要几个月到几年。

二、骨折的手术后愈合

骨折的手术后愈合即骨折直接愈合，又称为骨折一期愈合，是一种特殊的骨折愈合方式。骨折端通过直接成骨和骨单位重建而达到骨性连接，即通过新生哈弗斯系统由骨折端直接进入另一骨折端而连接。骨折的手术后愈合需要具备几个条件：首先要求骨折端得到准确加压固定而获得稳定性，同时固定可承受足够的负荷，另外一个决定性的条件是骨折局部有良好的血液供应。

骨折的手术后愈合分为缝隙愈合和接触愈合两种形式。

1. 缝隙愈合　指在稳定的缝隙，成骨细胞分化后在骨折端沉积类骨质，新生骨单位可由一侧骨折端直接进入另一骨折端。缝隙愈合成功后，骨连接在数周内通过直接成骨完成。

2. 接触愈合　新生骨沿哈弗斯系统在长轴方向逐渐沉积，并激活哈弗斯塑形系统，在骨折端产生大量的成骨和破骨细胞，其中破骨细胞清除吸收死骨，成骨细胞在骨折间隙形成新生骨，这样无血供皮质骨及其他修复组织便由新生骨单位代替。

三、影响骨折愈合的因素

骨折愈合是一个复杂的生物学过程，受诸多因素影响。影响骨折愈合的因素主要有全身因素、局部因素和医源性因素三种。因此，要认识影响骨折愈合的因素，以便利用对愈合有利的因素，避免对愈合不利的因素。

（一）全身因素

1. 年龄　儿童生长活跃，骨折愈合较成人快。例如，同样是股骨干骨折，新生儿一般 3 ～ 4 周即坚固愈合，成人则需 3 个月左右。

2. 骨质疏松　骨质疏松是较常见的代谢性疾病，特征是全身性骨量减少，骨微结构破坏和骨强度降低，骨的质量减少，影响骨髓的质量，将直接影响成骨干细胞的数量，最终影响骨折的愈合。同时由于骨质疏松，骨折的固定质量下降，骨折端易出现异常活动，将间接影响骨折愈合。

3. 激素　激素对于骨折愈合有直接或间接的影响，既有促进作用，也有不利影响。生长激素不直接影响软骨或骨的形成，但通过促进肠道对钙的吸收，有利于骨质矿化，可间接刺激软骨与骨的形成，从而促进骨折愈合。甲状腺激素、甲状旁腺激素、降钙素、维生素 A、维生素 D、胰岛素及雌激素和雄激素等都有促进骨折愈合的作用。而皮质类固醇、维生素 D 缺乏、激素分泌异常等则是骨折愈合的不利因素。

4. 全身营养状态 全身营养状态不良，如糖尿病、钙磷代谢紊乱、恶性肿瘤等疾病时，无论如何对症治疗，都不利于骨折愈合。

5. 电流作用 电流作用促进骨折愈合的具体作用机制尚未明确。有人认为，电刺激造成局部组织氧消耗和氢增多，低氧张力能刺激有些细胞分化为骨母细胞和成骨细胞而成骨，其作用机制和临床疗效有待进一步深入研究。

6. 吸烟 吸烟可影响骨的正常代谢和局部血液循环，抑制骨形成，造成骨折断端吸收，并影响破骨细胞功能。

（二）局部因素

1. 骨折类型 螺旋形和斜形骨折，因骨折断面接触大，骨痂形成多，骨折愈合快。横形骨折折断面接触小，骨痂形成少，骨折愈合慢。

2. 断端的血液供应 血运是供应、维护生命器官的活力组织修复的关键。骨折愈合过程中的组织再生，需要足够的血液供给，若骨折段血液供给减少，则骨折愈合速度变慢，骨折段血液供给受到严重障碍或完全丧失，则骨折愈合可延迟连接，甚至骨缺血性坏死。在骨折愈合中，血运、复位、固定是最主要的因素，绝对不能忽视。骨折部位的血供和骨膜状态直接关系到骨折愈合的进程。血供在骨发生过程中起两方面的重要作用：营养供应和促进成骨分化的作用。骨折后被破坏血管的重建需要几周时间，而骨痂形成先于新血管长入，因此早期骨痂的营养取决于残存血管的延伸。参与骨折修复的细胞来源于骨膜等处，骨折治疗时骨膜的广泛剥离会延缓骨折愈合的进程。

3. 损伤的程度 直接暴力造成的骨折，软组织损伤严重，肌肉、血管、神经、骨膜均可能有不同程度的损伤，骨折愈合的速度就慢。而间接暴力所致的闭合性骨折，软组织损伤较轻，骨折愈合就较快。放射性复合伤所致的骨折愈合就慢或不愈合。多发性骨折或一骨有数段骨折，血运供给不足，骨痂形成慢，骨折愈合速度也较慢。骨折断端之间，如有肌肉、肌腱、筋膜等软组织嵌入，妨碍骨折断面的接触，可阻碍骨痂汇合。嵌入软组织少，影响骨连接的程度轻，若嵌入软组织量较多，是引起骨延迟连接或骨不连接的主要因素之一。开放性骨折，如有大块和整块的骨组织缺损，使骨断端之间形成巨大的血肿，常是造成骨延迟连接或骨不连接的主要因素。骨膜的完整性对骨折愈合有较大影响，因为新骨的形成来源于骨外膜和骨内膜。骨外膜在骨折愈合中具有非常重要的作用。所以，骨膜完整的骨折较骨膜破裂的骨折愈合得快，治疗时必须考虑骨膜的完整性。

4. 感染 骨折本身可发生不同程度的断端骨坏死。感染所致的组织破坏和长期充血可造成骨折端和软组织坏死及骨吸收，骨折愈合的正常程序被干扰和延长，严重时可使骨折愈合停止。感染可引起骨髓炎，并可能形成死骨和窦道。若感染得到控制，骨折仍可以实现愈合。

5. 药物 非甾体抗炎药、抗肿瘤药物、抗凝药、四环素类药物等在既往的动物实验及临床研究中都已发现对于骨折愈合具有不同程度的影响。

6. 氧张力 实验已证明，骨折愈合过程中，在局部相对缺氧和机械刺激情况下，有利于软骨形成，骨生成所需的氧张力较低。在局部氧浓度过高时，成骨过程将被抑制，对骨折愈合不利。

7. 神经供应 截瘫、小儿麻痹和神经损伤的患者肢体骨折，愈合速度较慢。

（三）医源性因素

医源性因素也是导致骨不连的重要原因，可以概括为反复多次的手法复位，损伤局部软组织和骨外膜，手术操作不当，过多剥离骨膜，破坏了软组织及骨的血供。清创过程中清除过多游离骨片导致骨缺损，骨折端固定不确实，使骨折端过度活动，干扰骨痂生长，影响骨折愈合。过度牵引，造成骨折段分离移位，甚至可以使血管变细、痉挛，造成骨折端血供障碍，肉芽组织长入，造成骨不连。另外，指导患者做过早或不适当的功能锻炼，影响骨折内固定效果，可造成骨折不愈合。

采用不合理的外固定器材和方法进行不恰当的固定，外固定范围不够，如小腿中段骨折，长腿石膏仅超过膝关节而忽略踝关节，外固定时间过短等，不能维持骨折端良好的接触，而且不能消除不利于骨折愈合的应力，如肌肉收缩力、肢体重力，肢体活动时产生的剪力及旋转应力，使骨折端产生活动，影响骨折修复过程，而造成骨不连。

第三节　软骨的修复

一、关节软骨及其损伤

关节软骨是人体关节承重的接触面，覆盖在构成活动关节的两相对骨面。绝大多数的关节软骨为透明软骨，少部分为纤维软骨。其主要生理功能为：均匀传递负荷，减少接触应力，缓冲震荡，为关节活动提供光滑界面。

关节软骨是组成活动关节关节面的有弹性的骨，能够在 80 年或更长的时间内提供上述生物力重组织，可减轻反复滑动中关节面的摩擦，具有生物力学功能。关节软骨自人体出生、潮线形成，软骨内骨化停止，血管不再穿入关节软骨，潮线下的软骨钙化，形成软骨下骨板，这是成年后关节软骨损伤后修复缓慢的重要原因之一。关节软骨具有一定的耐磨损的特征，并且还吸收机械性震荡，传导负重至关节下骨。

（一）软骨损伤的程度

1. 软骨浅层损伤　可能只发生关节软骨面的小区、表浅损伤。损伤早期肉眼无法看见，只能在电镜下看见一些绒毛，之后是粗糙，纵行裂隙加深，最后形成软骨表层的损伤，即形成绒毛样改变。

2. 软骨的钝性损伤　软骨受到单次或多次中度和重度冲击，多次的低阈值的反复损伤可以造成软骨的损坏，软骨细胞死亡，基质裂开，软骨下骨发生增厚。由于潮线增多造成软骨受力的改变，软骨下骨发生硬化，软骨变薄，在软骨应力及应变方面的改变，从而导致骨关节炎。

3. 较重的损伤　发生关节面软骨骨折、碎裂、脱落，后期可出现关节内游离体或脱落的软骨碎片，引起关节交锁。

（二）关节软骨损伤的病理变化

软骨遭受创伤后，细胞肿胀、崩解、坏死、碎裂、脱落，软骨组织间出现裂隙，或称为软骨微小骨折；软骨细胞损伤后，分泌蛋白质溶解酶及胶原酶，使软骨基质遭受破坏，蛋白聚糖降解或丧失，胶原纤维暴露，逐渐出现老化，导致软骨进一步损害；严重软骨面损伤可致软骨下骨暴露，甚至软骨下骨骨折、出血，形成新骨，使骨的硬度增加，呈象牙样改变，使软骨的弹性下降，正常软骨的吸收震荡、缓冲应力的生物学功能降低；软骨微细骨折间隙被肉芽组织充填，逐渐形成纤维软骨，部分软骨钙化，形成骨赘，骨赘碎裂成片，成为游离体。

二、自身修复

在大多数滑膜关节，关节软骨再生起始于软骨膜的增生，这些增生的幼稚细胞形似成纤维细胞，以后逐渐变为软骨母细胞，并形成软骨基质，细胞被埋在软骨陷窝内变为静止的软骨细胞。软骨的修复表现为瘢痕形成与软骨肥厚，损伤部位附近的软骨细胞可增生成群。幼稚的软骨细胞可产生大量糖蛋白，但新生的胶原不足以修复成熟软骨裂伤所形成的缺损。

根据关节软骨损伤或缺损的程度，其修复过程有两种形式：①软骨层部分缺损，其修复过程极为缓慢，不能达到软骨面平整的结果；②软骨全层缺损，其修复主要靠深层松质骨，即由纤维结缔组织变为纤维软骨，有的最终也可变为透明软骨。软骨组织缺损较大时，由纤维组织参与修补。

在骨关节炎、类风湿关节炎或其他关节病时，修复往往慢于破坏。关节炎晚期、关节内骨折和软骨下骨被刮除或钻孔后，关节软骨可被来自松质骨或滑膜血管翳的纤维软骨所代替。

随年龄增长，关节软骨出现较明显凹陷、混浊并有小的糜烂，软骨厚度有所减少。形态学上，脂质空泡与微丝纤维有所增加，而糖蛋白与胶原之合成率则保持不变。随年龄增长，细胞外脂质浓度有所增加，胶原的交叉链也可能有轻微变化。

三、移植修复

骨软骨移植目前临床上有以下 3 种。

1. 自体软骨移植　从供区取多个圆柱形骨软骨移植单位，并以马赛克的形式移植于病损区，其间缝隙通过纤维软骨的形式进行修复，是目前较大距骨软骨损伤修复的常用方法之一。

2. 同种异体骨软骨移植　因其可提供任何部位的距骨骨软骨块，并可以任意修整，使其与受区关节面高度匹配，减少关节面不平整所致预后的不良影响。其适用于较大面积或形态极不规则的软骨缺损，缺损面积 > 4cm^2 时，异体骨软骨移植优于自体。

3. 异体骨软骨移植　是利用富含正常的关节软骨细胞和外基质的新鲜软骨剪切成软骨颗粒状碎块，并通过纤维素胶黏附覆盖在软骨缺损区，以达到软骨覆盖修复大面积软骨缺损创面的目的。临床上多选用新鲜的 2 ～ 13 岁少年的软骨进行移植，该方法目前未能广泛应用于临床，其远期疗效尚需进一步证实。

四、影响软骨修复的因素

（一）年龄

通常认为老年人创伤愈合较慢。用不同年龄组的大鼠和豚鼠做实验，证明老年组创伤愈合时，新生组织形成的瘢痕较脆弱而量少；取老年人真皮做培养，其成纤维细胞形成胶原纤维较慢。但老年人常有动脉硬化，使各处组织血流供应不足，而且老年人代谢可能减弱，免疫力较低，这些因素都可能影响组织的再生修复能力。

（二）缺乏血供

关节软骨内是没有神经、血管和淋巴管分布的，其营养大多来自滑膜分泌的滑液。当关节软骨损伤时，纤维蛋白凝块无法形成，炎性细胞和未分化细胞均无法从血管迁移到组织损伤部位，从而影响了受损细胞和血小板释放介质，延缓或阻碍了细胞迁移、增殖和新的细胞基质合成。

（三）缺乏未分化细胞

除缺乏血供外，软骨缺乏能迁移、增殖并参与修复反应的未分化细胞。关节软骨仅有的细胞类型是高度分化的软骨细胞，其增殖和迁移的能力有限，这是因为它们存在于致密的胶原蛋白多糖基质之中。在软骨生长过程中，软骨细胞迅速增殖并沉积于基质。正常关节软骨的基质主要由Ⅱ型胶原（10%～20%）、聚合蛋白多糖（5%～10%）和水（70%～85%）组成。随着年龄的增长，细胞分裂速度下降，正常成熟的关节软骨很少有软骨细胞显示出有丝分裂活动的征象。在关节软骨损伤后或骨关节炎中，有一些软骨细胞增生，但是很有限，也没有证据显示这些细胞能穿过致密的蛋白多糖基质到达损伤或退变组织部位。

软骨中的软骨细胞增加基质合成的能力也很有限。对于正常成熟软骨，软骨细胞合成的基质大分子足够来维持基质，但在创伤和骨关节炎时，其基质合成速度增加，软骨细胞不能合成足够的蛋白多糖或胶原来修复重要的组织缺损。而且，其合成的基质大分子会随着年龄的增长而改变。例如，软骨可聚蛋白聚糖和蛋白多糖集聚体的大小会随着胎儿年龄的增长而减少。随着骨骼的成熟和年龄的增长，软骨蛋白多糖的大小将进一步减小，这些分子的大小将具有很大的易变性。这些和年龄相关的基质蛋白多糖的变化，可能对软骨产生不利影响。软骨主要由Ⅱ型纤维胶原和分子大而结构精巧的软骨蛋白多糖及软骨特异性的非胶原性蛋白组成。多数损伤修复时，细胞不能产生足量的软骨大分子，以建立一个连续而坚强的细胞外基质，它们不能够使细胞组成像正常关节软骨一样的形成分层和各向异性的结构。因为关节软骨的独特性质，浅表撕裂、钝性创伤、软骨下骨及关节软骨的创伤破坏，其修复反应是迥然不同的。

第四节　韧带与肌腱的修复

一、韧带与肌腱的修复

对于韧带与肌腱损伤，临床常采用手术干预和物理疗法。同时，组织工程策略是韧带与肌腱愈合和再生的最前沿。目前正在深入研究使用细胞、生物活性分子和支架的组合来修复受伤的韧带与肌腱。肌腱与韧带损伤修复分为3个阶段：炎症期、增殖期和重塑期。

（一）炎症期

第一阶段称为炎症期，肌腱血管破裂后，立即形成的血凝块会激活趋化因子的释放，包括嗜中性粒细胞、单核细胞和淋巴细胞在内的炎性细胞，从周围组织迁移到伤口部位，在此处通过吞噬作用消化坏死的碎片。

（二）增殖期

第二阶段称为增殖期，大约在受伤发生后2天开始。大量的成纤维细胞、固有肌腱细胞募集到受伤部位并增殖。在愈合的早期阶段，肌腱细胞合成的基质由数量增加的Ⅲ型胶原组成。同时，中性粒细胞水平下降，而巨噬细胞继续释放指导细胞募集和活动的生长因子。

（三）重塑期

第三阶段称为重塑期，在受伤后 1～2 个月开始。Ⅲ型胶原蛋白和糖胺聚糖含量降低，合成比例更高的Ⅰ型胶原蛋白。肌腱细胞和胶原纤维沿应力方向排列。10 周后纤维组织逐渐变为瘢痕状肌腱组织，这一过程持续数年。

二、影响韧带与肌腱修复的因素

（一）理化因素

理化因素包括韧带与肌腱及周围组织的无创修补、修补技术的提高及术后早期功能锻炼，可以促进修复愈合。尽量减少组织的损伤，尤其是肌腱及腱鞘的损伤，以最大限度地减少炎症反应和肉芽组织的形成。因此，肌腱及腱周组织的无创修补、修补技术的提高及术后功能锻炼都成为防止术后肌腱粘连的重要环节。随着显微外科技术的不断进步和提高，肌腱的无创修补也得到大大改善，尤其是外科缝补技术的改进，既大大减轻了对肌腱的损伤，又加强了术后肌腱的牢固性，更有利于术后加强功能锻炼。此外，腱旁缝合也证明能关闭损伤修复部位，并且增加缝合强度和抗间隙能力。术后应早期做功能锻炼，包括主动运动和被动运动，尤其是强调早期主动运动，对促进愈合有重要作用。

（二）生长因子

生长因子是在炎症反应时由巨噬细胞、多形核细胞、嗜中性粒细胞及其他细胞释放的细胞因子，刺激血管的生成和成纤维细胞的增生。

（三）细胞外基质成分

细胞外基质是凝胶状物质，主要由成纤维细胞及其他结缔组织产生，其成分主要有蛋白多糖、胶原、纤维粘连蛋白和弹性蛋白。蛋白多糖是一种和葡萄糖胺聚糖共价结合的蛋白聚糖，肌腱内存在的主要是硫酸软骨素 B 和 C。胶原是细胞外基质的又一重要结构成分。正常肌腱内主要是Ⅰ型胶原，肌腱损伤后出现Ⅲ型胶原，胶原水平会明显增加，是导致粘连形成的主要因素。纤维粘连蛋白是一种高分子糖蛋白，能促进血小板扩散、吞噬作用和细胞附着；促进细胞运动和趋化作用；促使蛋白多糖和胶原与细胞的连接。细胞外基质维持各种组织细胞的形态并利于氧气和营养的扩散，对肌腱愈合粘连的形成有重要影响。

（四）其他因子及物质

还有许多因素影响肌腱的愈合，如透明质酸、一氧化氮、生长和分化因子 5、6、7（骨形态形成蛋白超家族成员）及血管内皮生长因子。

三、肌腱的粘连

肌腱粘连是肌腱损伤后常见的并发症。肌腱的营养除了由腱周组织、腱纽及腱束血管提供以外，滑液扩散是鞘内肌腱的重要营养途径，而且肌腱组织本身具有内在愈合能力。肌腱损伤后，由于腱鞘的完整性破坏，滑液系统的平衡被打破。血供减少，损伤的修复主要靠腱周结缔组织长入而愈合，而肌腱组织本身的生长修复受到限制，导致大量瘢痕组织形成，因此容易形成粘连。如何使肌腱在损伤或修复后少发生或不发生粘连，尽快恢复其滑动功能，同时又不影响肌腱本身的愈合，是外科学界普遍关注的问题。肌腱愈合有内源性和外源性两种途径，而周围组织的粘连和肌腱瘢痕的形成与外源性愈合又有不可分割的关系。因此，如果能促进内源性愈合，尽量避免外源性愈合，就可以较好地解决这个问题。国内外专家在尝试用理疗、化疗、机械隔离、修复腱鞘、早期康复锻炼、中医药综合疗法等方法来影响肌腱愈合的内源性和外源性机制，达到减轻粘连的目的。

第五节　周围神经的修复

一、周围神经损伤的分类

周围神经损伤临床非常多见，属于常见创伤或其并发症。临床上周围神经损伤的分类有两种方法。

（一）Seddon 分类

1. 神经震荡　神经暂时失去传导功能，而神经的轴突、髓鞘及支持性结构保持完整，这种损伤通常在数日之内可以完全康复。

2. 轴索中断　损伤的远侧段发生瓦勒变性，而周围支持结构保持完整，神经再支配以 1mm/d 的速度自行恢复。

3. 神经断裂　神经完全断裂，损伤的远侧段发生瓦勒变性，神经束（干）完全断裂，需手术修复。

（二）Sunderland 分类

1. Ⅰ度　病理特点是神经传导中断，损伤远端不发生瓦勒变性，相当于 Seddon 分类中的神经震荡。这种损伤通常在 3～4 周内自行恢复，预后良好。

2. Ⅱ度　病理特点是神经轴突中断，损伤远端发生瓦勒变性。这种损伤其周围的支持结构保持完好，神经以 1mm/d 的速度向远端再生，功能可自行恢复，预后较为良好。

3. Ⅲ度　病理特点是轴突与神经内膜中断，但神经束膜连续性存在。这种损伤有自行恢复的可能，但由于内膜瘢痕化，恢复常不完全，预后尚可。

4. Ⅳ度　病理特点是束膜严重损伤或中断，外膜也在一定程度上受损，但神经干本身的连续性存在。由于神经束广泛损伤，很少能自行恢复，常需手术切除瘢痕后修复，预后一般。

5. Ⅴ度　病理特点是神经干连续性丧失，没有自行恢复的可能。需要手术切除断端的纤维瘤，修复神经，预后较差。

二、周围神经损伤的修复机制

周围神经损伤本质属于细胞损伤，神经束断裂后所有组成该神经束的神经纤维的神经元均发生细胞损伤，同时导致神经轴突的连续性中断，神经的传导和支配作用丧失，也就是自神经元胞体方向传来的指令性神经冲动不能传导至末梢靶细胞，所有经由顺行轴浆运输系统运输神经介质和营养靶细胞物质亦不能继续运输至神经末梢，断裂的胞体、轴突、效应器之间的信息联系通道被阻断，导致神经丧失对靶器官、靶细胞的支配功能和一切其他作用。末梢靶器官、靶细胞丧失神经支配后，逐渐产生结构上和功能上的失神经改变，例如肌肉萎缩和纤维化，感觉小体变性消失，运动终板变性、坏死等。同时，发自靶器官、靶细胞的向心性神经冲动不能到达胞体，经逆行轴浆运输系统运输的、产自靶器官靶细胞、对神经元胞体有重要神经营养价值的因子，也不能转运到达神经元胞体。这些都对神经元的生存与功能的维持有直接影响，因此，周围神经损伤后将导致整个神经元的损伤反应。

尽管目前已能够较好明确周围神经损伤的修复过程，但神经功能恢复仍达不到理想要求。早期观点认为，周围神经损伤多局限于神经元的轴突部分，周围神经损伤后的功能恢复有赖于其轴突成功再生，因此，周围神经损伤修复的机制研究主要集中在神经元轴突部分的修复领域。随着科学技术的发展与临床科研的进步，对于周围神经损伤的认识扩展到神经元胞体修复领域。传统观点认为，周围神经损伤后如何保持神经元胞体结构和功能的正常，对日后神经轴突的再生及最大程度修复周围神经功能具有重要意义。理论上讲，周围神经受损或离断后，只要神经元胞体存活，就会发生再生反应，但周围神经再生不等同于其支配的靶器官组织的结构功能恢复。目前关于周围神经损伤修复过程可概括为如下几点。

1. 周围神经损伤但神经元胞体存活，导致神经元胞体经历逆行性反应后恢复功能，启动近端轴突尖部的再生、出芽过程。

2. 胞体近端轴突的出芽与延伸，以及近端再生轴突在合适微环境和必要条件下，长入相应远端施万细胞基膜管中，并且一直延长至神经末梢，最终重新与相应末梢靶器官恢复建立突触联系，重建正常结构特征和生理特征而最终成熟。

3. 神经重新支配的末梢靶器官逐步恢复因轴突断裂失神经支配而发生的结构变化。

三、影响周围神经损伤修复的因素

近几十年来，人们已从改进神经修复的纤维外科技术，转向探索神经再生过程中的细胞、分子和基因改变。人们通过研究发现，成功的神经再生的速度平均为 1mm/d，成功的周围神经损伤修复应包括以下几点要素：①损伤神经元胞体的存活和功能正常。②损伤神经近段轴突芽生与延伸。③再生轴突与效应器重新建立突触联系。④神经再支配的靶器官的复原。⑤轴浆运输恢复。

研究发现，周围神经再生速度受到很多因素的影响，如包裹周围组织的营养状态、血液供应情况及年龄等。总体而言，影响因素主要分为外源性因素与内源性因素两类。

（一）外源性因素

近年来，人们发现多种物质能促进周围神经再生，如电刺激，高压氧、免疫抑制剂、碱性成纤维细胞生长因子、神经节苷脂、胰岛素样生长因子、板层结合素等。

（二）内源性因素

1. 神经营养因子　神经营养因子是维持神经元生存，促进轴索再生的重要因素，与周围神经再生关系密切。目前公认的神经营养因子为 NGF 家族成员的神经生长因子、脑源性神经生长因子（BDNF）、神经生长因子 –3、神经生长因子 –4/5 和睫状神经生长因子（NTF），其作用主要集中在它们对感觉、交感及某些中枢胆碱能神经元的营养支持作用上。

2. 施万细胞及外基质　现已公认施万细胞是促进轴突再生的重要因子。施万细胞不仅可以合成和分泌 NGF，还有合成、释放和组构细胞外基质，特别是基板的能力，从而引导神经再生。

第六节　皮肤创面的修复

创面是各种原因引起的局部组织缺损。2 周以上创面未愈合者，为慢性创面；1 个月以上创面未愈合者，为慢性难愈性创面溃疡。常见慢性创面溃疡包括血管性溃疡（动脉闭塞硬化性溃疡、静脉曲张性溃疡）、外伤性溃疡、感染性溃疡、化学性溃疡、放射性溃疡、压迫性溃疡、神经营养不良性溃疡、糖尿病性溃疡、烧伤后瘢痕上溃疡等。创面愈合是指机体遭受外力作用，皮肤等组织出现离断或缺损后的愈合过程。创面的正常愈合是创面组织功能和完整性恢复的一个动态过程。皮肤具有很强的自我修复能力，其过程决定于早期的炎性反应，伤口收缩，肉芽组织增生和瘢痕形成，以及表皮及其他组织再生等连续的愈合过程。导致慢性创面溃疡及愈合延迟的主要因素包括局部因素和全身因素。

一、愈合分类

创面愈合的类型主要取决于损伤的程度和创面局部有无感染等。基于临床的需要，根据创面的不同特点，创面愈合分为 3 类：一期愈合、延迟一期愈合和二期愈合。

1. 一期愈合　一期愈合为最简单的创面愈合方式，见于组织缺损少、创缘整齐、无感染和异物，且组织层能严密对合的创面，如手术切口等。这类创面愈合的特点：愈合过程中肉芽组织形成较少，完全愈合后仅留下一条线状瘢痕，而且不会导致明显的功能障碍。

2. 延迟一期愈合　创面有污染、感染，或者有异物，需要彻底清创，由于创面组织丢失量不多，经过 3 ~ 5 天的局部处理，该创面仍然可以一期愈合。延迟一期愈合的特点与一期愈合相似，只是时间延长了 3 ~ 5 天。

3. 二期愈合　由于创面过大，或伴有感染，坏死组织较多，新生的基底细胞不能迅速覆盖创面，需要由肉芽组织填补。这种愈合类型的特点如下：①表皮再生的时间延迟。原因是创面局部感染或者坏死组织的阻碍，只有当感染被控制及坏死组织被彻底清除，表皮细胞才能开始分裂增殖，启动创面的愈合过程。②肉芽组织形成多，创面愈合后遗留的瘢痕较大，有时还会伴有正常功能的丧失。③愈合时间长，而且过程反复。

二、皮肤创面修复机制

1. 急性炎症期　伤口早期有不同程度的组织坏死和血管断裂出血，数小时内便出现炎性反应，表现为充血、浆液渗出及白细胞游出，引起局部红肿。早期白细胞浸润以嗜中性粒细胞为主，3 天后转为巨噬细胞为主。伤口中的血液和渗出液中的纤维蛋白原很快凝固形成凝块，有的凝块表面干燥形成痂皮，凝块及痂皮起着保护伤口的作用。

2. 细胞增生期　伤口收缩 2 ~ 3 天后，边缘的整层皮肤及皮下组织向中心移动，伤口迅速缩小，直到第 14 天左右停止。伤口收缩的意义在于缩小创面，具体情况下，伤口缩小的程度因伤口部位、伤口大小及形状而不同。伤口收缩是由伤口边缘新生的肌纤维母细胞的牵拉作用引起的，而与胶原无关，因为伤口收缩的时间正好是肌纤维母细胞增生的时间。

3. 瘢痕形成期　肉芽组织增生和瘢痕形成约从第 3 天开始，从伤口底部及边缘长出肉芽组织填平伤口。毛细血管以每日延长 0.1 ~ 0.6mm 的速度增长，其方向大都垂直于创面，并呈襻状弯曲。肉芽组织中没有神经，故无感觉。第 5 ~ 6 天起，成纤维细胞产生胶原纤维，其后一周胶原纤维形成甚为活跃，以后逐渐缓慢下来。随着胶原纤维越来越多，出现瘢痕形成过程，约在伤后1个月瘢痕完全形成。可能由于局部张力的作用，瘢痕中的胶原纤维最终与皮肤表面平行。

4. 表皮及其他组织再生　创伤发生24小时内，伤口边缘的基底细胞即开始增生，并在凝块下面向伤口中心迁移，形成单层上皮，覆盖于肉芽组织的表面。当这些细胞彼此相遇时，则停止迁移，并增生、分化成为鳞状上皮。健康的肉芽组织对表皮再生十分重要，因为它可提供上皮再生所需的营养及生长因子。如果肉芽组织长时间不能将伤口填平并形成瘢痕，则上皮再生将延缓；在另一种情况下，由于异物及感染等刺激而过度生长的肉芽组织，高出于皮肤表面，也会阻止表皮再生，因此临床常需将其切除。若伤口过大（一般认为直径超过20cm时），则再生表皮很难将伤口完全覆盖。

三、影响皮肤创面修复的因素

1. 全身性因素　包括营养不良、免疫力低下、创伤程度、年龄等，可影响组织细胞的生长、组织的修复，进而影响创伤伤口的愈合。

（1）营养不良　严重的蛋白质缺乏，尤其是含硫氨基酸缺乏时，肉芽组织及胶原形成不良，伤口愈合延缓。维生素中以维生素C对愈合最重要，具有催化羟化酶的作用，形成前胶原分子。微量元素中锌对创伤愈合有重要作用，手术后伤口愈合迟缓的患者，皮肤中锌的含量大多比愈合良好的患者低。有文献证实，手术、外伤及烧伤患者的尿中，锌的排出量增加，补给锌能促进愈合。

（2）免疫力低下　慢性疾病如糖尿病及风湿性关节炎等所导致的免疫力低下，可使中性粒细胞、单核－巨噬细胞、淋巴细胞的功能降低，影响组织修复，从而造成伤口延迟愈合。

（3）损伤严重　患者受到严重的创伤后，导致局部的解剖层次不清，难以缝合；或术后切口处皮肤松弛，皮缘之间的距离相对较远；或受伤部位的血管发生断裂，使组织的修复难度有所增加，从而造成伤口延迟愈合。

（4）年龄　年龄较大的患者，由于器官功能减退，新陈代谢缓慢，导致细胞生长更替的能力也下降，从而造成伤口延迟愈合。

2. 局部因素　包括感染、异物存留或失活组织过多、血液循环障碍、神经支配等。减少这些因素，最大限度地保留原组织及其血供，有利于创面的愈合和修复。

（1）感染　感染是破坏组织修复和影响伤口延迟愈合最常见的因素之一。许多化脓菌产生一些毒素和酶，能引起组织坏死，基质或胶原纤维溶解。这不仅加重局部组织损伤，也妨碍愈合。伤口感染时，渗出物很多，可增加局部伤口的张力，常使正在愈合的伤口或已缝合的伤口裂开，或者导致感染扩散，加重损伤。因此，对于感染的伤口不能缝合，应及早引流，只有感染被控制后，修复才能进行。此外，坏死组织及其他异物也妨碍愈合并有利于感染。

（2）异物存留或失活组织过多　患者的伤口未被清理干净，或医生在手术时将纱布、线头等遗留在患者的体内，导致伤处组织裂隙被此类物质充填，阻断新生的细胞和基质连接，成为组织修复的不利因素，从而引起伤口延迟愈合。

（3）血液循环障碍　局部血液循环一方面保证组织再生所需的氧和营养，另一方面对坏死物质的吸收及控制局部感染也起重要作用。因此，局部血流供应良好时，则再生修复好。相反，如下肢血管有动脉粥样硬化或静脉曲张等病变，使局部血液循环不良时，该处伤口愈合迟缓。

（4）神经支配　完整的神经支配对组织再生有一定的促进作用。如麻风引起的溃疡不易愈合，是因为神经受累的缘故。自主神经的损伤，使局部血液供应发生变化，对再生的影响更为明显。

四、皮肤创面评估

局部创面评估的内容包括创面的类型、部位、大小、深浅、渗出液、周围皮肤情况等。

1. 判别创面的类型及其所处的愈合阶段 创面愈合的类型可分为一期愈合、延迟一期愈合和二期愈合。

2. 创面的解剖部位 评估伤口是在固定部位，还是在伸展部位、皮肤皱褶处、骨隆突处、关节部位。

3. 创面的大小及深度 伤口的长、宽、深和潜行。

（1）二维面积评估 用尺子测量伤口长和宽。

（2）三维面积评估 用探针测量潜行的深度和长、宽，方向用时钟法描述。

（3）体积测量 用无菌生理盐水注满伤口腔隙，用注射器吸出测体积。

4. 渗出液 量、颜色及气味。

（1）量 ①无渗出：24 小时更换的纱布不潮湿、是干燥的。②少量渗出：24 小时渗出量少于 5mL，每天更换纱布不超过 1 块。③中等量渗出：24 小时渗出量在 5 ～ 10mL，每天至少需要 1 块纱布，但不超 3 块。④大量渗出：24 小时渗出量超过 10mL，每天需要 3 块或更多的纱布。

（2）颜色 ①澄清：通常被认为是正常，注意葡萄球菌感染或来自泌尿道或淋巴道。②浑浊、黏稠：提示炎症反应或感染，渗液含有白细胞和细菌。③粉红色或红色：提示毛细血管损伤。④绿色：提示细菌感染，如绿脓杆菌。⑤黄色或褐色：伤口出现腐肉或由泌尿道 / 肠瘘的渗出物。⑥灰色或蓝色：与应用银离子敷料有关。

（3）气味 包括无味、臭味。腐烂气味提示伤口有细菌生长，或感染伤口有坏死组织、粪便污染，如肠瘘管。

5. 创面外观（基底） 伤口上适当的湿度会促使上皮细胞增生速度加速 50%，适当的伤口渗液含有刺激血管和细胞增生的生长因子，以及蛋白溶解酶，促进自体清创。

6. 创面周围皮肤情况 肉芽过度增生也会影响上皮化。需要去除诱发因素（最常见的是菌群失衡或创伤），变钝或破坏的创缘可能提示菌群失衡。

7. 疼痛 区分急性疼痛、神经性疼痛、混合性疼痛

8. 创面有无感染 伤口局部感染，会导致持续性炎症期，阻碍胶原蛋白合成，无法进行上皮增生。

第五章

骨与关节的功能解剖

第一节 概 述

功能解剖学是人体解剖学的一个分支。随着经济的发展和人们对健康要求的不断提高，人体解剖学及局部解剖学已不能满足临床需求，尤其是在康复医学和保健领域。功能解剖学是在人体解剖学基础上研究体育运动和日常生活行为对人体形态结构产生的影响和发展规律。对于从事推拿按摩、健身运动、护理保健和康复治疗的初入行者和医学生来说，必须理解和掌握治疗时所涉及的人体复杂结构及其功能。结构是功能的基础，功能是结构的表现。对康复、保健等专业人员来说，功能解剖学是重要的必修课程之一。

功能解剖学主要介绍人体器官结构和功能、人体结构配布规律（包括表面标志的摸认、结构器官投影的度量、层次结构的特点、各部肌的力学分析、脏器毗邻的观察、血管神经的配布等）及其在康复医学中的作用。

功能解剖学应首先掌握由深层及浅层的解剖结构，理解骨、韧带、关节囊等静态结构与动态肌的功能关系，把功能相关的肌组成的肌群放在一起描述，有助于了解人体的解剖学结构是如何协作并产生运动的，提高对运动组织的触诊技能。

按叙述方式和研究方法的不同，功能解剖学分为将人体器官按若干功能系统研究的基础解剖学和按局部研究人体各部结构形态与相互关系的应用解剖学。

脊椎动物各种动作的完成主要是肌肉收缩作用于骨骼的结果。运动是以骨为杠杆，关节为枢纽，肌肉的收缩作为动力而完成的，所以运动系统包括骨、关节及肌肉三个部分。骨关节和肌肉还构成了人体的支架和基本形状，它们占人体重量的大部分，在成年人约为全部重量的72.45%（肌肉约占全身重量的2/5，骨占1/7～1/5）。神经和血管的周围部分行于肌与肌之间，且与骨骼的安排有一定关系。

人的运动主要是四肢，因而四肢肌肉也就特别发达，其重量约占全部肌肉量的80%。下肢负担大于上肢，因而下肢肌肉也比较粗大。四肢骨多为长骨，故关节非常灵活，肌肉分化也较复杂，且多为作用力强大的长肌。

人体在长期坚持体育锻炼时，由于新陈代谢加强，骨的血液供给改善，骨的形态结构和性能都发生良好变化。经常参加体育锻炼，肌肉对骨骼的牵拉和重力作用不仅可使骨骼在形态方面产生变化，而且使骨骼的机械性能也得到相应的提高。骨骼在形态方面明显的变化，是骨表面肌肉附着的突起更加明显，骨外层的密质增厚，骨变粗，而且骨中的松质在配布上也更适应于肌肉拉力和压力的作用。这些变化可提高骨骼抵抗折断、弯曲、压缩、拉长和扭转的机械性能。

在人体内骨与骨相连结的地方，都形成各种类型的关节，关节的周围都有韧带和肌肉包围。韧带能加固关节，肌肉不仅能加固关节，更主要的是能引起关节运动。

肌组织的肌细胞呈细丝状，称为肌纤维。其特征是能将化学能转变为机械能，使肌纤维缩短，产生收缩，以保证机体的各种运动。肌组织按形态与功能可分为平滑肌、骨骼肌和心肌，通常所说的肌肉是指骨骼肌而言。人体全身的骨骼肌大大小小有 400 多块，它们附着于全身骨骼上，主要分布于四肢和躯干。人体姿势的维持、空间的移动、复杂动作的完成及呼吸运动等，都是通过骨骼肌的活动来实现的。

第二节　日常生活及工作的动作类型

一、肩部

肩部的运动结构是由肩胸关节和盂肱关节的肌协同作用来完成一些常见动作。当其处于健康、平衡和功能完整时，可完成如伸取、提举、投掷和前推等动作。肩带和盂肱关节肌群的协调运动称为肩肱节律，运动的平稳性有赖于多个肌群按正确时间顺序进行收缩。在这些运动中，有些需要身体保持稳定而将身体的某个部位或某个物体在空间移动，相反的则是固定身体的某个部位并克服重力移动整个身体。肌的同心性收缩产生运动，而离心性收缩则可减缓和控制臂部运动。

1. 伸取　将手臂举起过头，并克服重力将物品拿下。上举头顶的原动肌包括三角肌前部、胸大肌和斜方肌。而下放时需一些肌肉包括稳定肱骨头的肌肉，如冈上肌、冈下肌、小圆肌、肩胛下肌和肱二头肌，几块肌必须同时作用才能顺畅完成。

2. 提拉　从地面提起物体时，肩胸和肩关节必须和躯体核心及手臂协调动作。菱形肌和斜方肌使肩胛骨后缩，而三角肌、背阔肌、大圆肌和肱二头肌则稳定、外展和伸展肩关节。

3. 投掷　投掷需要各肌协同按顺序强力收缩，并要深部稳定盂肱关节，是上肢最复杂的运动之一。深层的小肌群肩袖肌稳定肱骨头，而强大的胸大肌、背阔肌、三角肌前部和肱三头肌把手臂越过身体拉向前面。物体抛出后，三角肌后部、小圆肌、冈下肌、菱形肌和斜方肌必须离心收缩以减缓手臂的运动。这些拮抗肌和主动肌协同作用使这个动作顺畅、有效，而一旦肌失衡则会发生运动损伤。

4. 俯卧撑　是一种固定肢体某部位而产生躯干移动的动作。手掌固定在地面，要求肩胛骨也紧贴在胸廓上，而盂肱关节要在其整个运动范围内活动。斜方肌、菱形肌、胸小肌和前锯肌固定肩胛骨，三角肌前部和胸大肌则上、下移动身体。

二、肘、手部

上肢尤其手部动作是人体日常生活和工作中要求具备灵活性、复杂性、精细性等特性，肘关节具有屈伸和旋转能力、腕关节的独特关节，前臂长肌腱及腱鞘组织使多功能性成为可能，当做提举、扭转、投射和抓握等日常动作时，肘、前臂、腕和手的肌一起联合运动。这些复杂的动作需要多块肌协调动作才能平稳有效地进行。主动肌和拮抗肌之间的适当平衡可保持各关节的正确对位，并能有效地控制各种强有力的动作。

1. 投掷　投掷篮球的力量大多是由下半身、躯干和肩膀产生，确定投球动作和方向则需微调臂和手的位置。此时，旋前圆肌、旋前方肌和桡侧腕屈肌将前臂旋前，同时肱三头肌和肘肌伸展肘部。手指的屈肌帮助握球，但必须收缩肘伸肌和屈腕肌才能投出球，保持向前推球，直到球离开指尖。

2. 提举 肘、前臂、腕和手的各肌一起工作可完成提举及携带物体。前臂旋前时，伸腕肌和屈肘肌联合工作。前臂旋后时，屈腕肌工作。在这两种情况下，手指屈肌和手固有肌都承担抓握物体的功能。

3. 扭转 前臂的扭转动作需旋前肌和旋后肌的协调动作。诸如拧螺丝刀、用螺丝起子打开瓶子，肱二头肌和旋后肌可旋转前臂使手掌由下转向上。旋前圆肌、旋前方肌和桡侧腕屈肌可旋转前臂使手掌由上转向下。

4. 抓握 手部动作是人体最精细、灵活和复杂的肌动作。从抓握动作的近面观可见有多块肌协调运动，包括掌长肌、指浅屈肌、指深屈肌、拇长屈肌、拇短屈肌和拇指对掌肌。手的复杂动作需要多肌群的兴奋收缩。

三、颈部

头部动作实际上是由颈部活动来完成的。头颈部的大、小肌多层次排列及共同作用可产生多种精细和有力的运动。

1. 顶球 足球是一项要求头颈部能完成强有力向前运动的体育项目。深部肌（如头前直肌、头长肌和颈长肌）能使前额屈曲和稳定脊柱。颈前部的浅层肌（如前斜角肌、胸锁乳突肌和颈阔肌）均能促使这种运动的产生。

2. 仰望 颈后部的深层肌、中间肌和浅表肌协同运动和不同作用来保证仰望动作的完成。深层肌（如枕骨下肌群）可使头后伸，而中间半棘肌和夹肌可使颈部后弯并稳定脊椎。浅层肌（如肩胛提肌和斜方肌）则连结头部和肩部。

3. 倾听 头轻轻偏向一侧使颈前和颈后的多块肌收缩。在半棘肌、夹肌、颈长肌、斜角肌、胸锁乳突肌和斜方肌使头和颈产生大范围运动时，深部小的头外侧直肌和头上斜肌可使头部倾斜。

4. 转头 转头动作可扩大人们动作和生活中的视野，深部的枕骨下肌群有助于头部转动，而半棘肌和夹肌支配颈部的转动。斜角肌、肩胛提肌、胸锁乳突肌和斜方肌在运动时将头颈部稳定在胸廓和肩胛带上，使头部抬离这些稳定结构。

四、躯干

躯干保护了人体生命的重要器官，同时也是人体运动的中心部位。很多运动都发生在下肢，下肢产生的力量必须经过躯干的传递才能到达上肢，如投掷和推举。

1. 提举 躯干伸肌群的主要功能是保持身体直立姿势，当弯腰之后成为保持身体平衡的重要装置。竖脊肌群是这个功能的主要协同肌，尤其是在身体前方搬运重物时。

2. 推 腹部肌强力收缩时使躯干部向前运动，增加前推力量和速度。当向前推物过肩时，如推铅球时，上肢和躯干的屈肌将协同作用。

3. 弯曲 身体弯曲一侧时，躯干的侧屈肌收缩。如腰方肌和竖脊肌等深部稳定肌，在腹部肌使躯干侧屈时，主要是维持身体平衡。

4. 扭转 扔铁饼之类的旋转运动需要脊柱深部稳定肌和浅层回旋运动肌相互协调作用。在旋转身体躯干发力时，离不开回旋肌和多裂肌维持脊柱椎骨的对线。

五、盆、膝部

骨盆带和肩胛带有些相似，不同之处是肩胛带活动性大，增加了上肢的运动可能性，而骨盆带相对稳定，可承受躯干和上身的重量并传递下肢的力量。

1. 跑步 髋关节和膝关节的交替屈伸活动完成跑步运动。首先屈髋肌和伸膝肌驱动一只腿向前，同时强有力的伸髋肌和屈膝肌驱动另一只腿向后摆。髋深部 6 块外旋肌及内收肌和一些较小臀肌则用来形成较强的稳定力量来维持身体在矢状面的运动。

2. 提举 髋关节与膝关节必须与躯干和上半身协同运动才能从地面提起物体，像臀大肌和股四头肌这样的有力肌完成动作，而臀中肌和内收肌群起稳定作用，以维持身体位置的稳定。

3. 投掷 和跑步一样，投掷需要身体不同部位的协调运动。多平面运动使这个运作更复杂。此时靠前的小腿固定，身体绕着它旋转并带动胸部和手臂向前。当髋关节和膝关节的旋转肌围绕足部转动身体时，股四头肌、腘绳肌和臀肌承载着身体重量。后面一只腿在摆动和承载身体重量之前利用内收肌控制着运动，以准备进行下一个动作。

4. 踢 踢和投掷相似，都有一稳定的前腿及一摆动的后腿。身体必须围绕着固定的前腿旋转以使身体在合适的位置进行强有力的矢状面运动。踢球时，和投掷一样拖后的腿都不接触地面。屈髋肌和伸膝肌获得最大限度的利用以使足部有最大的力量来完成踢的动作。一旦接触到球，臀大肌、腘绳肌和内收肌收缩以放慢动作控制身体平衡。

六、小腿、足部

足和手均位于肢体的远端，能进行多种运动，但下肢更趋向于稳定身体作用。在身体推进活动中，如走、跑和跳，小腿近端及远端关节只有轻微运动，确保下肢的稳定。足部则为吸收与地面接触时的冲击力和适应不同的地形，利用灵活的多关节结构达到目的。

1. 行走 通过膝关节的屈、伸、踝背屈和伸趾，使小腿沿矢状面摆动。身体重心协调地由一只小腿移至另一只小腿，启动行走模式。通过伸髋、踝跖屈和屈趾，特别是屈踇趾，站立的小腿向前移动。足旋前将引导力量从足后传到足前，并缓冲地面的反冲击力。

2. 跑步 与行走类似，主要不同在于有无腾空期并需要更大的动力。这需要强大向心力驱使身体离开地面，并需要离心力"抓住"人体再着地。功能相同的一些肌，伸髋肌和踝跖屈肌，驱动着跑步运动。

3. 滑板 滑板运动要求足和踝具有多种精细而有力的动作。更多的是利用腓骨肌使足外翻，胫骨前肌及胫骨后肌使足内翻，以引导滑板方位及控制着地，肌收缩产生的跳跃运动对推动身体和滑板飞向空中是必不可少的。

4. 轮滑 轮滑和滑雪主要是依赖小腿内、外侧肌进行的额状面运动。腓骨肌和髋外展肌使躯体向前推动（外翻）。胫骨前肌、胫骨后肌、趾长屈肌和踇长屈肌与足的固有肌在轮滑时期维持足部体位。侧向运动过程中，髋外展肌也起着重要作用。

第三节 各部位的功能解剖

一、肩关节及肩胛胸壁连结

1. 三角肌 三角肌是肩部所有运动的原动肌，同时对肩关节的稳定性也起着重要作用。当肩外展时，三角肌收缩成为一有力的外展肌，冈上肌协同稳定肱骨头以防止肱骨头冲击肩峰。二者共同完成上举物体过头顶的动作。其前部纤维和胸大肌协同工作能屈曲肩关节和内旋肱骨，来完成推、伸和扔等动作，日常生活中起居活动大多发生在身体前面，所以三角肌前部纤维较后部纤维发达。三角肌后部纤维与背阔肌和大圆肌协同工作可以后伸肩部和外旋肱骨，牵拉动作时（如划船）则三角肌后部纤维是最主要的主动肌；当胸大肌参与上述肌群收缩时，则使肩关节屈曲，肱骨伸展过头部。

2. 喙肱肌 喙肱肌与肱二头肌短头附着于同一起点，使肩关节屈曲和内收；又与三角肌附着于同一止点，只是三角肌起于肱骨外侧面，而喙肱肌止于肱骨内侧面，因此二者是拮抗肌。肩关节的内收、下拉等动作需喙肱肌、背阔肌、大圆肌、胸大肌及肱三头肌协同作用，喙肱肌起协同作用的同时，对肩关节的稳定起重要作用。

3. 肱二头肌 肱二头肌是臂最表浅的肌之一，肌纤维跨越肩关节和肘关节，因而对肩和前臂都起作用。最主要的作用是和肱肌、肱桡肌及大多数屈腕肌使前臂屈曲，并参与前臂的旋后功能，使它完成绞合动作，如拧开瓶盖。此外，肱二头肌短头与喙肱肌一起使臂内收，并在行走时使臂向前摆动。

4. 冈上肌 冈上肌是组成肩袖的4块肌之一。冈上肌、冈下肌、小圆肌和肩胛下肌在功能上是保持肱骨头稳定于关节窝内的一个整体。三角肌是使肩关节外展的原动肌，冈上肌则是使肱骨头向下的原动肌，其作用可防止肱骨撞击喙突和损害肩峰下的关节囊及冈上肌腱，肩部最易受骨性撞击和肌腱撕裂，继发肩峰撞击综合征。

5. 冈下肌 冈下肌是肩关节最有力的外旋肌之一，与小圆肌一起保持肱骨头向后位于关节窝内，并可防止肱骨头撞击肩胛骨的喙突。相对于肩部内旋肌群（胸大肌、背阔肌、大圆肌、三角肌前部和肩胛下肌）的强大，外旋肌群（三角肌后部、冈下肌和小圆肌）相对较弱，常产生功能不平衡，从而造成盂肱关节的力学失稳。

6. 小圆肌 其作用与冈下肌相似，作用同冈小肌，当与大圆肌、背阔肌及胸大肌的肋部纤维协同作用可降低上举的手臂。在复杂的运动中，如扔、拉、投掷时，这种功能有利于获得恰当的机械力，对上肢起离心减速作用。

7. 肩胛下肌 肩胛下肌是最大的肩袖肌及唯一的内旋肌。正常行走步态中，肩胛下肌主要是使手臂向后摆动。其稳定肱骨头于关节窝内的作用同上所述。

8. 肱三头肌 肱三头肌最强大的功能是伸展前臂，而协同肌肱肌的作用只是将关节的滑膜组织拉出鹰嘴前方的间隙来保证前臂的伸展。肱三头肌与肱二头肌一样为多关节肌，这两块肌都作用于肩关节和前臂，互相之间起拮抗作用。在牵拉运动（如划船）中，肱三头肌和背阔肌、大圆肌及三角肌后部一起伸展肩关节。塞衬衣这类动作时，肱三头肌将肩部拉向身体及体后。

9. 胸大肌 胸大肌是参与身体前部运动的重要胸部肌肉，如推、伸、投掷和冲击等动作。胸大肌在其肱骨附着点附近有一明显扭转。此特点可利用胸大肌拥有的上行、水平和下行等多方向的肌纤维完成多方向的运动。胸大肌上部纤维或锁骨部纤维能屈曲肩关节，其中部或胸骨纤维与其他肌协同能内收肩关节，其下部或肋部肌纤维能使肩关节从屈曲或过头位伸展。

10. 背阔肌 背阔肌是背部的一块大肌，主要是运动肱骨，其在胸腰筋膜内的宽广附着点及在肱骨的特定附着点，具有对肩关节产生巨大力量的潜能。背阔肌与胸大肌一样在其肱骨的附着点有明显的扭转。这一共同特点可能是这两块宽阔强大肌肉存在协同关系的原因。上肢固定时，如引体向上时，背阔肌和胸大肌协同作用，外展手臂或提升身体。在手臂承重时，如从椅子上撑起、挂拐杖行走或在健身馆行双杠运动时，这两块肌肉协同作用可防止躯干向下移动。

二、肘、腕及手部

1. 肱肌　肱肌主要的作用是屈肘，这一动作需肱二头肌和肱桡肌协同完成。其附着于肱骨的中下部，能产生强大的力量，大幅度运动如举重、牵拉和引体向上都依赖肱肌。由于止点位于尺骨，不能旋转前臂，不同于肱二头肌止于桡骨而具备旋后功能。它是一个纯粹的屈肘肌，在单一轴面始终起杠杆作用。

2. 肱桡肌　走行于肱骨外上髁的起点和桡骨茎突的止点在一直线上，主要的功能是屈前臂。当前臂处于中立位（拇指向上）时，肱桡肌最有力，并可协助前臂旋前和旋后，使前臂回到中立位。因此三块有屈肘作用的肌（肱二头肌、肱肌、肱桡肌）不同体位时各有差异，如果在前臂旋后位携带物品或弯曲胳膊，肱二头肌将最用力；如果采取前臂旋前位，则肱肌将最用力；如果前臂位于中立位，肱桡肌将最用力。

3. 桡侧腕屈肌　在三个浅表屈腕肌中位置最靠外，位于肱桡肌外侧。桡侧腕屈肌有两种功能：一是屈腕，前臂旋后时功能更强大，如手掌展平向上托拿物品时。二是桡偏（外展）腕部，需与桡侧腕长、短伸肌及拇指肌协同作用，如铲或投掷铁饼时的最后一个动作就是启动了桡侧腕屈肌。

4. 掌长肌　掌长肌位于前臂掌面的中央，止点位于掌筋膜，解剖特点决定了其主要功能是屈腕，不能内收和外展腕关节。当掌筋膜紧张时有助于握拳，能增强抓握及维持抓握的力量。掌长肌起点位于肱骨内上髁，故具有一定的屈肘功能。

5. 尺侧腕屈肌　尺侧腕屈肌是三块浅腕屈肌中最内侧的一块，其外侧是掌长肌。尺侧腕屈肌是一块有力的腕屈肌，当前臂处于旋后位，手掌向上托举物体及做低手动作时其力量最强。尺侧腕屈肌与桡侧腕屈肌为一对拮抗肌，具有使腕关节尺偏（内收）的功能。反手击打网球或手过顶投掷标枪时，可涉及腕关节尺偏。

6. 指浅屈肌　其肌腱性部分仅延伸到中节指骨，运动范围限制在掌指及近端指间关节以内。这个屈曲动作主要用于抓握运动。四条肌腱同时收缩时可握拳，单独收缩时可弹琴或打字。指浅屈肌同时还是弱的屈肘肌，与屈肌群有共同稳定肘部及屈曲腕部的作用。

7. 指深屈肌　指深屈肌是两块屈曲手指的前臂肌之一。其肌腱性部分延伸至远节指骨，走行时穿过指浅屈肌的分离止点深处，这种解剖特点使指深屈肌成为屈曲手指所有节段的唯一肌肉，用指尖夹持动作只有指深屈肌能完成。指深屈肌收缩时可助于屈腕但无助于屈肘。

8. 拇长屈肌　拇长屈肌延伸至拇指远节指骨，可作用于腕掌关节、掌指关节和指间关节，但其主要功能是屈曲拇指。拇指和其他手指同时屈曲可以握拳或抓住物体，增大握物面积和握力。

9. 旋前圆肌　旋前圆肌走行跨过前臂近端和桡侧腕屈肌的外侧，收缩时带动桡骨沿尺骨轴向前旋转。使用螺丝刀、扳手或其他旋转工具时，都要使旋前圆肌强烈收缩。当肘关节伸肘时旋前圆肌必须伸展，同时要收缩才能使前臂旋转。

10. 旋前方肌　旋前方肌横向走行于前臂远端，与旋前圆肌协同收缩使前臂旋前。前臂旋前需远近端两个关节参与，当伸肘位旋前时减少了旋前圆肌的优势，此时旋前方肌发挥的功能更强。

11. 旋后肌　旋后肌位于肱骨外上髁前臂伸肌群的深面，功能为协同肱二头肌和肱桡肌共同使前臂旋后。在肘部伸展中或伸展后，旋后肌最有力，旋后动作时能够协助伸肘。当旋转螺丝刀或扳手时，与旋前圆肌互为拮抗肌。

12. 肘肌　肘肌是靠近肱尺关节的一块较小肌肉，其主要功能是协助肱三头肌伸肘。桡骨旋转时，肘肌也有助于稳定尺骨。肘肌把鹰嘴固定在外上髁，可防止尺骨在前臂旋前和旋后时从鹰嘴窝中脱出，也可防止关节囊被挤入肱尺关节的铰合部。

13. 桡侧腕长伸肌　桡侧腕长伸肌是前臂伸肌中最外侧的腕伸肌，位于肱桡肌的后内侧，广泛附着于肱骨外上髁嵴和上髁。网球选手反手击球旋前抓握提举时发力收缩，而肌肉过度使用可激惹外上髁，通常称之为"网球肘"。此外，桡侧腕长伸肌还参与屈肘和前臂旋后。

14. 桡侧腕短伸肌　桡侧腕短伸肌是附着在肱骨外上髁的多块肌之一，位于桡侧腕长伸肌正内侧，起点在肱骨外上髁，与桡侧腕长伸肌密切配合伸展腕部，也可使腕桡偏（外展）。伸肌发育较屈肌弱，这种不平衡易导致过用性损伤。

15. 尺侧腕屈肌　尺侧腕屈肌是前臂伸肌群中最内侧的肌，位于桡侧腕短伸肌的内侧。尺侧腕屈肌收缩时可使腕背伸及腕部尺偏，当砍柴、锤打时，尺侧腕伸肌与尺侧腕屈肌协同作用，使腕部尺偏，投掷垒球和打高尔夫球也需要腕部尺偏。

16. 指伸肌　指伸肌是前臂伸肌群中最靠近中心的一块肌，位于桡侧腕短伸肌和尺侧腕伸肌之间。其主要功能是伸展四个手指。屈指肌和伸指肌之间的力量不平衡，是由手的主要功能是抓握物体所决定的，因此，手在静息状态下处于微屈位。

17. 示指伸肌　手通过肌肉的协同或单独收缩能完成许多精细动作。示指伸肌可使示指独立发挥功能，如指点、点击鼠标和写字等，同时还有较弱的伸腕和旋后功能。

18. 小指伸肌　小指伸肌位于指伸肌和尺侧腕伸肌之间，主要功能是独立伸展小指。利用这种独立运动可演奏乐器，例如吉他、小提琴、钢琴和长笛。

19. 拇长展肌　拇长展肌位于拇指的前部，收缩时向远离手掌的方向拉动拇指。这是发生在第1腕掌关节处的后伸和外展组合运动，是张开手掌放开物体的关键动作。第1腕掌关节是人体中唯一的鞍状关节，因此，拇指的内收和外展是沿冠状轴在矢状面上完成的运动，而屈伸运动是沿矢状轴在冠状面上完成的。

20. 拇短伸肌　拇短伸肌跨越桡骨远端的后面，是构成"鼻烟窝"的三块肌之一（拇长展肌、拇短伸肌、拇长伸肌），其主要功能是在腕掌关节和掌指关节处伸展拇指，这有助于张开手掌抓握物体，也可用于放开物体。

21. 拇长伸肌　拇长伸肌跨越桡尺侧关节，位于拇短伸肌的内侧，构成"鼻烟窝"的内侧缘。拇长伸肌是拇短伸肌的协同肌，可后伸拇指并使腕桡侧偏斜。张开手掌释放物体时需伸展拇指，使拇指弯向腕部。腕关节发生桡偏移动时，拇长伸肌功能较强，并能伸腕。

三、头颈部及躯干部

1. 斜方肌　斜方肌是背部最表浅的肌，覆盖一处风筝状宽大区域，有三个不同方向的纤维。所有斜方肌纤维一起作用时，会使肩胛骨紧贴于胸廓，在承重和推举时可提供强大的支持作用。上肢不固定时，斜方肌的不同纤维和其他一些协同肌共同完成肩胛骨的一些具体运动，如上提、后拉或下降肩胛骨。过头运动时，斜方肌向上旋转肩胛骨的功能有助于保持关节窝的适宜位置，增强了盂肱关节的稳定性。

2. 肩胛提肌　肩胛提肌和斜方肌上部纤维协同作用时，可上提肩胛骨和使头后伸。在另外一些场合，斜方肌使肩胛骨向上旋转时，肩胛提肌则拮抗斜方肌上部和下部纤维，使肩胛骨向下旋转。进行承重活动（如推）时，肩胛提肌协同大、小菱形肌和胸小肌、前锯肌一起收缩，有助于将肩胛骨紧贴胸廓。

3. 大、小菱形肌　大、小菱形肌与前锯肌有特别明显的拮抗关系。这两块有力肌的协同收缩有助于将肩胛骨牢牢稳定在胸廓背侧。向下旋转时，菱形肌、肩胛提肌和前锯肌可提高肩关节的运动范围。拉的动作，如划船，是菱形肌和斜方肌协同作用后拉肩胛骨的结果。

4. 前锯肌 最主要的功能是和胸小肌一起使肩胛骨贴紧胸廓，特别是在手臂负重时，涉及推的活动中就会用到前锯肌这个功能。另外，前锯肌与附着于胸廓周围的肌一起协同完成用力吸气。

5. 胸锁乳突肌 胸锁乳突肌是颈部最大和最浅表的肌之一，与头夹肌形成一个"Λ"形结构。这两块肌一起使头部前后居于肩胛带中央。其主要功能是使头和上颈部后伸。如果双侧肌收缩，会导致头位向前；如果单侧收缩，会导致所谓的斜颈位。

6. 斜角肌 斜角肌包括三部分：前、中和后斜角肌。三部分共同作用可侧屈并稳定头颈部。头颈部不动时，斜角肌能在深吸气时上提第 1、2 肋，从而增加胸腔的体积，促使更多的气体进入肺内，多见于用力呼吸时，如哮喘发作。另有保护深部结构如椎动脉、颈静脉和臂丛的作用。

7. 颈阔肌 其主要功能与面部表情有关。颈阔肌是一扁平、宽阔的薄层肌（一般称为皮肌），可向下或侧面拉动下唇，同时在颈和胸部皮肤产生隆起或褶皱，这个动作以紧张或生气时的面部表情为特征。

8. 髂肋肌 髂肋肌是竖脊肌的最外侧部分，其余两部分为最长肌和棘肌。竖脊肌连结骶骨、髂骨、脊柱和颅骨，与棘横肌群一起，维持人体在重力下直立。在脊柱背伸和用力侧屈时，髂肋肌起着杠杆作用，用力呼气时，髂肋肌也参与下拉肩胛骨。

9. 最长肌 作用同髂肋肌，其肌纤维比髂肋肌更垂直，因此其背伸能力较强而侧屈能力较弱。最长肌向后下方牵拉乳突向脊柱时，能稳定和转动头颈部。

10. 棘肌 作用同髂肋肌，是竖脊肌的最内侧部分，因其垂直的肌纤维使其背伸作用大于旋转。

11. 腰方肌 腰方肌是身体深面的多功能肌，位于竖脊肌深面、腰大肌后面，协助构成腹后壁。身体下部固定时，腰方肌与竖脊肌协同作用使脊柱保持直立及骨盆固定，并完成精细的侧向运动和背伸。站立时，成对的腰方肌与臀中肌一起维持躯体在下肢上的位置关系。行走时，身体的重量由一侧肢体向另一侧肢体过渡，腰方肌和臀中肌协同作用稳定骨盆，防止骨盆侧移，保持矢状面上的运动。当身体重量在双足间转移时，腰方肌使髂嵴向胸廓靠近，使下肢来回摆时不接触到地面。

12. 横突棘肌 横突棘肌包括半棘肌、回旋肌、多裂肌，其共同的作用是将棘突拉向下方的横突，使脊柱向其对侧旋转。

四、盆部、股部及膝关节

1. 腰肌 腰肌分为腰大肌和腰小肌。腰肌在姿势中起着独特的作用，当人体站立时，腰肌和腰方肌及竖脊肌一起使骨盆前倾，以拮抗使骨盆向后倾的臀肌和腹肌的力量，从而共同维持躯干和骨盆之间的对线。在久坐或长期驾车的人群中，腰肌通常会紧张。直立时，短缩的腰肌使骨盆过度向前倾，常伴有严重的腰椎前凸及腰痛。在走、跑和跳这类动作时，腰肌和髂肌组成髂腰肌，共同屈曲髋关节。

2. 髂肌 髂肌是屈曲及外旋髋关节的原动肌。其主要功能是协同腰肌在行走、跑步、跳跃、踢等运动时屈曲髋关节。当下肢负重时，髂肌协同收缩向前拉骨盆，但对脊柱的平衡不起作用。

3. 臀大肌 臀大肌是身体最有力的肌肉之一，体积大且功能广泛。臀大肌上部纤维外展髋关节，下部纤维内收髋关节。当走路或由坐姿转为站立等活动时，臀大肌动态伸展髋关节。当下肢固定时，强大的臀大肌可挺直躯体。在姿势上，臀大肌起着拉紧骨盆、髋关节和膝关节的作用。它和腹直肌一起使骨盆后斜，以均衡腰方肌、腰大肌、髂肌和其他屈髋肌的力量。因此，臀大肌无力则骨盆前倾，紧张则骨盆后倾。

4. 臀中肌　臀中肌是髋关节外展的原动肌。臀中肌的形状、纤维走向和功能类似于肩关节的三角肌，具有外展、屈曲、伸展、内旋和外旋多方向活动的作用。站立时，髋关节由臀中、小肌和腰方肌的协同作用维持与下肢其他结构的力线，肌无力会导致行走无法保持骨盆在矢状面运动而出现"鸭行步态"。

5. 臀小肌　臀小肌同样为髋关节外展的原动肌，并有屈内和内旋髋关节的功能。其作用类似于肩关节的三角肌前部纤维。

6. 梨状肌　梨状肌是髋关节深部6块外旋肌中最表浅的一块。这6块肌肉类似于肩部的肩袖，可将髋关节稳定在大转子上。髋关节深部的其他外旋肌分别是上孖肌、下孖肌、闭孔内肌、闭孔外肌和股方肌。

7. 阔筋膜张肌　阔筋膜张肌是髋部前方外侧的小肌肉，与缝匠肌在大腿前面共同围成"V"形。这两块肌肉能屈曲髋关节，但旋转作用相反。与阔筋膜张肌相连的大而厚实的肌腱是下肢非常重要的结构，即髂胫束，它是髋关节和膝关节外侧的主要稳定结构。

8. 股四头肌　股直肌、股外侧肌、股中间肌和股内侧肌组成股四头肌，其主要功能是在站立和抬腿时伸直膝关节。股直肌紧张能导致膝关节疼痛，这种疼痛是由于髌骨关节面压入股骨沟所致。股外侧肌往往比股内侧肌发达，屈伸膝关节时，这种力量不平衡可能导致髌骨不正确的运动轨迹，髌骨被拉向股骨关节面外侧而引起疼痛和关节软骨磨损，严重者可致髌骨脱位。股中间肌的拉力是完全垂直于膝关节的，虽然体积较其他肌小，但力量强大，可完成强烈的运动（如跑、跳、踢）以后膝关节的稳定。

9. 缝匠肌　缝匠肌是人体最长的肌，也是大腿最浅表的细长肌。跷二郎腿动作需屈曲膝关节的同时屈曲、外展和外旋髋关节，缝匠肌与髋部外旋小肌群协同完成外旋动作。站立时，缝匠肌与阔筋膜张肌收缩，保持下肢绷直位。

10. 耻骨肌　耻骨肌是大腿内收肌群的一部分，与短收肌、长收肌、大收肌及股薄肌一起内收髋关节。足不着地时，耻骨肌在股骨外旋时将其向内和向前拉；足着地时，它可以改变运动方向，并有助于稳定股骨上方的骨盆；在走路和跑步时，有助于下肢定位做踢腿动作。

11. 短收肌　短收肌是大腿内收肌群的一部分，可内收、屈曲和外旋髋关节。足着地时，短收肌在股骨外旋时将其拉向前内侧，在行走和跑步时保持下肢能足跟着地。足着地时，短收肌可稳定股骨上方的骨盆，维持下肢的稳定性和对线。

12. 长收肌　长收肌是大腿内收肌群的一部分，可内收髋关节。

13. 大收肌　大收肌是大腿最大的内收肌，可内收髋关节。大收肌和其他内收肌的作用一样，随股骨的位置而改变。屈髋及股骨向前时，内收肌群将伸髋并带动骨盆移到足前方；伸髋及股骨向后时，内收肌群将屈髋使腿摆向前方。

14. 股薄肌　股薄肌位于大腿最内侧，其形态和功能类似于缝匠肌，二者都跨过髋关节和膝关节，附着于胫骨的鹅足韧带，是形成鹅足肌的三角中心，因此能屈曲和内旋膝关节。单腿站立内转体时，汇聚于鹅足的三块肌均有助于稳定下肢，加强内侧副韧带防止其损伤。

15. 股二头肌　股二头肌是腘绳肌的最外侧部分，腘绳肌还包括半腱肌和半膜肌，它们共同的作用是维持骨盆后倾。下肢固定时，腘绳肌和强大的臀大肌一起挺直身体，将骨盆拉向膝和足后方。下肢不固定时，腘绳肌伸髋关节并将股骨拉向后方。这个动作体现于行走或奔跑时躯体向后摆腿。

16. 半膜肌　半膜肌是腘绳肌的最内侧部分，除腘绳肌的共同功能外，半膜肌和半腱肌具有内旋膝关节的功能，但当膝完全伸直时，则锁住胫股关节并防止其旋转。负重时屈曲膝关节旋转有助于改变下肢运动方向，这个动作通常称为单足旋转，常见于网球、足球和篮球等运动中。

17. 半腱肌　半腱肌是腘绳肌的一部分，其功能同于肱二头肌和半膜肌，也是行交叉韧带重建术的最佳取材组织。

18. 腘肌　腘肌斜位于腘窝底，连结股骨外侧髁和胫骨后段，可使股胫关节旋转。当足未屈曲时，胫骨可围绕股骨内旋；当足屈曲时，股骨可围绕胫骨外旋。腘肌的主要功能是解开"锁扣运动"机制。当膝关节伸展时，胫骨绕股骨外旋，直至完全外旋，膝关节处于"锁定"状态，此时足处于稍微旋外位。当腘肌开始内旋胫骨和屈膝时，这种精细运动"解锁"膝关节，可使腘绳肌继续屈曲和（或）旋转。

五、小腿、踝关节及足部

1. 胫骨前肌　胫骨前肌是小腿前面一块体积较大的浅表肌。足离地时，胫骨前肌将足远端上拉（背屈），使足趾在行走时不与地面接触，保持背屈位也使得足跟先着地，从而在足跟向站立期转换时保持最佳的减震体位。足部固定或站立时，胫骨前肌将小腿拉向足前。足跟着地后，胫骨前肌便持续收缩，使重心由足后移向足前。

2. 趾长伸肌　趾长伸肌位于胫骨前肌外侧，主要功能是伸展第 2 ～ 5 趾。趾长伸肌跨过整个小腿前面，因此对踝关节有一定杠杆作用。足离地或踏地时，趾长伸肌协助胫骨前肌和𧿹长伸肌使踝关节背屈，也可协助腓骨肌使足外翻。

3. 𧿹长伸肌　𧿹长伸肌位于胫骨前肌和趾长伸肌之间的深层，主要功能是伸展𧿹趾。足离地或踏地时，可协同其他肌完成足内翻和足旋前。

4. 腓骨长肌　腓骨长肌腱和胫骨前肌腱一起构成解剖学"U"形马镫状结构，主要功能是动态稳定足横弓和内侧纵弓，以使足部减震和适应不平坦地面。腓骨长肌与腓骨短肌、第 3 腓骨肌一起使足外翻。腓骨长肌和腓骨短肌都止于足跖面，二者协同作用使踝跖屈，如举重、跑步和跳跃时。

5. 腓骨短肌　其主要功能是协同腓骨长肌及第 3 腓骨肌一起使足外翻。这种功能对足踏地前使足准确接触地面是至关重要的。躯体向两侧移动时，腓骨短肌与胫骨前肌的作用相似，可将重心从足上方内侧转向外侧。这种侧向跨步运动在跨越或绕障碍行走时常见，如足球、篮球等，也利于侧向运动中获得爆发力，如滑板和溜冰。

6. 第 3 腓骨肌　其主要功能与腓骨短肌相似。

7. 腓肠肌　腓肠肌是小腿后部强大有力的二肌之一，主要含有快动肌纤维，易兴奋收缩，也易疲劳。这种肌纤维的分布表明腓肠肌能在提腿、短跑和跳跃时产生爆发力。腓肠肌可协助比目鱼肌完成跖屈，这两块肌在跖屈动作中哪一块作用更大取决于膝关节的位置。伸膝时或伸膝后（如由蹲、坐位站起或跳起时），腓肠肌的作用大。屈膝时（如放松散步或静立），比目鱼肌的作用大。

8. 比目鱼肌　比目鱼肌也是大块肌，但它的组成中慢动肌纤维多于快动肌纤维。这种纤维分布表明比目鱼肌是一块耐疲劳的肌肉。腓肠肌参与力量大的爆发活动，如举重、短跑、跳跃，而比目鱼肌驱动的是不太强烈的活动，如站立、行走和慢跑。

9. 跖肌　跖肌的肌腹小且肌腱长，常与前臂的掌长肌相比。跖肌的功能尚不清楚，但认为它在行走和跑步中参与了跖屈踝关节和屈膝。

10. 胫骨后肌　胫骨后肌向内侧走行，止于足底，使其内翻足和跖屈踝关节。更重要的是，胫骨后肌宽阔的止点有助于保持内侧弓的结构和控制足旋前。承重活动（如行走、跑步和跳跃）时，胫骨后肌最为活跃，当个体是扁平足或足过度旋前时，该肌收缩以维持足内侧弓时容易致胫骨后肌腱炎。

11. 趾长屈肌　趾长屈肌是动态稳定足内侧弓的肌之一，与胫骨后肌、踇长屈肌穿过跗管，共同使足内翻和踝关节跖屈。承重活动时（如行走、跑步和蹦跳），趾长屈肌活跃并控制足的旋前。趾长屈肌与足固有肌协同作用可调节平衡，并使足适应所接触的地面。

12. 踇长屈肌　其主要功能是屈曲踇趾，也可使足内翻和踝关节跖屈。踇长屈肌是动态稳定足内侧弓的肌之一，在承重活动时可控制足的旋前。行走时身体向前推进，踇长屈肌是主要的原动肌。在步态站立期末，重心由脚跟跨过足移至踇趾，由髋、大腿、膝和小腿产生的力借助足和踇趾传递，驱动身体向前。

各　论

第六章

上　肢

第一节　概　述

　　上肢通过肩部与颈、胸和背部相连。上肢骨骼短而轻巧，关节囊薄而松弛，肌肉数目众多且形态细长，运动灵活。

　　上肢通过三角肌前、后缘上份与腋前、后襞下缘中点的连线与胸、背部为界。与颈部的界线是锁骨上缘外侧 1/3 段和肩峰到第 7 颈椎棘突的连线。上肢分为肩、臂、肘、前臂、腕和手部。

一、上肢的表面解剖

（一）骨性标志

1. 锁骨　锁骨呈"S"形，位于胸廓前上部两侧，全长都可看到和触到。

2. 肩峰　肩峰为肩部最高的骨性标志，在肩部后上方可摸到。

3. 肩胛冈　肩胛冈横列于肩胛骨后面，向外上方移行为肩峰。

4. 喙突　喙突位于锁骨中、外 1/3 交界处下方约 2.5cm 处，向后外可扪及。

5 肱骨大、小结节　肱骨大结节位于肩部最外侧，肩峰外下方。从喙突向外触摸，在肩峰的下方可触到肱骨小结节。

6. 肱骨内、外上髁　肱骨内、外上髁是肘部两侧最突出的骨性隆起。肱骨内上髁偏后约 0.5cm 可触及狭长凹陷，为尺神经沟。

7. 桡骨头　在肱骨外上髁的下方可触及桡骨头。

8. 尺骨鹰嘴　尺骨鹰嘴是肘后最明显的骨性突起。

9. 桡骨茎突　桡骨茎突为桡骨远端外侧骨性隆起。

10. 尺骨头和尺骨茎突　尺骨头位于尺骨下端，腕部尺侧偏后方。尺骨头的后内侧可清楚地触及尺骨茎突，比桡骨茎突高约 1cm。

11. 腕骨　豌豆骨、钩骨、舟骨、大多角骨可被触及。豌豆骨位于手掌内侧，小鱼际底部。在大鱼际隆起的底部，可触及舟骨结节。

（二）软组织标志

1. 三角肌　三角肌从前、后、外侧包绕肩关节，形成肩部的膨隆。

2. 肱二头肌　位于臂前面的肌性隆起为肱二头肌，肌腹的两侧分别为肱二头肌内、外侧沟，屈肘时更明显。

3. 肱三头肌　位于臂后面的肌性隆起为肱三头肌,伸肘时更明显。

3. 肘窝　在肘关节前方,肘窝的三个边界分别为肱骨内、外上髁的连线,肱桡肌外侧界和旋前圆肌内侧界。

4. 腕掌侧肌腱　握拳屈腕时,在腕前区可见 3 条纵行的肌腱隆起。近中线者为掌长肌腱,其桡侧为桡侧腕屈肌腱,尺侧为尺侧腕屈肌腱。

5. 腕背侧肌腱　当拇指伸直外展时,近桡腕关节处,自桡侧向尺侧可摸到拇长展肌腱、拇短伸肌腱和拇长伸肌腱。拇长伸肌腱的尺侧有指伸肌腱。拇长展肌、拇短伸肌腱与拇长伸肌腱之间的三角窝,解剖学称"鼻烟窝",窝底有手舟骨和大多角骨。

6. 鱼际、小鱼际和掌心　鱼际是手掌桡侧的肌性隆起。小鱼际是手掌尺侧的肌性隆起。手掌中部尖端向上的三角形凹陷区为掌心。

7. 手掌纹　常见三条手掌纹:鱼际纹位于鱼际的尺侧,掌中纹斜位于掌中部,掌远纹自手掌尺侧缘横行向桡侧。

(三)上肢的轴线与提携角

上肢的轴线是经肱骨头 – 肱骨小头 – 尺骨头中心的连线。肱骨的纵轴称臂轴,尺骨的长轴称前臂轴,两轴的延长线在肘部构成向外开放的夹角,为 165°~ 170°,其补角 10°~ 15°,称提携角(图 6-1)。提携角在 0°~ 10°之间时为直肘,小于 0°为肘内翻,大于 15°为肘外翻,上述三种情况均属肘部畸形。

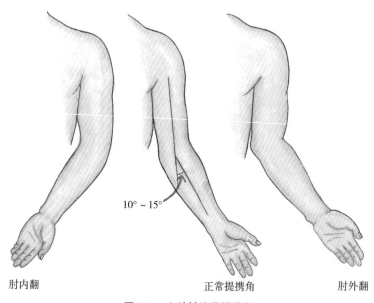

图 6-1　上肢轴线及提携角

(四)上肢神经、血管的体表投影(图 6-2)

1. 动脉

(1)腋动脉和肱动脉　上肢外展 90°,掌心向上,从锁骨中点至肘前横纹中点远侧 2cm 处的连线,为腋动脉和肱动脉的体表投影。大圆肌下缘为腋动脉和肱动脉的分界标志。

(2)桡动脉和尺动脉　肱骨内、外上髁连线中点稍下方至桡骨茎突前方的连线为桡动脉的投影，至豌豆骨桡侧的连线为尺动脉的投影。可在腕前方（掌侧）桡侧腕屈肌腱内侧和桡骨茎突外侧之间触到桡动脉搏动。

（3）掌浅弓和掌深弓 掌浅弓的位置可依据完全伸直并稍外展的拇指的水平线确定，长约4cm。从钩骨钩的远端起始画一条长约4cm的水平线，即代表掌深弓的位置。掌深弓比掌浅弓更靠近近心端约1cm。

2. 神经

（1）臂丛干 臂丛干在颈外侧区，位于锁骨下动脉的后方。在锁骨和胸锁乳突肌锁骨头下缘形成的夹角之间，用手指沿前斜角肌和中斜角肌间垂直的间沟向下可触到臂丛上干。

（2）正中神经 在臂部与肱动脉一致；在前臂为从肱骨内上髁与肱二头肌腱连线中点，向下至腕远侧纹中点略偏外侧的连线上。

（3）尺神经 在臂部为从腋窝顶至肱骨内上髁与尺骨鹰嘴间的连线。在前臂为肱骨内上髁与尺骨鹰嘴间至豌豆骨桡侧的连线。

（4）桡神经 自腋后襞与臂的交点向外侧斜过肱骨后方，至肱骨外上髁的斜行连线为桡神经干的投影。桡神经浅支位于自肱骨外上髁至桡骨茎突的连线上，桡神经深支位于肱骨外上髁至前臂后面中线的中、下 1/3 交点处的连线上。

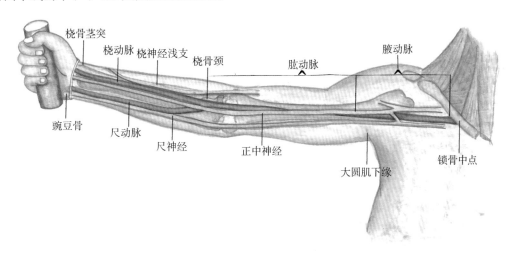

图 6-2 上肢动脉与神经干的投影

二、上肢的先天性畸形

大约 1/600 的新生儿患有上肢或前臂的先天性异常，其中约 30% 为双侧。

1. 肢体形成障碍 包括各水平的先天性无肢、肢体缺失、短肢畸形等。

2. 肢体分化障碍 包括多发性关节弯曲、耸肩畸形、并指畸形、先天性指屈曲畸形、先天性扳机指、杵状指畸形等。

3. 孪生畸形 包括双肱骨畸形、双桡骨畸形、双尺骨畸形等。

4. 生长过度 包括肢体生长过度、巨指畸形等。

5. 低度发育 包括前臂发育不良、手发育不良、手指发育不良等畸形。

6. 环状缩窄带综合征 分成局灶坏死性和宫内截肢性两类。

7. 全身性骨骼畸形和综合征 如口－面－指综合征等。

第二节　肩部与胸前壁

肩部是上肢与躯干的移行区，通过胸锁关节连结上肢和胸前壁的中轴骨。肩部可分为腋区、三角肌区和肩胛区。

一、胸前壁

（一）境界和体表标志

1.境界　胸前壁上连颈部，以胸骨颈静脉切迹，向两侧沿锁骨上缘到肩峰为界；下接腹部，以剑突和肋弓为界；两侧以三角肌前缘与上肢为界。

2.体表标志　胸前壁前正中，从上到下可触及胸骨颈静脉切迹、胸骨角和剑突。胸骨角相当于第4胸椎体下缘水平，胸骨角两侧连结第2肋，可作为计数肋骨的标志。胸骨体与剑突的连结处称剑胸结合，相当于第9胸椎平面。胸前壁还可见胸大肌的隆起，男性乳头对应第4肋间隙，胸壁下界可触及肋弓。

（二）浅层结构

1.皮肤　胸前壁皮肤较薄，除胸骨表面的皮肤外，其余部位均有较大的移动性。

2.浅筋膜　胸骨前面浅筋膜较薄，其余部位较厚。浅筋膜内有脂肪组织、浅血管、皮神经和乳房。浅动脉有胸廓内动脉穿支、胸肩峰动脉、肋间后动脉和胸外侧动脉的分支。浅静脉主要是胸腹壁静脉，起自脐周静脉网，向外上方，在胸外侧区上部汇合注入胸外侧静脉，再注入腋静脉。皮神经有锁骨上神经和肋间神经外侧皮支、前皮支分布（图6-3）。

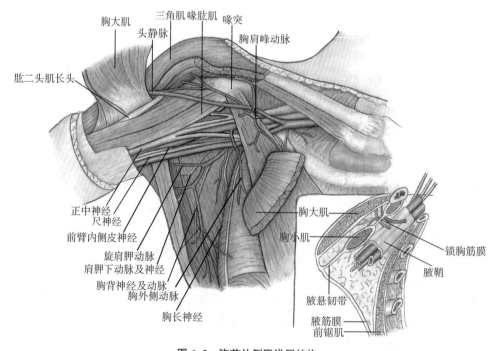

图6-3　胸前外侧区浅层结构

乳房构成女性的第二性征。在成
年女性，乳房基部在纵向上从第2或
第3肋骨至第6肋骨，横向内侧至胸
骨边缘，外侧几乎达到腋中线。乳房
的淋巴主要注入腋淋巴结（图6-4）。

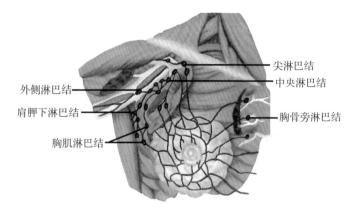

图6-4　乳房的淋巴回流

（三）深层结构

1. 深筋膜　分浅、深两层。浅层
薄弱，覆于胸大肌的表面，向上附于
锁骨，向下续为腹部深筋膜，向内附
于胸骨，向后与胸背区深筋膜相续。
深层较厚，位于胸大肌的深面，上附于锁骨，向下包裹锁骨下肌和胸小肌。

2. 肌肉　覆盖在胸前外侧壁的肌肉有胸大肌和其深面的胸小肌，腋窝下方有前锯肌，胸前壁
下方有腹肌覆盖，肋间隙有肋间外肌及肋间内肌（图6-5）。

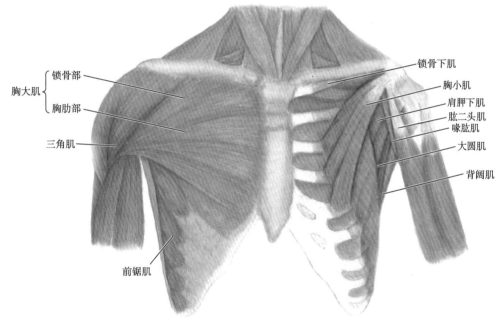

图6-5　胸上肢肌

3. 骨骼

（1）胸骨　位于胸前壁中部，由胸骨柄、胸骨体和剑突组成，与锁骨连结形成胸锁关节。胸
骨为扁骨，外表面为致密的骨密质，内为结构疏松的骨松质，充满红骨髓。

（2）肋　有12对，由肋骨和肋软骨组成。肋呈弹性弓状，向后连结椎骨，形成肋头关节和
肋横突关节。上7对肋骨，肋软骨直接与胸骨相连，称真肋；第8～10对肋的肋软骨各与其上
一肋软骨连结，称为假肋；第11、12对肋软骨前端游离，称为浮肋。

（四）胸前壁血供和神经

1. 动脉　胸壁肌肉的血供来源于胸廓内动脉，其他来源于邻近上肢近端肌肉的血管，如肩胛

上动脉、颈浅动脉、胸肩峰动脉、胸外侧动脉和肩胛下动脉。

2. 神经支配　12 对胸神经前支中，上 11 对位于肋间隙，称肋间神经，肋间神经主要分布于胸壁和腹壁。第 12 对位于第 12 肋的下方，故称肋下神经。

二、腋区

位于肩关节下方，臂上段与胸前外侧壁上部之间。在上肢外展时，向上呈穹窿状的皮肤凹陷为腋窝，其深面呈四棱锥体形的腔隙称腋腔（图 6-6）。

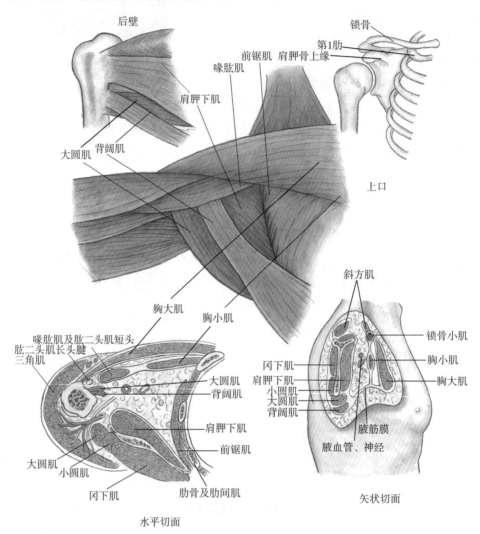

图 6-6　腋腔的构成

（一）腋腔的构成

腋腔由一顶、一底和四壁构成，内含血管、神经、淋巴结和脂肪组织等结构。

1. 顶　由锁骨中 1/3 段、第 1 肋外侧缘和肩胛骨上缘围成，是腋腔的上口，向上通颈根部。臂丛由此入腋腔，锁骨下血管于此处移行为腋血管。

2. 底　由皮肤、浅筋膜和腋筋膜共同构成。皮肤薄而松弛，生有腋毛，并有大量的皮脂腺和大汗腺。腋筋膜是腋窝底的深筋膜，其中央部较薄弱，有皮神经、血管和淋巴管等穿过，使其呈筛状，故又名筛状筋膜。

3.前壁　由胸大肌、胸小肌、锁骨下肌和锁胸筋膜构成。锁胸筋膜是连于喙突、锁骨下肌和胸小肌上缘之间的深筋膜，有头静脉、胸肩峰动脉及静脉和胸外侧神经穿过。

4.后壁　由肩胛下肌、大圆肌、背阔肌和肩胛骨构成。由于肱三头肌长头在大圆肌和小圆肌之间穿过，使腋后壁形成两个间隙。内侧者称三边孔，内有旋肩胛动、静脉通过；外侧者称四边孔，内有旋肱后动、静脉和腋神经通过（图6-7）。

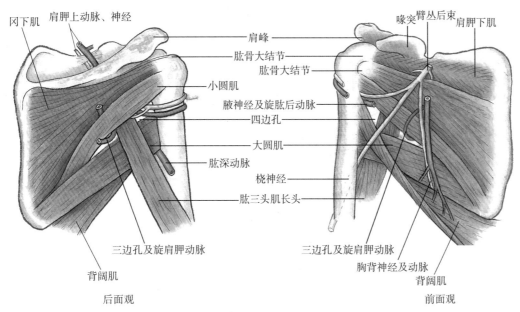

冈下肌　肩胛上动脉、神经
肩峰
肱骨大结节
肱骨大结节
小圆肌
腋神经及旋肱后动脉
四边孔
大圆肌
肱深动脉
桡神经
肱三头肌长头
三边孔及旋肩胛动脉
背阔肌
后面观

喙突　臂丛后束　肩胛下肌
三边孔及旋肩胛动脉
胸背神经及动脉
背阔肌
前面观

图6-7　腋后壁及三边孔、四边孔

5.内侧壁　由前锯肌、第1～4肋及肋间肌构成。

6.外侧壁　由肱二头肌长、短头和肱骨的结节间沟、喙肱肌构成。

（二）腋腔的内容

腋腔内主要有腋血管、臂丛及其分支、腋淋巴结群和结缔组织等（图6-8）。

1.血管和神经　腋血管和臂丛沿外侧壁从腋窝尖端走向底部。腋静脉位于腋动脉的前内侧。腋动脉胸支分布于胸肌，胸外侧动脉沿胸小肌外侧缘走行至胸壁。肩胛下血管在肩胛下肌下缘处沿腋窝后壁下行。肩胛下神经与胸背神经分别以不同的倾斜角度横过背阔肌前面。旋肩胛动脉沿肩胛骨外侧缘纡曲绕行。旋肱后血管和腋神经向肱骨外科颈后外弯曲。腋窝内侧壁无大血管，其近侧只有胸上动脉的一些小分支通过。胸长神经沿前锯肌下行，肋间臂神经穿过内侧壁上部，行至腋窝外侧壁。

2.腋窝淋巴结　位于腋腔的疏松结缔组织中，可分为5群（图6-9）。

（1）外侧淋巴结　沿腋静脉远侧段排列，收纳上肢的淋巴，注入中央和尖淋巴结。

（2）胸肌淋巴结　在胸小肌下缘，沿胸外侧血管排列，收纳胸前外侧壁、乳房中央部和外侧部的淋巴，注入中央和尖淋巴结。

（3）肩胛下淋巴结　位于腋后壁，沿肩胛下血管和神经排列，收纳背部、肩部及胸后壁的淋巴，注入中央和尖淋巴结。

（4）中央淋巴结　位于腋窝底的脂肪组织中，是最大一群淋巴结，收纳上述3群淋巴结的输出管，其输出管注入尖淋巴结。

（5）尖淋巴结　沿腋静脉近侧段排列，收纳中央群及其他各群淋巴结的输出管，以及乳房上部的淋巴。输出管合成锁骨下干，左侧注入胸导管，右侧注入右淋巴导管。

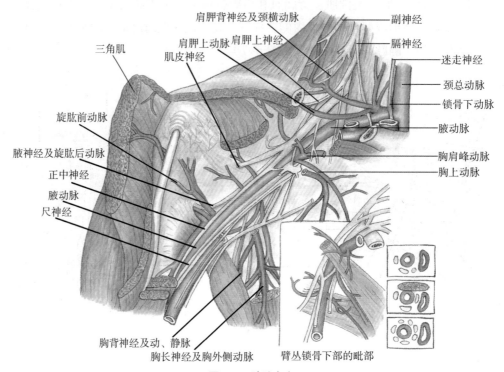

图 6-8　腋腔内容

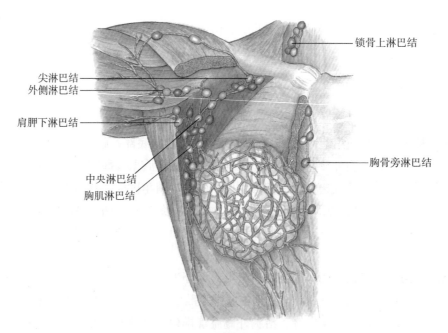

图 6-9　腋窝淋巴结

3. 腋鞘和腋窝蜂窝组织　包裹腋动、静脉和臂丛周围的结缔组织膜称腋鞘，向上与颈部椎前筋膜相延续。临床上做锁骨下臂丛麻醉时，可将药液注入腋鞘内，可达到良好的麻醉效果。

腋腔内的大量疏松结缔组织称腋窝蜂窝组织。腋腔内的感染沿着蜂窝组织间隙和腋鞘，向上可蔓延至颈根部，向下可达臂部，向后经三边孔和四边孔蔓延至肩胛区、三角肌区，向前可至胸肌间隙。

三、三角肌区及肩胛区

三角肌区是三角肌所覆盖的区域，肩胛区是指肩胛骨后面的区域。

（一）三角肌区

1. 浅层结构　三角肌区皮肤较厚，浅筋膜较致密，脂肪组织较少。腋神经的皮支即臂外侧上皮神经从三角肌后缘浅出，分布于三角肌表面的皮肤。

2. 深层结构

（1）三角肌　呈三角形，从前方、后方和外侧包绕肩关节，使肩部呈圆隆状。三角肌起自锁骨的外侧段、肩峰和肩胛冈，止于肱骨体外侧面的三角肌粗隆。主要作用是使肩关节外展。三角肌是临床常用肌肉注射的部位，但在三角肌后缘中、下 1/3 部肌肉较薄，且有桡神经由此到三角肌深面，故该部为三角肌注射的"危险区"。

（2）腋神经　发自臂丛后束，与旋肱后动、静脉一起穿四边孔，在三角肌深面分为前、后两支。前支支配三角肌的前、中部，后支支配三角肌的后部和小圆肌（图 6-10）。在临床上，肱骨外科颈骨折时可损伤腋神经和旋肱前、后血管，造成三角肌瘫痪和深部血肿。

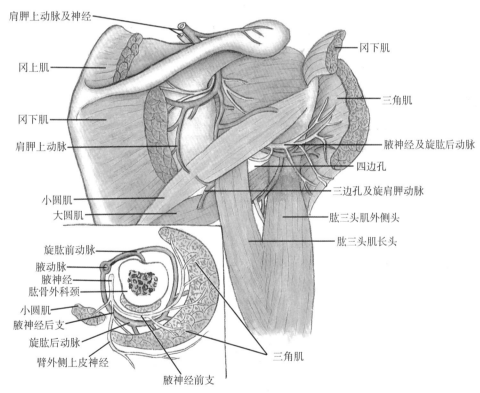

图 6-10　三角肌区及肩胛区的结构

（二）肩胛区

1. 浅层结构　肩胛区皮肤较厚，与致密的浅筋膜紧密相连，内有来自颈丛的锁骨上神经分布。

2. 深层结构　深筋膜覆盖于各肌表面，肩胛冈下部深筋膜发达，成为腱质性。

（1）肌肉　肩胛区肌肉可分为浅、深两层。浅层为斜方肌；深层为冈上肌、冈下肌、小圆肌和大圆肌，在肩胛骨前方有肩胛下肌（表6-1）。

表6-1　肩部肌群

肌群	名称	起点	止点	作用	神经支配
浅层	三角肌	锁骨外1/3、肩峰、肩胛冈	肱骨三角肌粗隆	肩关节外展、前屈或后伸	腋神经、桡神经（$C_{5\sim6}$）
深层	冈上肌	肩胛冈上窝	肱骨大结节上压迹	肩关节外展	肩胛上神经（$C_{5\sim6}$）
	冈下肌	肩胛冈下窝	肱骨大结节中压迹	上臂外旋	肩胛上神经（$C_{5\sim6}$）
	小圆肌	肩胛冈下窝腋窝缘	肱骨大结节下压迹	上臂外旋	腋神经、桡神经（$C_{5\sim6}$）
	肩胛下肌	肩胛骨前面	肱骨小结节	肩关节内收、后伸、内旋	肩胛下神经（$C_{5\sim6}$）
	大圆肌	肩胛骨下角背面	肱骨小结节嵴	肩关节内收、后伸、内旋	肩胛下神经（$C_{5\sim6}$）

（2）肌腱袖　冈上肌、冈下肌、小圆肌和肩胛下肌的肌腱经过肩关节周围时，与关节囊愈着，围绕肩关节形成一近环形的腱板，称肌腱袖，也称肩袖（图6-11）。肌腱袖加强了肩关节的稳定性。当肩关节扭伤或脱位时，肌腱袖可被撕裂。

（3）血管和神经　有肩胛上动脉、旋肩胛动脉和肩胛上神经分布（图6-10）。

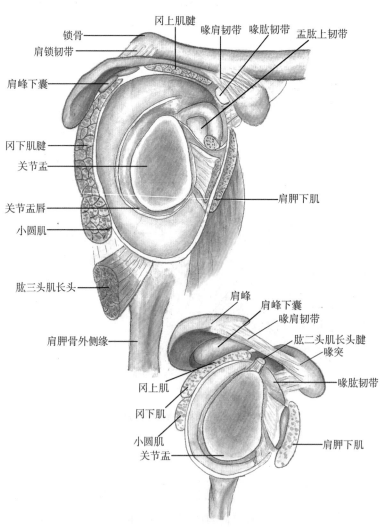

图6-11　肌腱袖

四、骨与关节

（一）骨

1. 锁骨　外侧端称肩峰端，与肩峰的内侧端形成肩锁关节；内侧端称胸骨端，与胸骨柄的锁切迹和第 1 肋软骨形成胸锁关节，锁骨是肩胛带和躯干之间唯一的骨性联系。锁骨中、外 1/3 交界为骨折最易发生部位，骨折内侧端受胸锁乳突肌牵拉向后上方移位，骨折外侧端由于胸大肌收缩和上肢重力向前下方移位，骨折片向内下移位可能损伤臂丛及腋血管。

2. 肩胛骨　位于胸壁后外面，介于第 2～7 肋骨之间。有上缘、外侧缘和内侧缘，下角、上角、外侧角和三个突起（肩胛冈、肩峰和喙突）。肩胛下角平第 7 肋或肋间隙。

3. 肱骨　通过肱骨头和肩胛骨关节盂形成杵臼关节。

（二）关节

肩部功能由肩关节、肩锁关节和胸锁关节协同参与完成。

1. 肩关节　也叫盂肱关节，属球窝关节，由较大的半球形肱骨头与浅圆的肩胛骨关节盂组成，可做屈、伸、收、展、旋内和旋外运动，是全身最灵活的关节，其灵活性和稳定性依赖于周围肌肉和软组织，也常发生脱位。

肱骨头的关节面面积大约是关节盂的 4 倍。关节盂被纤维软骨缘加深为盂唇。关节面有透明软骨覆盖，肱骨上的关节软骨中央部最厚，周边较薄，关节盂上的则相反。关节囊包裹关节，肱二头肌长头腱位于关节囊内。多数肩关节脱位发生在关节前方软组织薄弱处（图 6-12）。

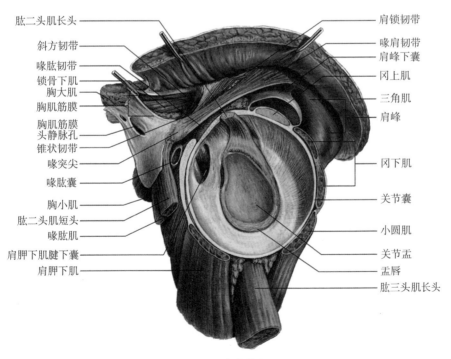

肱二头肌长头　——
斜方韧带　——
喙肱韧带　——
锁骨下肌　——
胸大肌　——
胸肌筋膜　——
胸肌筋膜
头静脉孔　——
锥状韧带　——
喙突尖　——
喙肱囊　——
胸小肌　——
肱二头肌短头　——
喙肱肌　——
肩胛下肌腱下囊　——
肩胛下肌　——

肩锁韧带
喙肩韧带
肩峰下囊
冈上肌
三角肌
肩峰
冈下肌
关节囊
小圆肌
关节盂
盂唇
肱三头肌长头

图 6-12　肩关节内面

2. 胸锁关节　是上肢与中轴骨之间唯一的骨性关节。关节面由锁骨的胸骨端和胸骨的锁切迹及相邻之第 1 肋软骨的上面组成。

3. 肩锁关节 是一带有关节内纤维软骨盘的滑膜平面关节。关节面位于锁骨的肩峰端和肩峰内侧缘之间，被强韧的关节囊完全包绕，上方被肩锁韧带和斜方肌附着纤维加强。肩锁关节及周围重要的韧带有肩锁韧带、喙锁韧带（斜方韧带和锥状韧带）、喙肩韧带（图 6-13）。如肩锁韧带、喙锁韧带断裂，即出现肩锁关节脱位，往往需要用喙肩韧带进行重建加强稳固性。

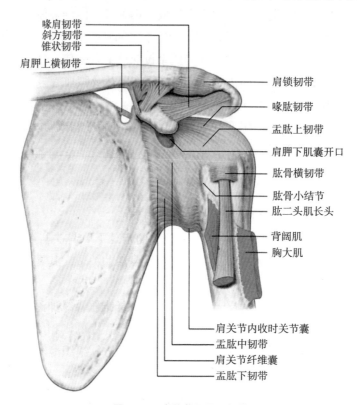

图 6-13 肩关节及周围韧带

五、肩部的血管与神经

（一）动脉

1. 腋动脉 在第 1 肋外侧缘处接锁骨下动脉，经腋窝至大圆肌下缘续于肱动脉。腋动脉以胸小肌为界分为三段（图 6-14）。

（1）第一段 自第 1 肋外侧缘至胸小肌上缘之间，是腋动脉位置最深的一段。此段发出的分支为胸上动脉，分布于第 1、2 肋间隙前部。

（2）第二段 位于胸小肌后方，此段发出两个分支：胸肩峰动脉穿锁胸筋膜后，分支营养胸大肌、胸小肌和三角肌等。胸外侧动脉沿胸小肌下缘与胸长神经伴行，分布于前锯肌和胸大、小肌。在女性发出分支至乳房外侧部。

（3）第三段 自胸小肌下缘至大圆肌下缘之间，是腋动脉最长、位置最浅的一段。主要分支有：①肩胛下动脉，沿肩胛下肌下缘向后下走行，分为旋肩胛动脉和胸背动脉。前者经三边孔入冈下窝，营养冈下肌等；后者与胸背神经伴行营养背阔肌。②旋肱前动脉，较为细小。③旋肱后动脉，较为粗大。旋肱前、后动脉分别绕过肱骨外科颈的前、后方，彼此吻合，分布于三角肌和肩关节。

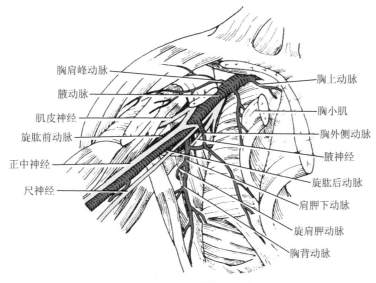

图 6-14 腋动脉及其分支

2. 肩胛上动脉 发自锁骨下动脉的甲状颈干，经肩胛上横韧带的上方进入肩胛区，分布于冈上、下肌。

3. 旋肩胛动脉 发自腋动脉的肩胛下动脉，经三边孔至冈下窝，与肩胛上动脉吻合。

4. 肩胛动脉网 位于肩胛骨的周围，是由三条动脉的分支相互吻合形成的动脉网。肩胛上动脉经肩胛上横韧带的上方至冈上窝；肩胛背动脉为颈横动脉的降支，沿肩胛骨内侧缘下行，分支分布于冈下窝内侧部；旋肩胛动脉经三边孔至冈下窝的外侧部。这是肩部的重要侧支循环途径，当腋动脉血流受阻时，可维持上肢的血供（图 6-15）。

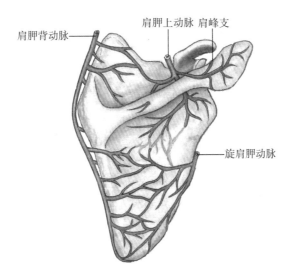

图 6-15 肩胛动脉网

（二）静脉

1. 腋静脉 位于腋动脉前内侧，两者之间为臂丛内侧束、尺神经、前臂内侧皮神经等，内侧有臂内侧皮神经，远端有腋淋巴结外侧群，近端有腋淋巴结尖群。

2. 锁骨下静脉 是腋静脉的直接延续，自第 1 肋骨外侧缘延伸至前斜角肌内侧缘，与颈内静脉汇合成头臂静脉，其属支有颈外静脉、肩胛背静脉。

3. 浅静脉 头静脉在锁骨下水平汇入腋静脉或锁骨下静脉。

（三）神经

位于腋窝内的部分为臂丛的锁骨下部，包括内侧束、外侧束和后束及其分支，围绕在腋动脉周围。在腋动脉的第一段，各束位于腋动脉后外方；在腋动脉的第二段，内、外侧束及后束分别相应地位于腋动脉的内侧、外侧和后方；在腋动脉的第三段，臂丛的各束发出分支（图 6-16）。臂丛主要分支如下。

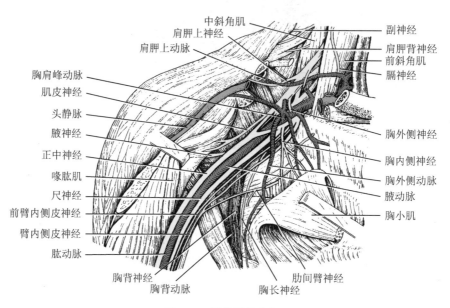

图 6-16　臂丛及其分支

1. 肌皮神经 发自臂丛外侧束，行向外下方穿喙肱肌至肱二头肌和肱肌之间。

2. 正中神经 由发自臂丛内侧束和外侧束的两根在腋动脉外侧合成，降入肱二头肌内侧沟。

3. 尺神经 发自臂丛内侧束，于腋动脉内侧降入肱二头肌内侧沟。

4. 腋神经 发自臂丛后束，伴旋肱后动脉穿四边孔，支配三角肌和小圆肌。

5. 桡神经 是臂丛后束中最粗大的分支，在背阔肌前面降入肱骨体中部后面的肱骨肌管。

6. 胸背神经 起自后束，沿肩胛骨外侧缘伴同名动脉下行至背阔肌。

7. 胸内、外侧神经 分别发自臂丛的内侧束和外侧束，分布于胸大肌和胸小肌。

8. 臂内侧皮神经、前臂内侧皮神经 均发自臂丛内侧束，分别分布于臂内侧和前臂内侧的皮肤。

9. 胸长神经 在锁骨上方发自内侧束，沿前锯肌表面与胸外侧动脉同行，支配该肌。在行乳腺癌手术时应注意保护该神经。

10. 肩胛上神经 发自臂丛锁骨上部，经肩胛上横韧带的下方进入冈上窝，与肩胛上动、静脉伴行，支配冈上肌和冈下肌。

第三节　臂　部

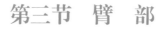

臂部介于肩部与肘部之间，被肱骨和臂内、外侧肌间隔分为臂前区和臂后区。

一、臂部基本结构

（一）浅层结构

臂前区的皮肤较薄，移动性较大。浅筋膜含脂肪组织较少，故薄而松弛。臂后区皮肤较厚，浅筋膜较致密。

浅静脉多由内、外侧转向前面，分别注入贵要静脉和头静脉。头静脉沿肱二头肌外侧沟上行，再经三角肌胸大肌间沟穿锁胸筋膜注入腋静脉或锁骨下静脉。贵要静脉在肱二头肌内侧沟下部上行，在臂中部穿深筋膜注入肱静脉或腋静脉。

臂上部内侧有肋间臂神经分布，臂下部内侧有臂内侧皮神经分布。臂外侧上皮神经起自腋神经，分布于三角肌区和臂外侧上部的皮肤。臂外侧下皮神经起自桡神经，分布于臂后区外下部的皮肤。臂后皮神经起自桡神经，分布于臂后面的皮肤。前臂后皮神经起自桡神经，约在臂后区中、下 1/3 交界处穿出深筋膜，分布于前臂后面皮肤（图 6-17）。

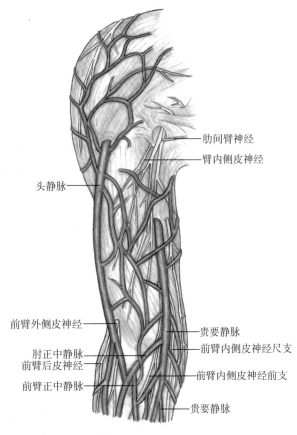

图 6-17　臂部浅层结构

（二）臂前区深层结构

1. 深筋膜与骨筋膜鞘　臂部的深筋膜称臂筋膜，向上方移行为三角肌筋膜、胸筋膜和腋筋膜，向下移行为前臂筋膜。臂筋膜发出臂内、外侧肌间隔，深入到臂屈肌和伸肌之间，并附着于肱骨，与肱骨共同围成臂前、后骨筋膜鞘。臂前骨筋膜鞘内含有穿经臂前区的肱血管、肌皮神经、正中神经、尺神经的一段和臂前屈肌群（图 6-18）。

2. 臂前区肌肉　可分为浅、深两层，浅层为肱二头肌，深层为喙肱肌和肱肌（表 6-2）。

表 6-2　臂部肌群

肌群	名称	起点	止点	作用	神经支配
前屈肌群	肱二头肌	长头：肩胛骨盂上结节 短头：肩胛骨喙突	桡骨粗隆	屈肘 前臂旋后	肌皮神经（$C_{5\sim7}$）
	喙肱肌	肩胛骨喙突	肱骨内侧缘中部	肩关节内收、前屈	肌皮神经（$C_{5\sim7}$）
	肱肌	肱骨干下部前面	尺骨粗隆	屈肘	肌皮神经（$C_{5\sim7}$）
后伸肌群	肱三头肌	长头：肩胛骨盂下结节 内侧头：肱骨背面（桡神经沟以下） 外侧头：肱骨背面（桡神经沟以上）	尺骨鹰嘴	伸肘	桡神经（$C_{5\sim8}$）
	肘肌	肱骨外上髁	鹰嘴、尺骨后面上 1/4 部	伸肘	桡神经（$C_{5\sim8}$）

图 6-17 中标注：肋间臂神经、臂内侧皮神经、头静脉、前臂外侧皮神经、肘正中静脉、前臂后皮神经、前臂正中静脉、贵要静脉、前臂内侧皮神经尺支、前臂内侧皮神经前支、贵要静脉

3. 血管和神经 臂前区血管神经束走行于肱二头肌内侧沟，包括肱血管、正中神经和尺神经等。

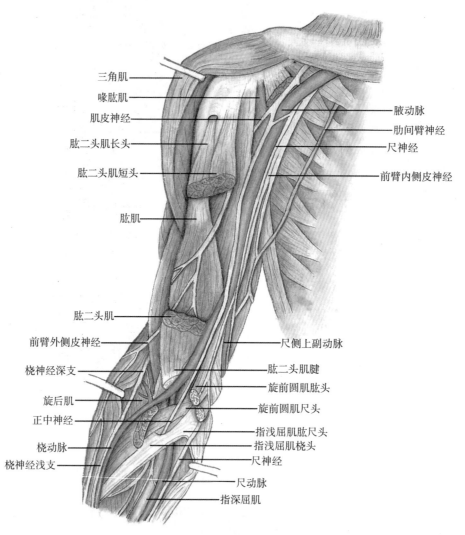

图 6-18 臂前区深层结构

（三）臂后区深层结构

1. 深筋膜 臂后区的深筋膜较前区发达，厚而坚韧。臂后骨筋膜鞘内有肱深血管、桡神经、尺神经的一段和臂后伸肌群等（图 6-19）。

2. 肱三头肌与肱骨肌管 臂肌后群只有一块，即肱三头肌，该肌与肱骨桡神经沟共同构成肱骨肌管，内有桡神经和肱深血管通过，故又称桡神经管。

3. 桡神经血管束 由桡神经和肱深血管组成，位于肱骨肌管内。

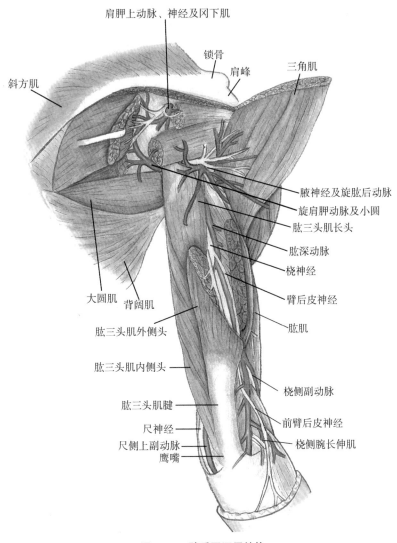

肩胛上动脉、神经及冈下肌

锁骨

肩峰

三角肌

斜方肌

腋神经及旋肱后动脉

旋肩胛动脉及小圆

肱三头肌长头

肱深动脉

桡神经

臂后皮神经

肱肌

大圆肌

背阔肌

肱三头肌外侧头

肱三头肌内侧头

桡侧副动脉

肱三头肌腱

前臂后皮神经

尺神经

桡侧腕长伸肌

尺侧上副动脉

鹰嘴

图 6-19　臂后区深层结构

二、肱骨

肱骨有一体和两端。球形的肱骨头和肩胛骨关节盂形成杵臼关节。肱骨小结节紧靠肱骨头，位于肱骨干的前方。肱骨小结节外侧一明显的凹槽称结节间沟，为肱骨大、小结节的分界线。肱骨远端在尺骨和桡骨间形成带有关节面的内上髁和外上髁（图 6-20）。

（一）肱骨上端

肱骨上端由肱骨头、解剖颈及大、小结节组成。肱骨头比半球体略小，关节面覆以透明软骨，中央较厚。当臂下垂时，关节面朝向后内上方的关节盂。肱骨的解剖颈与肱骨头的周缘紧密相邻，肱骨小结节位于解剖颈的前方稍远侧。肩胛下肌附着于小结节。肱骨大结节位于肱骨近端最外侧，在肩部突出。在其后上方靠近解剖颈处，有三个扁平压迹，冈上肌（最上）、冈下肌（居中）和小圆肌（最下，位于大结节之后）分别起于这三个压迹。大、小结节之间有结节间沟，容纳肱二头肌长头腱及其滑膜鞘和旋肱前动脉升支。

肱骨外科颈内侧紧邻腋神经和旋肱后血管。外科颈是肱骨近端骨松质和肱骨干骨密质交界的部位，较易发生骨折。

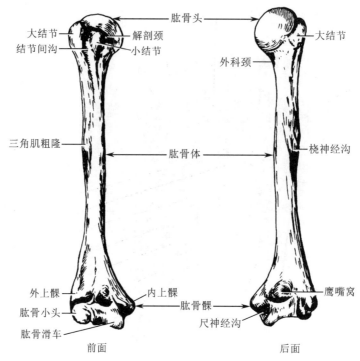

图 6-20　肱骨

（二）肱骨干

肱骨干近端呈圆柱形，远端呈三棱柱形。肱骨干各面有肩及上肢的各肌肉附着点（图6-21）。肱骨干后面自肱骨上部内侧、行向外下的浅沟为桡神经沟。该沟容纳桡神经及其分支和肱深血管通过。肱骨中部骨折可能损伤桡神经。

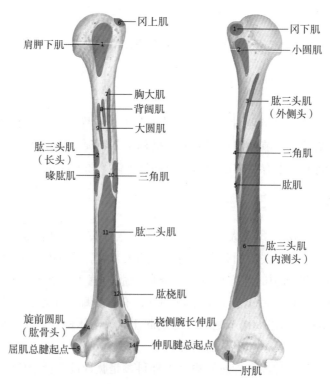

图 6-21　肱骨肌肉附着点

（三）肱骨下端

肱骨下端较扁，由肱骨小头、肱骨滑车、内上髁和外上髁组成。

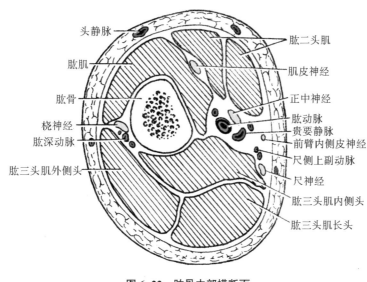

图 6-22 肱骨中部横断面

三、臂部的血管和神经

（一）动脉

肱动脉 在大圆肌下缘续于腋动脉，沿肱二头肌内侧沟下行至肘窝，沿途发出以下三个分支。

（1）肱深动脉 起自肱动脉起点处稍下方的后内侧壁，与桡神经伴行于桡神经沟中，分支营养肱三头肌和肱肌，在肱骨肌管内分为前、后两支。前支较粗大，称桡侧副动脉，与桡神经伴行穿外侧肌间隔。后支较细小，称中副动脉，在臂后区下行。

（2）尺侧上副动脉 平肱肌起点处发出，穿臂内侧肌间隔，伴尺神经至肘关节的后面。

（3）尺侧下副动脉 在肱骨内上髁的上方发出，至肘关节附近分前、后两支，参与肘关节动脉网的构成。

（二）静脉

1.肱静脉 有两条，伴行于肱动脉的两侧，向上汇成一条腋静脉。肱深静脉有两条，伴行于肱深动脉的两侧，汇入肱静脉。

2.浅静脉 臂部浅静脉可见头静脉、贵要静脉及肘部的肘正中静脉及其属支。

（三）神经

1.正中神经 与肱血管伴行于肱二头肌内侧沟，在臂上部行于肱动脉的外侧，约至臂中部，越过肱动脉前方至其内侧，下行至肘窝（图 6-18）。

2.尺神经 起自臂丛的内侧束，在臂上部行于肱动脉内侧，约在臂中部与尺侧上副动脉伴行，穿臂内侧肌间隔至臂后区（图 6-18）。

3. 桡神经 在大圆肌下缘，伴肱深血管行向下外，进入肱骨肌管，紧贴桡神经沟走行，穿臂外侧肌间隔，至肘窝外侧（图 6-19）。在行程中，发肌支支配肱三头肌。

4. 肌皮神经 起自臂丛外侧束，穿过喙肱肌至肱二头肌与肱肌之间，行向外下方，其末支在肘窝外上方，肱二头肌与肱肌之间穿出，移行为前臂外侧皮神经。肌支支配臂肌前群（图 6-18）。

第四节 肘 部

肘部介于臂与前臂之间，肱骨内、外上髁连线的上、下各二横指的环行线为其上、下界。通过肱骨内、外上髁的冠状面将该部分为肘前区和肘后区。

一、肘部基本结构

（一）肘部浅层结构

肘前区皮肤薄而柔软，浅筋膜疏松，浅静脉和皮神经行于皮下。肘后区皮肤厚而松弛，浅筋膜不甚发达。在皮肤与鹰嘴之间有滑膜囊，称鹰嘴皮下囊，与关节腔不相通，当有炎症或出血时滑膜囊可肿大。

1. 浅静脉 头静脉和贵要静脉分别行于肱二头肌腱的外侧和内侧。肘正中静脉自头静脉分出，斜向内上方注入贵要静脉。该静脉与深静脉之间有交通支，位置比较固定，是临床进行静脉穿刺或插管的常用部位（图 6-23）。前臂正中静脉常分两支，分别注入贵要静脉和头静脉。

2. 皮神经 前臂内侧皮神经在肘部分为前、后两支，分别行于贵要静脉的外侧和内侧。前臂外侧皮神经行于头静脉的后方，在肱二头肌腱的外侧、肱肌的浅面穿出深筋膜。

3. 肘浅淋巴结 又称滑车上淋巴结，位于肱骨内上髁上方，贵要静脉附近，收纳手和前臂尺侧半的浅淋巴管，其输出管与肱静脉伴行，注入腋淋巴结。

（二）肘前区

1. 深筋膜 由臂筋膜延续而来，下连前臂筋膜。从肱二头肌腱内侧，向下连于前臂筋膜的部分为肱二头肌腱膜，屈肘时可触及。该腱膜与肱二头肌腱交角处，是触及肱动脉搏动和测量血压的听诊部位（图 6-23）。

2. 肘窝 是肘前区的略呈三角形凹陷，其尖指向远侧（图 6-23）。

（1）境界 上界为肱骨内、外上髁的连线，下外侧界为肱桡肌，下内侧界为旋前圆肌。顶由浅入深依次为皮肤、浅筋膜、深筋膜和肱二头肌腱膜。底由肱肌、旋后肌和肘关节囊构成。

（2）内容物 有肱二头肌腱、血管、神经和淋巴结等。

肱二头肌腱是肘窝内的中心标志，其内侧为肱动脉及两条伴行静脉，再内侧为正中神经；其外侧有前臂外侧皮神经、桡神经及其分支。

肱动脉在约平桡骨颈平面分为桡、尺动脉，两者在肘窝内各自发出桡侧返动脉和尺侧返动脉参与肘关节动脉网的构成。桡动脉越过肱二头肌腱表面斜向外下，至前臂肱桡肌内侧；尺动脉经旋前圆肌尺头深面至前臂尺侧腕屈肌深面。

正中神经越过尺血管前方，穿旋前圆肌两头之间，进入指浅屈肌深面。桡神经约在肱骨外上髁前方或稍下方，分为浅、深两支，浅支为皮支，经肱桡肌深面至前臂；深支主要为肌支，穿旋后肌至前臂后区，改称骨间后神经。

　　肘深淋巴结位于肱动脉分叉处，收纳前臂深层的淋巴管，其输出管注入腋淋巴结。

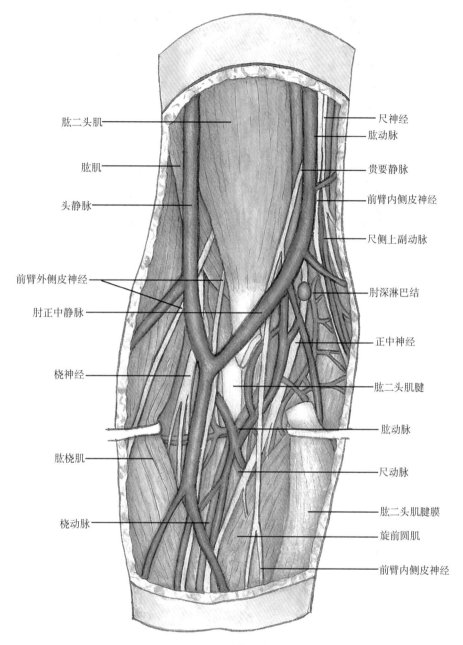

图 6-23　肘前区的结构

（三）肘后区

　　肘后区的深筋膜与肱骨下端和尺骨上端的骨膜紧密结合。

　　1. 肱三头肌腱　附着于尺骨鹰嘴。在肌腱与鹰嘴之间有鹰嘴腱下囊。肌腱的外侧有起于肱骨外上髁的前臂伸肌群。

　　2. 尺神经　行于肱骨内上髁后下方的尺神经沟内，其外侧紧邻鹰嘴。尺神经与皮肤之间仅隔以薄层结缔组织，可在肘后内侧沟处进行尺神经阻滞麻醉。由于尺神经在肘后区位置表浅，极易受损（图 6-24）。

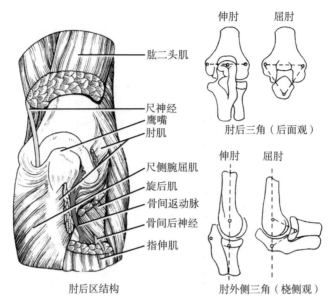

图 6-24　肘后区的结构

3. 肘后三角　肘关节屈曲呈直角时，肱骨内、外上髁和尺骨鹰嘴三点构成一尖向远侧的等腰三角形，称肘后三角。当肘关节伸直时，上述三点成一条直线。肘关节脱位或肱骨内、外上髁骨折时，三者的三角形关系发生改变。肱骨髁上骨折时，三点位置关系不改变。

4. 肘外侧三角和肘后窝　肘关节屈曲 90° 时，肱骨外上髁、桡骨头和尺骨鹰嘴尖端构成一尖向前的等腰三角形，称肘外侧三角。其中央点是肘关节穿刺的进针部位。肘关节伸直时，上述三点之间形成的凹陷称肘后窝，其深面有肱桡关节，深按可触及桡骨头。肘后窝也是常用的肘关节穿刺部位。当肘关节积液时，此窝可因肿胀而消失。

二、肘部骨骼和肘关节

（一）肘部骨骼

肘部骨骼包括肱骨下端和桡、尺骨上端（图 6-20、图 6-25）。

1. 肱骨下端　肱骨下端前后扁平，微向前方弯曲，由肱骨小头、肱骨滑车、内上髁和外上髁组成。外侧部前面有半球状的肱骨小头，与桡骨头相关节；肱骨小头前上方为桡窝。内侧部有滑车状的肱骨滑车，与尺骨的滑车切迹相关节。滑车的中间部较细；内侧缘肥厚，突向下方；外侧缘较薄，与肱骨小头之间以细沟相隔。滑车前上方可见冠突窝，滑车后上方为鹰嘴窝，伸肘时容纳尺骨鹰嘴。此两窝之间以薄骨板相隔，故易发生骨折。小头外侧和滑车内侧各有一突起，分别称外上髁和内上髁。内上髁大而显著，其前下面有肌肉、韧带附着；后方纵行的浅沟称尺神经沟，尺神经由此经过。外上髁略小，其前外侧面有前臂浅层伸肌群附着。下端与体交界处，即肱骨内、外上髁稍上方，骨质较薄弱，受暴力可发生肱骨髁上骨折。

2. 桡骨上端　桡骨上端包括桡骨头、桡骨颈及桡骨粗隆。桡骨头呈圆盘状，上面凹陷，称为关节凹，与肱骨小头相关节，桡骨头周缘有光滑的关节面，称为环状关节面；关节面的内侧深面宽广，与尺骨的桡切迹相关节，其他部分则浅而狭窄，有环状韧带环绕。桡骨头下侧较细的部分，称为桡骨颈，呈圆柱形，其上部有环状韧带，下部为旋后肌的附着部，桡骨颈的内下侧有一粗隆，称为桡骨粗隆。粗隆的后部粗糙，为肱二头肌腱附着处；其前部则光滑。桡骨头由于正位于从手和前臂传至上臂的力线上，而且当前臂旋转时，桡骨头与桡骨颈受到冲击，因此，桡骨颈的骨折较为常见。

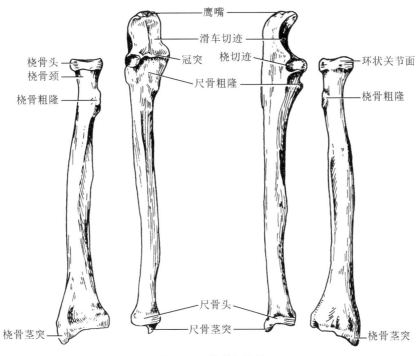

图 6-25 桡骨和尺骨

3. 尺骨上端 尺骨上端粗大，包括鹰嘴、冠突、滑车切迹及尺骨粗隆。滑车切迹为尺骨上端前面的半月形凹陷的关节面，与肱骨滑车相关节，切迹中部狭窄，常为鹰嘴骨折发生的部位。切迹后上方的突起称鹰嘴，根部较细，向下移行于尺骨体。鹰嘴前、后面光滑，上面粗糙，为肱三头肌及关节囊的附着部；内侧面的上部有肘关节尺侧副韧带及尺侧腕屈肌附着，下部有指深屈肌附着；外侧面有肘肌附着。冠突为滑车切迹前下方的突起。冠突下方的粗糙隆起称尺骨粗隆，为肱肌及前臂骨间膜的斜索附着部。前面的内侧缘锐薄，上部有肘关节尺侧副韧带及指浅屈肌的附着，下部有旋前圆肌、拇长屈肌附着。在内侧面有指深屈肌附着，外侧面有桡切迹，与桡骨头相关节。

（二）肘关节

1. 肘关节的结构特点 肘关节由肱骨下端与尺、桡两骨上端构成，包括三个关节：肱尺关节由肱骨滑车和尺骨滑车切迹构成；肱桡关节由肱骨小头和桡骨头的关节凹构成；桡尺近侧关节由桡骨环状关节面和尺骨桡切迹构成。上述三个关节包在一个关节囊内（图 6-26）。肘关节具有以下特点。

（1）构成肘关节的骨骼一方呈凹面，另一方呈凸面。

（2）肘关节的前后肌肉相当发达，屈伸运动有力，两侧骨骼因无肌肉覆盖而显得突出。

（3）肘关节囊前后壁薄而松弛，可使屈伸运动有充分余地。

（4）在肘关节的骨性组成部分中，尺骨鹰嘴的骨松质最多，肱骨内、外髁次之，桡骨头的骨松质最少。

（5）肘关节的两侧关节囊厚而紧张，并有坚强的桡、尺侧副韧带保护，增加关节的稳定性，可避免向两侧脱位。但囊的后壁最薄弱，常见桡、尺两骨向后脱位，移向肱骨的后上方。

　　所有这些结构特点均有利于肘关节的屈伸运动。桡骨头骨折影响关节沿纵轴的旋转运动，限制前臂的旋前和旋后，而肱骨下端及尺骨鹰嘴的骨折则影响肘关节的屈伸运动。

　　2. 肘关节的韧带

　　（1）桡侧副韧带　位于囊的桡侧，由肱骨外上髁向下扩展，止于桡骨环状韧带。

　　（2）尺侧副韧带　位于囊的尺侧，由肱骨内上髁向下呈扇形扩展，止于尺骨滑车切迹内侧缘。

　　（3）桡骨环状韧带　位于桡骨环状关节面的周围，两端附着于尺骨桡切迹的前、后缘，与尺骨桡切迹共同构成一个上口大、下口小的骨纤维环，容纳桡骨头，防止桡骨头脱出。幼儿4岁以前，桡骨头尚在发育之中，环状韧带松弛，在肘关节伸直位猛力牵拉前臂时，桡骨头易被环状韧带卡住，或环状韧带部分夹在肱桡骨之间，从而发生桡骨小头半脱位。

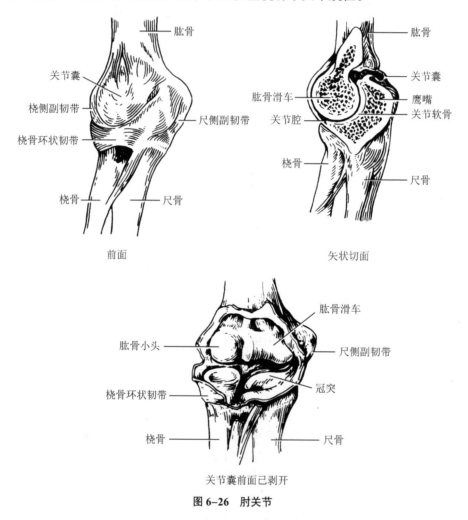

图 6-26　肘关节

　　3. 肘关节的运动　肘关节的运动以肱尺关节为主，做屈、伸运动，运动范围约140°，尺骨在肱骨滑车上运动，桡骨头在肱骨小头上运动。因肱骨滑车的内侧缘更为向前下突出，超过外侧缘约6mm，使关节的运动轴斜向下内，当伸前臂时，前臂偏向外侧，与臂形成165°～170°的提携角。肘关节的提携角使关节处于伸位时，前臂远离正中线，增大了运动幅度；关节处于屈位时，前臂贴近正中线，有利于生活和劳动的操作。肱桡关节能做屈、伸和旋前、旋后运动。桡尺近侧关节与桡尺远侧关节联合可使前臂旋前和旋后，运动范围为140°～150°。

4.肘关节的血供和神经 肘关节的动脉主要来自肘关节动脉网，肱动脉及其分布到肱肌的分支也分布到肘关节的前部和外侧部。

肘关节的神经支配是由正中神经、肌皮神经、桡神经和尺神经等分支分布。正中神经分支分布于关节囊的前内侧壁和前壁，肌皮神经分支分布于关节囊的前壁，桡神经分支分布于关节囊的后壁和前外侧壁，尺神经分支分布于关节囊的后壁和内侧壁，包括尺侧副韧带。各支分布区可相互重叠。

三、肘关节动脉网

肘关节动脉网由肱动脉、桡动脉和尺动脉的9条分支在肘关节周围吻合而成。该动脉网主要吻合有4个：①桡侧副动脉与桡侧返动脉的吻合。②中副动脉与骨间返动脉的吻合。③尺侧上副动脉、尺侧下副动脉后支与尺侧返动脉后支的吻合。④尺侧下副动脉前支与尺侧返动脉前支的吻合（图6-27）。

肘关节动脉网构成了肘关节周围丰富的侧支循环，在肱深动脉发出点以下结扎肱动脉时，通过肘关节动脉网形成的侧支循环，其远端的血液供应仍可得到代偿。

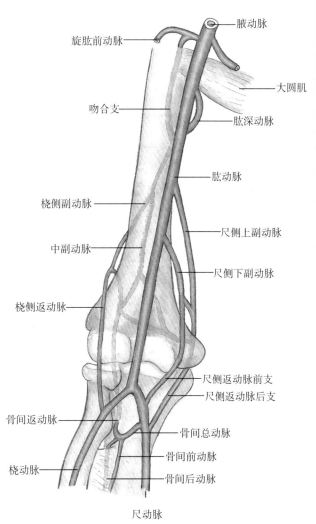

图 6-27 肘关节动脉网

旋肱前动脉 — 腋动脉 — 大圆肌 — 吻合支 — 肱深动脉 — 肱动脉 — 桡侧副动脉 — 尺侧上副动脉 — 中副动脉 — 尺侧下副动脉 — 桡侧返动脉 — 骨间返动脉 — 尺侧返动脉前支 — 尺侧返动脉后支 — 桡动脉 — 骨间总动脉 — 骨间前动脉 — 骨间后动脉 — 尺动脉

第五节　前　臂

前臂部介于肘部与手部之间，分为前臂前区和前臂后区。

一、前臂前区

前臂前区指位于桡、尺骨和前臂骨间膜以前的部分，主要包括前臂肌前群、血管和神经等结构。

（一）浅层结构

前臂前区皮肤较薄，移动性较大。前臂后区皮肤较厚，移动性小。浅筋膜内有头静脉和贵要静脉的主干及其属支和3条皮神经。

1.浅静脉 ①头静脉，位于前臂桡侧，在前臂上半部从背面转至前面。②贵要静脉，位于前臂尺侧，在肘窝下方由背面转至前面。③前臂正中静脉，行于前臂前面的正中，其管径和数目都不恒定，注入肘正中静脉或贵要静脉。

2. 皮神经　①前臂外侧皮神经，沿前臂外侧下行，分布于前臂外侧面皮肤。②前臂内侧皮神经，在前臂分成前、后两支。前支较大，分布于前臂前内侧部皮肤，后支分布于前臂后内侧部皮肤（图6-28）。

（二）深层结构

1. 深筋膜与前臂前骨筋膜鞘　前臂的深筋膜称前臂筋膜，薄而坚韧，近肘部有肱二头肌腱膜加强，远侧延伸至腕前区，形成厚而坚韧的腕掌侧韧带及其远侧深面的屈肌支持带。前臂筋膜伸入前、后肌群之间，形成前臂内、外侧肌间隔。

前臂前骨筋膜鞘由前臂内、外侧肌间隔、前臂前区的筋膜及尺、桡骨与前臂骨间膜共同围成。鞘内有前臂肌前群，桡、尺侧血管神经束，骨间前血管神经束和正中神经等。

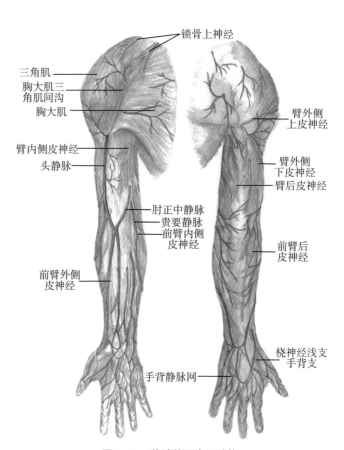

图 6-28　前臂前区浅层结构

2. 前臂肌前群　共9块，可分为4层。第1层有5块，从桡侧向尺侧依次为肱桡肌、旋前圆肌、桡侧腕屈肌、掌长肌和尺侧腕屈肌；第2层有1块指浅屈肌；第3层有2块，桡侧为拇长屈肌，尺侧为指深屈肌；第4层为旋前方肌（表6-3）。

表 6-3　前臂肌前群

肌群	名称	起点	止点	作用	神经支配
一层	肱桡肌	肱骨外上髁上方	桡骨茎突	屈肘、前臂旋前	桡神经（$C_{5\sim6}$）
	旋前圆肌	肱骨内上髁、前臂筋膜	桡骨中部外侧面	屈肘、前臂旋前	正中神经（$C_{6\sim7}$）
	桡侧腕屈肌	肱骨内上髁、前臂筋膜	第2掌骨底前面	屈肘、屈腕、手外展	正中神经（$C_{6\sim7}$）
	掌长肌	肱骨内上髁、前臂筋膜	掌腱膜	屈腕	正中神经（$C_{6\sim7}$）
二层	指浅屈肌	肱骨内上髁 尺、桡骨上半部前面	第2～5指中节指骨底	屈近指间关节及掌指关节、屈腕	正中神经（$C_6\sim T_1$）
	尺侧腕屈肌	肱骨内上髁、前臂筋膜	豌豆骨	屈腕、手内收	尺神经（$C_6\sim T_1$）
三层	指深屈肌	尺骨及骨筋膜前面	第2～5指远节指骨底	屈远指间关节及掌指关节、屈腕	正中神经 尺神经
	拇长屈肌	桡骨中1/3及骨筋膜前面	拇指远节指骨底	屈拇指	正中神经（$C_6\sim T_1$） （$C_{5\sim6}$）
四层	旋前方肌	尺骨远侧1/4前面	桡骨远侧1/4前面	前臂旋前	正中神经（$C_6\sim T_1$）

3. 血管神经束 前臂前区有四个血管神经束（图 6-29）。

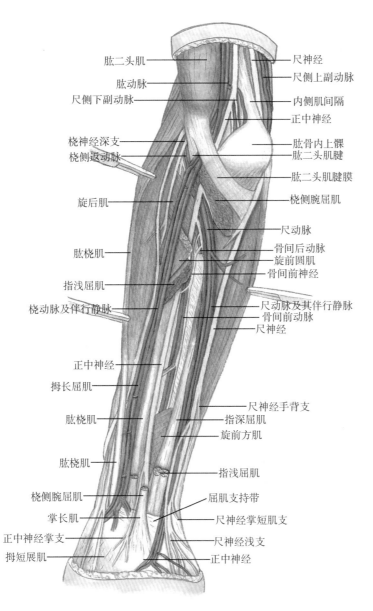

图 6-29 前臂前区深层结构

（1）桡血管神经束 由桡动脉及其 2 条伴行静脉和桡神经浅支组成，走行于前臂桡侧肌间隙内。

（2）尺血管神经束 由尺动、静脉和尺神经组成。

（3）正中血管神经束 由正中神经及其伴行血管组成。

（4）骨间前血管神经束 由骨间前血管和神经组成。

4. 前臂屈肌后间隙 是位于前臂远侧 1/4 段的潜在性间隙，在指深屈肌和拇长屈肌腱的深面，旋前方肌的浅面，其内侧界为尺侧腕屈肌和前臂筋膜，外侧界为桡侧腕屈肌和前臂筋膜。该间隙向远侧经腕管与掌中间隙相通，当前臂远侧段或手掌间隙感染时，炎症可相互蔓延。

二、前臂后区

（一）浅层结构

前臂后区皮肤较厚，移动性小。浅筋膜内有头静脉和贵要静脉的主干及其属支。有 3 条皮神经：前臂后皮神经分布于前臂后区中间部直至腕后区的皮肤；前臂内、外侧皮神经分布于前臂后区内、外侧面。

（二）深层结构

1. 深筋膜与前臂后骨筋膜鞘　前臂后区的深筋膜厚而坚韧，近侧部有肱三头肌腱膜加强，远侧部在腕背侧增厚形成伸肌支持带。前臂后骨筋膜鞘由前臂后区深筋膜，前臂内、外侧肌间隔，尺骨、桡骨和前臂骨间膜共同围成，其内有前臂肌后群和骨间后血管神经束等（图 6-30）。

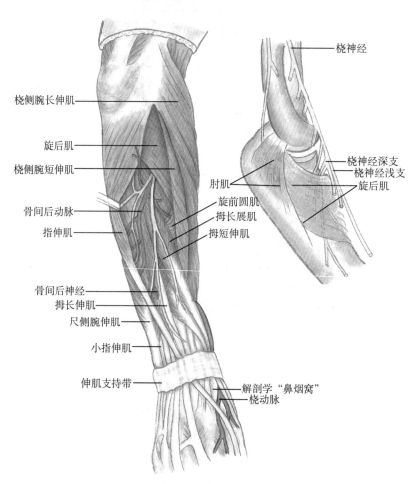

桡侧腕长伸肌
旋后肌
桡侧腕短伸肌
骨间后动脉
指伸肌
骨间后神经
拇长伸肌
尺侧腕伸肌
小指伸肌
伸肌支持带

桡神经
桡神经深支
桡神经浅支
旋后肌
肘肌
旋前圆肌
拇长展肌
拇短伸肌
解剖学"鼻烟窝"
桡动脉

图 6-30　前臂后区深层结构

　2. 前臂肌后群　共 10 块，分浅、深两层，每层各 5 块。

（1）浅层　自桡侧向尺侧依次为桡侧腕长伸肌、桡侧腕短伸肌、指伸肌、小指伸肌和尺侧腕伸肌。

（2）深层　各肌近平行排列，自桡侧向尺侧自上而下依次为旋后肌、拇长展肌、拇短伸肌、拇长伸肌和示指伸肌（表6-4）。

表 6-4　前臂肌后群

肌群	名称	起点	止点	作用	神经支配
浅层	桡侧腕长伸肌	肱骨外上髁	第2掌骨底背面	伸、外展桡腕关节	桡神经（$C_{6\sim8}$）
	桡侧腕短伸肌	肱骨外上髁	第3掌骨底背面	伸桡腕关节	桡神经（$C_{6\sim8}$）
	指伸肌	肱骨外上髁	第2～5指中节指骨底背面	伸第2～5指、伸腕	桡神经（$C_{6\sim8}$）
	小指伸肌	肱骨外上髁	小指指背腱膜	伸小指、伸腕	桡神经（$C_{6\sim8}$）
	尺侧腕伸肌	肱骨外上髁	第5掌骨底	伸、内收桡腕关节	桡神经（$C_{6\sim8}$）
深层	旋后肌	肱骨外上髁 尺骨上端	桡骨上1/3前面	前臂旋后	桡神经（$C_{6\sim8}$）
	指长展肌	桡尺骨背面	第1掌骨底	外展拇指及桡腕关节	桡神经（$C_{6\sim8}$）
	指短伸肌	桡骨背面	拇指近节指骨底	伸拇掌指关节	桡神经（$C_{6\sim8}$）
	拇长伸肌	尺骨背面	拇指远节指骨底	伸拇指	桡神经（$C_{6\sim8}$）
	示指伸肌	尺骨背面	示指指背腱膜	伸示指	桡神经（$C_{6\sim8}$）

由于拇长展肌、拇短伸肌、拇长伸肌经桡侧腕短伸肌的尺侧，从深层浅出，从而又将浅层肌分为两组：外侧组包括桡侧腕长、短伸肌及前群的肱桡肌；后组包括指伸肌、小指伸肌和尺侧腕伸肌。两组肌之间的缝隙无神经走行，是前臂后区手术的安全入路。

3.骨间后血管神经束　由骨间后血管和神经组成，位于前臂肌后群浅、深层之间。

二、桡骨和尺骨

（一）桡、尺骨的解剖特点

桡骨位于外侧，上端小、下端粗大；尺骨位于内侧，上端粗大、下端小。在肘关节的组成中，尺骨是稳定关节的主要部分，桡骨是次要部分；而桡腕关节仅有桡骨参与。桡、尺骨骨干之间借骨间膜相连。桡骨下端外形上粗细变化突然，骨质较松，是桡骨力学上的薄弱处，易于骨折。

（二）桡、尺骨的血供

1.血管

（1）尺骨滋养动脉　主要起自骨间前动脉、尺动脉及尺侧返动脉，少数还可起自骨间总动脉及骨间后动脉。尺骨滋养动脉斜穿尺骨滋养孔入尺骨髓腔，分支滋养尺骨骨髓及骨质。

（2）桡骨滋养动脉　主要起自骨间前动脉，少数可起自骨间总动脉、尺动脉、桡动脉及正中神经伴行动脉。桡骨滋养动脉穿滋养孔入桡骨髓腔后，分支滋养桡骨的骨髓及骨质。

（3）尺骨和桡骨干骺端动脉和骺动脉　主要起自肘关节动脉网及腕关节动脉网，穿入上、下端的骨松质中分支，并与尺、桡骨滋养动脉的分支吻合，形成小动脉网，滋养尺、桡骨的干骺端、骺、骺软骨（骺线）和关节软骨等结构。

（4）尺、桡骨骨膜动脉　来源较多，主要起自骨间前动脉，其余可起于骨间后动脉及邻近动脉干。尺、桡骨骨膜动脉在骨膜中形成小动脉网，滋养骨膜，并有细支进入尺、桡骨骨质，与尺、桡骨滋养动脉的分支吻合，滋养尺、桡骨密质的外侧约 1/3 部。

2. 神经　尺骨和桡骨的神经支配较复杂，主要发自臂丛在前臂的分支。

（1）起自骨间前神经、骨间前动脉丛及正中神经肌支等分支支配尺、桡骨前面大部分骨质和骨膜。

（2）起自尺神经的分支支配尺、桡骨上端前面、后面的骨质和骨膜。

（3）起自桡神经深支的分支支配尺、桡骨后面大部分骨质和骨膜。

三、前臂骨间连结

（一）骨间膜

前臂骨间膜是连结尺骨和桡骨的骨间缘之间的坚韧纤维膜。纤维方向是从桡骨斜向内下至尺骨（图 6-31）。当前臂处于旋前或旋后位时，骨间膜松弛。前臂处于半旋前位时，骨间膜最紧张，这也是骨间膜的最大宽度。因此，处理前臂骨折时，应将前臂固定于半旋前或半旋后位，以防骨间膜挛缩，影响前臂愈后的旋转功能。

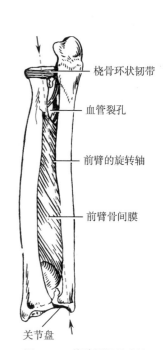

桡骨环状韧带

血管裂孔

前臂的旋转轴

前臂骨间膜

关节盘

图 6-31　前臂骨间的连结

（二）前臂的旋转运动

桡尺近侧和远侧关节是联动关节，前臂借此可做旋转运动，其旋转轴为通过桡骨头中心至尺骨头中心的连线。运动时，桡骨头在原位自转，而桡骨下端连同关节盘围绕尺骨头旋转，实际上只是桡骨做旋转运动。当桡骨转至尺骨前方并与之相交叉时，手背向前，称为旋前；与此相反的运动，即桡骨转回到尺骨外侧，称为旋后。

四、前臂的血管和神经

（一）血管

1. 桡动脉　桡动脉平桡骨颈高度自肱动脉发出后，近侧段行经肱桡肌深面，故肱桡肌尺侧缘是暴露桡动脉的标志。桡动脉远侧段在肱桡肌腱与桡侧腕屈肌腱之间下行至腕部。在腕部上方，其位置表浅，仅覆以皮肤和筋膜，能摸到桡动脉的搏动，是临床上脉诊的部位。桡动脉在近侧端发出桡侧返动脉，在腕前区发出掌浅支，向下行经鱼际表面或穿鱼际至手掌，参与组成掌浅弓（图 6-30）。桡静脉有两条，较细，与桡动脉伴行。

2. 尺动脉　尺动脉经旋前圆肌尺头深面，进入前臂前区。在前臂上 1/3 段，行于指浅屈肌深面，在下 2/3 段于尺侧腕屈肌的深面下行（图 6-29）。有两条尺静脉与尺动脉伴行。

尺动脉上端发出骨间总动脉和尺侧返动脉。骨间总动脉粗而短，又分为骨间前动脉和骨间后动脉。骨间前动脉自骨间总动脉分出后，在拇长屈肌和指深屈肌之间，沿骨间膜前面下行，至旋前方肌深面，行程中有两条同名静脉伴行。正中动脉自骨间前动脉发出，多数为一细小的分支，伴正中神经下降，分支营养正中神经，行程中有同名静脉伴行（图 6-29）。骨间后动脉是骨间总动脉的分支，与同名静脉伴行，经骨间膜上缘进入前臂后区，初居旋后肌深面，后从该肌下缘与拇长展肌起始部上缘之间穿出，在浅、深两层肌之间下行，分支营养邻近诸肌（图6-30），并发出骨间返动脉向上返行，参与构成肘关节动脉网。

（二）神经

1. 尺神经　尺神经从尺神经沟向下穿尺侧腕屈肌两头之间进入前臂前区，在前臂的上半部，位于指深屈肌与尺侧腕屈肌之间，与尺动、静脉相距较远。在前臂的下半部，尺神经位于尺侧腕屈肌的桡侧，并与尺动、静脉伴行。尺神经始终行于尺动、静脉的尺侧，经腕尺侧管入手掌。其肌支支配尺侧腕屈肌和指深屈肌尺侧半（图6-29）。在桡腕关节近侧约5cm处发出手背支，经尺侧腕屈肌腱与尺骨之间转向背侧，下行至手背。

2. 正中神经　正中神经从旋前圆肌的两头之间穿出，在此发出骨间前神经后，于指浅、深屈肌之间下行。在前臂下1/3段，正中神经位于桡侧腕屈肌腱与掌长肌腱之间，位置表浅，表面仅被以皮肤、浅筋膜和深筋膜。主干在前臂发出肌支支配旋前圆肌、桡侧腕屈肌、掌长肌和指浅屈肌，这些肌支均由正中神经的尺侧发出，故在其桡侧进行手术操作较安全（图6-29）。此外，掌长肌腱较细长，其粗细与正中神经相仿，手术中应注意区别。

3. 桡神经浅支和桡神经深支　桡神经在肱骨外上髁前方分为浅支和深支。

桡神经浅支沿肱桡肌的深面伴桡动脉的外侧下行（图6-29）。在前臂近侧1/3段，两者相距较远；中1/3段，两者相伴而行；在中、下1/3交界处，两者分开，桡神经浅支经肱桡肌腱深面转至前臂后区，下行至手背。

桡神经深支由桡神经发出后，向下后走行，发出肌支支配桡侧腕长、短伸肌和旋后肌，之后穿入旋后肌，在桡骨头下方5～7cm处穿出该肌，改称骨间后神经，与同名血管伴行，下行于前臂肌后群浅、深两层之间，分支支配前臂肌后群其余诸肌（图6-30）。

4. 骨间前神经　在正中神经穿旋前圆肌两头之间处，从神经干的背侧发出，与骨间前血管伴行，沿前臂骨间膜的前方、拇长屈肌和指深屈肌之间下行，至旋前方肌深面，进入该肌。发出肌支支配拇长屈肌、指深屈肌桡侧半和旋前方肌（图6-29）。

五、前臂肌与桡、尺骨骨折移位的关系

1. 尺骨上1/3骨折合并桡骨头脱位（Monteggia骨折）　多因急跑时跌倒，肘关节伸直或微屈时手掌着地所致。冲击先达尺骨使之骨折，继传递到肱桡关节，环状韧带断裂。尺骨上1/3骨折后引起缩短和成角，必然影响桡骨头，桡骨头多向前上方脱位。尺骨因肱肌的牵拉克服了肱三头肌的作用向前成角，桡骨头也因肱二头肌的牵拉和骨间膜的作用而向前脱位。

2. 桡骨近1/3旋前圆肌止点以上骨折　骨折近端由于旋后肌和肱二头肌作用处于屈曲和旋后位，远端因旋前圆肌和旋前方肌作用旋前并向尺侧移位，两断端向背侧成角，错位很严重。

3. 桡骨中1/3旋前圆肌止点以下骨折　骨折近端由于旋前圆肌与旋后肌作用平衡而处于中间位，并因肱二头肌的牵拉稍前移；远端因旋前方肌的作用居于旋前位稍偏向尺侧。

4. 桡、尺骨双骨折　此类骨折常见，多因急跑跌倒、手掌着地或外力直接作用于前臂引起。断端随力的方向、桡骨环绕尺骨的旋转位、骨间膜的作用和肌肉牵拉等因素而有不同变位、重叠、旋转、成角或侧方移位。当两骨靠近一个平面骨折时，两远断端常成角或短缩；当两骨在下1/3平面骨折时，两远断端因旋前圆肌的作用而彼此靠近。

5. 桡骨远端伸展型骨折（Colles骨折）　是一种最常见的骨折，多由身体向前扑跌、手掌撑

地引起。骨折发生于桡骨下端距腕关节面 2～4cm 处。骨折近端常保持正常位，远端随暴力方向和桡、尺侧腕伸肌的牵拉移向背上位，桡骨茎突与尺骨茎突相平甚或居其近侧，腕手呈餐叉式变形。由于桡骨腕关节面转向背侧，并因腕关节盘系于尺骨茎突上，有时伴有旋后扭转，所以腕部变宽，腕和手随桡骨向桡侧偏斜。

6.桡骨远端屈曲型骨折　系暴力作用于手背或腕背，断端被冲向前方，呈铲式变形，即 Smith 骨折或反 Colles 骨折。

7.桡骨中下 1/3 骨折合并桡尺远侧关节脱位　直接暴力及间接暴力均可引起，桡骨骨折多为横行或短斜行、长斜行。桡骨近端在旋前圆肌与旋后肌作用下处于中间位，桡骨远端因旋前方肌的作用旋前，向尺侧靠拢。桡尺远侧关节脱位，严重者造成三角软骨、桡尺远侧关节韧带及尺侧副韧带损伤，可引起尺骨茎突骨折。

第六节　腕　部

腕介于前臂和手之间，上界为尺、桡骨茎突近侧基底部的环线，下界相当于屈肌支持带的下缘水平，即拇指掌骨底平面。腕部是前臂的血管、神经和肌腱进出手的通路。

一、腕部软组织

（一）腕掌侧结构

1.浅层结构　腕掌侧皮肤薄而松弛，形成三条腕横纹：近侧纹约平尺骨头，腕中纹不恒定，远侧纹平屈肌支持带近侧缘。浅筋膜疏松，内有前臂内、外侧皮神经的分支分布，有数条浅静脉和浅淋巴管上行至前臂。

2.深层结构

（1）深筋膜　为前臂深筋膜在腕前区的延续，在腕前区增厚形成腕掌侧韧带和屈肌支持带。

腕掌侧韧带位于三条腕横纹深面，位置表浅，两侧与伸肌支持带相连，向上与前臂深筋膜相续，向下与屈肌支持带融合，对前臂屈肌腱有固定、保护和支持作用。

屈肌支持带又名腕横韧带，位于腕掌侧韧带的远侧深面，是厚而坚韧的纤维结缔组织，内侧端附着于豌豆骨和钩骨钩，桡侧端分两层附于手舟骨和大多角骨结节。掌长肌腱经该韧带的浅面下行入手掌，续为掌腱膜。

（2）腕桡侧管　屈肌支持带桡侧端分两层附着于舟骨结节和大多角骨结节，两层之间的间隙称为腕桡侧管，内有桡侧腕屈肌腱及其腱鞘通过。

（3）腕尺侧管　屈肌支持带内侧端与腕掌侧韧带之间的间隙，内有尺神经和尺动、静脉通过。腕尺侧管较腕桡侧管浅，尺神经在腕部表浅，易受损伤。

（4）腕管　由屈肌支持带与腕骨沟共同围成。管内有屈肌总腱鞘包裹的指浅、深屈肌腱、拇长屈肌腱及其腱鞘和正中神经。屈肌总腱鞘形成尺侧囊，拇长屈肌腱鞘形成桡侧囊。两腱鞘的长度均超出屈肌支持带近侧和远侧各 2.5cm。屈肌总腱鞘常与小指的指滑膜鞘相通。由于拇长屈肌腱鞘一直延续到拇指的末节，故拇长屈肌腱鞘与拇指的指滑膜鞘相连。正中神经在腕管内呈扁平状，紧贴屈肌支持带外侧端的深面，腕骨骨折或其他原因肿胀时可压迫正中神经，导致腕管综合征（图 6-32）。因其在腕管内较表浅，切割伤也易伤及正中神经。

（5）桡动脉及静脉　在屈肌支持带的上方，位于肱桡肌与桡侧腕屈肌腱之间。桡动脉在平桡骨茎突水平发出掌浅支，经屈肌支持带浅面进入手掌，与尺动脉终支吻合形成掌浅弓。桡动脉本干绕过桡骨茎突的下方，经拇长展肌腱和拇短伸肌腱深方到达"鼻烟窝"，再经第1、2掌骨间隙之间进入手掌，与尺动脉的掌深支吻合形成掌深弓。

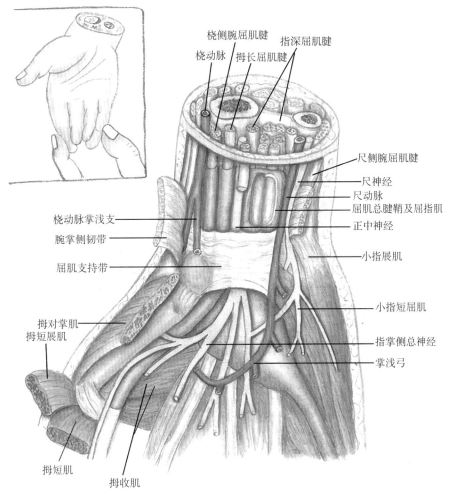

图 6-32 腕前区深层结构

3. 腕前结构的排列 通过屈肌支持带浅层的结构，由桡侧至尺侧依此是桡动脉及其伴行的静脉、桡侧腕屈肌腱、掌长肌腱、尺动脉及其伴行的静脉、尺神经。通过屈肌支持带深层的结构即通过腕管的结构，有指浅、指深屈肌腱和拇长屈肌等九条肌腱及其腱鞘和一条正中神经。当用力握拳时，腕前可见到三条纵行的肌性隆起。掌长肌位居中线上，其深面有正中神经通过。该腱的桡侧为桡侧腕屈肌腱，与桡骨茎突之间有桡动脉，是常用的脉诊部位。该腱的尺侧是尺侧腕屈肌腱。临床常用的腕前 Henrry 入路切口即经掌长肌腱与桡动脉间进入。

（二）腕背侧结构

1. 浅层结构 皮肤比腕前区厚。浅筋膜薄而松弛，内有浅静脉和皮神经。

头静脉和贵要静脉分别起始于腕后区桡侧和尺侧的浅筋膜内。桡神经浅支与头静脉伴行，越过腕背侧韧带（伸肌支持带）的浅面下行，在"鼻烟窝"附近分为 4～5 支指背神经。尺神经手背支在腕关节上方由尺神经分出，经尺侧腕屈肌腱与尺骨之间、尺骨茎突桡侧转入腕后区，分支至手背皮肤，并发出 3 条指背神经。在腕后区正中部有前臂后皮神经的终末支分布。

2. 深层结构

（1）伸肌支持带　由腕后区深筋膜增厚形成，又名腕背侧韧带。其内侧附于尺骨茎突和三角骨，外侧附于桡骨远端外侧缘。伸肌支持带向深方发出 5 个纤维隔，附于尺、桡骨的背面，形成 6 个骨纤维管道，有 9 条前臂伸肌肌腱及其腱鞘通过，从桡侧向尺侧依次如下：①拇长展肌与拇短伸肌腱及腱鞘；②桡侧腕长与腕短伸肌腱及腱鞘；③拇长伸肌腱及腱鞘；④指伸肌腱与示指伸肌腱及腱鞘；⑤小指伸肌腱及腱鞘；⑥尺侧腕伸肌腱及腱鞘（图 6-33）。

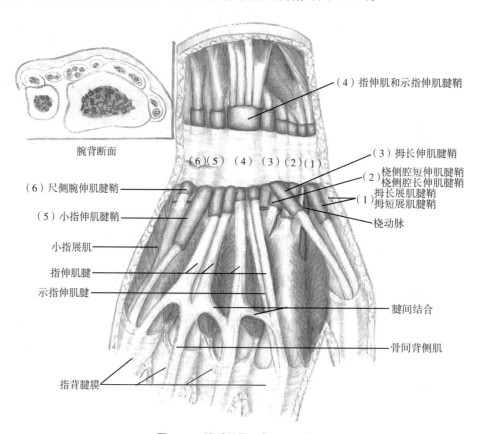

图 6-33　腕后区及手背深层结构

（2）解剖学"鼻烟窝"的境界及其内容　"鼻烟窝"的桡侧界为拇长展肌腱和拇短伸肌腱，尺侧界为拇长伸肌腱，近侧界为桡骨茎突，窝底为手舟骨和大多角骨。在窝内有桡动脉终支通过。手舟骨骨折时，"鼻烟窝"可因肿胀而消失，且可有压痛。此处也是切开拇伸肌腱鞘和结扎桡动脉的合理途径（图 6-33）。

二、腕骨

（一）腕骨的形态

腕骨由 8 块短骨组成，排成两列，每列各有 4 块。由桡侧向尺侧，近侧列依次为手舟骨、月骨、三角骨和豌豆骨；远侧列依次为大多角骨、小多角骨、头状骨和钩骨（图 6-34）。豌豆骨在三角骨的掌侧，因此豌豆骨与其他骨是分离的，是尺侧腕屈肌的附着点。在所有腕骨中，最大者为头状骨，其次为手舟骨。腕骨均以相邻的关节面构成腕骨间关节。近侧列的手舟骨、月骨、三角骨共同形成桡腕关节的关节头，与桡骨下端的关节面相关节。所有腕骨并非排列在一个冠状平面上，而是构成一个掌侧面凹陷的纵行浅沟，即腕骨沟。沟的桡、尺侧各有一隆起，分别为腕桡侧隆起和腕尺侧隆起，前者由手舟骨结节和大多角骨结节构成，后者由豌豆骨和钩骨钩构成。腕横韧带横跨于腕骨沟的尺、桡侧隆起上，形成腕管。在人跌倒手掌着地时，若手处于外展位，可因手舟骨直接对着桡骨产生舟骨骨折。月骨骨折常在第 3 掌骨有纵向叩击痛。

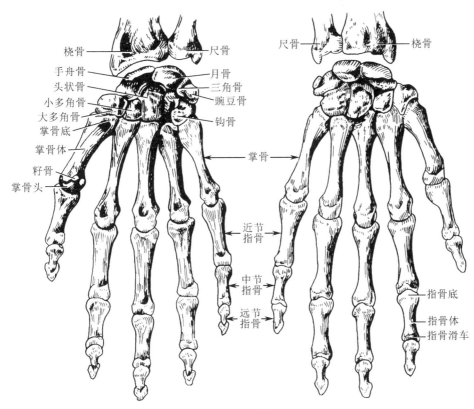

图 6-34　手骨

（二）腕骨的血供

由桡动脉、尺动脉和骨间前动脉的分支构成三个腕掌侧横弓和三个腕背侧横弓。这些血管横弓在纵向上，其内、外两侧通过尺动脉和桡动脉，远、近两端通过掌深弓的三条穿支和骨间前动脉，中央部通过各弓之间的分支而互相沟通，形成一个复杂而完整的动脉网。动脉网之间广泛吻合，保证了腕骨的血供不因某些主要动脉的损伤而中断。这些横弓中，腕掌侧近弓、远弓和腕背侧中弓是相对恒定的。腕背侧近弓是月骨和三角骨的主要血供来源，腕背侧中弓主要供应远侧列腕骨，也有少量分支供应月骨和三角骨。腕掌侧近弓主要供应月骨和三角骨的掌侧面，腕掌侧远弓供应远侧列腕骨。腕骨滋养动脉一般从腕骨的背侧面、掌侧面，以及内、外侧缘的非关节面等处进入骨内，在骨内行向中央，主干间多呈链状或网状吻合，并向周边逐级发出树枝样分支，直达关节软骨下区（图 6-35、图 6-36）。手舟骨和三角骨的滋养动脉多直接发自桡动脉和尺动脉的大分支，发生在舟骨腰部的骨折，因血供中断不易愈合，易发生舟骨坏死。

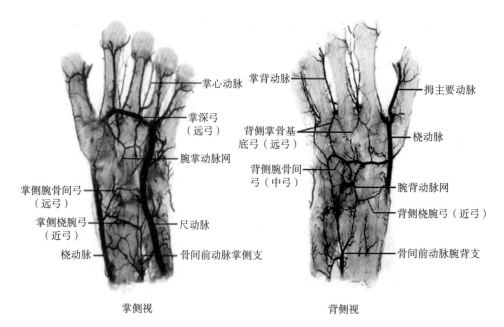

图 6-35　腕部血供图

掌侧视　　　　　　　　　　背侧视

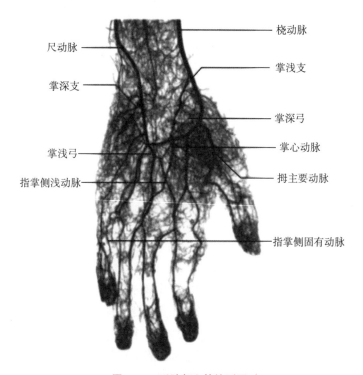

图 6-36　手腕部血管铸型图

三、腕部的关节

（一）桡腕关节

1. 桡腕关节的组成　桡腕关节为典型的双轴椭圆关节，关节窝由桡骨远端的腕关节面和尺骨头下方的关节盘形成，关节头由近侧列腕骨的舟骨、月骨和三角骨组成。在腕的自然体位，只有手舟骨、月骨与桡骨及关节盘相接触，三角骨只有在腕关节完全内收状态才与关节盘相对，舟骨与月骨的关节面大致相等，三角骨几乎不占重要位置，手部承担的重量主要通过手舟骨和月骨传递至前臂。桡骨远端关节面不在同一水平面，而是向掌侧和尺侧倾斜，分别形成掌倾角（10°～15°）与尺偏角（20°～25°）（图6-37），桡骨远端骨折复位时需注意恢复此角度。关节盘亦称三角软骨，由纤维软骨组成，平面略呈三角形，位于尺骨头与三角骨之间的狭长区域内，其底连于桡骨下端内侧的尺骨切迹下缘，与桡骨远端关节面相移行，尖部附于尺骨茎突的桡侧及其底小窝，部分与尺侧副韧带相连，参与形成三角纤维软骨复合体。关节盘的两面呈双凹形，其上面与尺骨头相关节，下面与月骨的内侧部和三角骨构成桡腕关节的一部分。关节盘的中央部厚3～5mm，有的呈膜状，约40%中央部有不同程度的穿孔，周围部较厚，与关节囊附着。关节盘将桡尺远侧关节腔和桡腕关节的关节腔分隔，当关节盘中央部穿孔时，两关节腔之间相通。关节盘在腕骨与尺骨的远端之间发挥缓冲垫的作用，并且还有紧密连结桡、尺骨和限制其过度运动的作用。在极度过伸桡腕关节并旋前或极度屈曲并旋后，同时腕部又遭受阻力的情况下（如扣打排球或旋动机器把手），最易发生关节盘撕裂。关节盘正常的解剖位置及与桡、尺骨的连结关系，对维持桡腕关节和桡尺远侧关节的完整性、运动有重要意义。当关节盘被撕裂时，将会严重影响桡腕关节的运动和前臂旋前旋后功能，是Colles骨折预后不良的原因之一。桡腕关节的关节囊通常与桡尺远侧关节及腕骨间关节分隔开，关节囊薄而松弛，近端连于桡、尺骨的下端，远端附于近侧列腕骨，关节囊周围有韧带加强（图6-38、图6-39）。

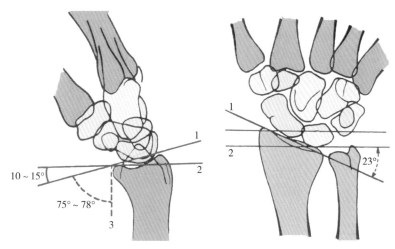

图6-37 桡骨远端掌倾角、尺偏角

2. 桡腕关节的韧带 腕部韧带的命名原则为从近侧到远侧，从桡侧到尺侧。桡腕关节有掌侧桡腕、尺腕，背侧桡腕及桡侧、尺侧副韧带加强（图6-40）。

腕掌侧韧带包括掌侧桡腕、掌侧尺腕韧带。掌侧桡腕韧带包括3条韧带：①桡舟头韧带，起自桡骨茎突和桡骨掌侧唇，斜向尺侧，行经舟骨腰部的横凹并与其有薄弱的连结，然后止于头状骨体掌桡侧的近端，该韧带较粗大。在这个韧带下缘和月骨的掌侧角之间有一个间隙，称Poirier间隙。②桡月韧带，紧邻桡舟头韧带的尺侧，起自桡骨茎突掌面，向内侧行走越过舟骨近端和舟骨骨间韧带的掌面及桡舟月韧带的末端，并与后两者间有部分连结，然后以粗大的纤维束止于月骨掌面的桡侧。③桡舟月韧带，位于桡月韧带的尺侧且位置较深，起自桡骨远端桡腕关节面髁间嵴的掌面，并沿髁间嵴向背侧稍微延伸，故起点呈三角形，韧带向远侧也呈三角形分布。大部分纤维止于舟骨近端的掌面，同时也覆盖近端舟月间隙，与舟月骨间韧带相交织，韧带的尺侧缘有小部分止于月骨掌面的桡侧缘。

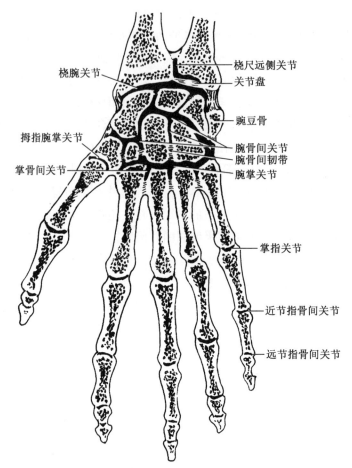

图 6-38　腕关节冠状面

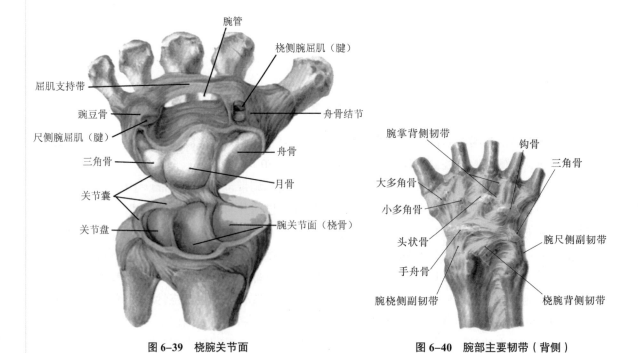

图 6-39　桡腕关节面　　　　　　　　　　　　图 6-40　腕部主要韧带（背侧）

掌侧尺腕韧带包括两条韧带：①尺月韧带，紧邻桡舟月韧带的尺侧，起自桡骨末端尺侧的掌面和关节盘掌缘的桡侧半，止于月骨尺侧半的掌面和月三角骨间韧带。此韧带扁宽，较为粗壮，但伸展性小。②尺三角韧带，位于尺月韧带的尺侧，两者相邻紧密，该韧带起自关节盘掌缘的尺侧半，垂直下行止于三角骨的掌面。

腕背侧韧带较薄弱，主要有：①桡月三角背侧韧带，起自桡骨茎突背面近桡侧，纤维近乎横行斜向尺侧越过月骨背面，止于三角骨背面的桡侧。②桡尺三角韧带，位于指伸肌腱鞘底，并与其有部分附着。纤维起自桡骨背侧近尺缘及关节盘背侧缘桡侧半，斜行越过月骨背面，止于三角骨近端。此韧带较为坚韧，与掌侧桡月韧带相对立。

桡侧副韧带位于桡腕关节的桡侧，为一圆束纤维，连于桡骨茎突尖部的背侧与舟骨结节及腕屈肌腱鞘底。其背侧与腕背关节囊相连，掌侧与桡舟头韧带相邻。根据此韧带的附着位置，也可将其命名为桡舟韧带。

尺侧副韧带位于桡腕关节的尺侧，较为薄弱，无明显的韧带结构，故有人建议称为腕关节囊的尺侧结构。这些稍增厚的结缔组织呈三角形，起于尺骨茎突基底部，纤维向下与关节盘尖部的纤维交错混合，然后止于豌豆骨、三角骨及腕横韧带的上缘。

在头状骨与月骨关节的掌面，三角头韧带与桡舟头韧带的末端有部分愈着，形成一弓桥状结构，称之为弓桥韧带。由于头月关节之间没有韧带相连，因而形成腕中关节不稳的潜在因素。此弓桥恰位于头月关节及 Poirier 间隙之上，故对于保护 Poirier 间隙及维持头月关节的稳定有重要作用。掌侧和背侧副韧带加强关节囊的前、后面，侧副韧带可防止桡腕关节过度内收或外展。

3. 桡腕关节的血供和神经支配 桡腕关节的血供来自桡、尺动脉的腕掌支和腕背支、骨间前动脉、掌深弓返支及骨间后动脉共同构成的腕掌侧网和腕背侧网。正中神经的骨间前神经和尺神经深支分布于桡腕关节掌面，桡神经的骨间后神经及尺神经的背侧支分布于关节的背面、桡侧和尺侧。

（二）桡尺远侧关节

1. 桡尺远侧关节的组成 桡尺远侧关节由两部分组成，即垂直部和横部，前者由桡骨的尺切迹与尺骨头环状关节面构成，后者由尺骨头和关节盘构成。桡骨的尺切迹表面覆盖一层透明软骨，尺骨头的环状关节面的深层为透明软骨，浅层为纤维软骨。桡尺远侧关节的关节囊薄弱且松弛，附于桡、尺骨相邻关节面的周缘。关节囊纤维层的前、后部较厚，滑膜层宽阔，其上部呈囊状膨出，突向前臂骨间膜下部的前方形成囊状隐窝。关节腔狭长，呈"L"形，由桡骨的尺切迹与尺骨头环状关节面之间，向内延伸至尺骨头关节面与关节盘近侧面之间（图 6-41）。

桡尺远侧关节有两条关节囊韧带加强，一条位于关节的前面，称为桡尺掌侧韧带，旋后时该韧带紧张；另一条位于关节的后面，称为桡尺背侧韧带，旋前时该韧带紧张。桡尺远侧关节主要依靠桡尺掌、背侧韧等和关节盘维持稳定。

2. 桡尺远侧关节的血供和神经支配 桡尺远侧关节的血供来自骨间前、后动脉的分支及腕掌、背侧网的分支。神经来自骨间前、后神经的分支。

（三）腕中关节

腕中关节又称腕横关节，广义上仍属腕骨间关节，位于近、远侧列腕骨之间，为滑膜关节，两关节面呈"～"状（图 6-38）。腕中关节分为内、外两部：内侧部凸向近侧，由头状骨的头和钩骨的近侧面，与舟骨、月骨和三角骨的远侧面构成，为变形的椭圆关节；外侧部凸向远侧，由大、小多角骨和舟骨的相邻面构成，为变形的平面关节。关节囊附于关节面的周缘，背侧面较掌侧面松弛。关节囊的掌侧部有腕辐射韧带，它起自头状骨的头，纤维呈辐射状止于舟骨、月骨和三角骨，其中以三角骨与头状骨之间的三角头韧带和三角骨与钩状骨之间的三角钩韧带较重要。关节囊的背侧有腕骨间背侧韧带，其纤维连于近、远侧列腕骨之间。腕中关节的关节腔广阔而不规则，可延伸至近、远侧列腕骨之间，腕中关节一般与桡腕关节联合运动。

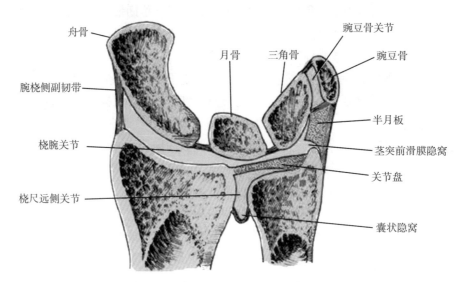

图 6-41　桡尺远侧关节和桡腕关节模式图

（四）腕骨间关节

1. 腕骨间关节的组成　腕骨之间的连结属于微动平面关节，可分为近侧列腕骨间关节、远侧列腕骨间关节（图 6-38）。

（1）近侧列腕骨间关节　由舟骨与月骨、月骨与三角骨和豌豆骨与三角骨构成。舟骨与月骨和月骨与三角骨之间没有独立的关节囊，相邻骨之间借 3 种韧带相连：①腕骨间掌侧韧带，有两条，位于桡腕掌侧韧带的深面，连于舟骨与月骨之间的为舟月韧带，连于月骨和三角骨之间的为月三角韧带。此外，在舟骨与大多角骨、小多角骨及头状骨之间有小韧带相连。②腕骨间背侧韧带，有两条，分别连于舟骨与月骨之间和月骨与三角骨之间的背面。③腕骨骨间韧带，有两条，分别连于舟骨与月骨的相对面，和月骨与三角骨的相对面的近侧，并与骨间掌、背侧韧带融合，将桡腕关节腔与腕骨间关节腔分开。舟骨、月骨和三角骨借上述三种韧带形成桡腕关节的关节头。

上述三种韧带可出现穿孔，其出现率约为 40%。此时，桡腕关节腔即与腕骨间关节腔相通，进而与腕中关节腔相通。豌豆骨与三角骨之间的连结称豌豆骨关节，有独立的关节囊和关节腔。关节囊松弛，附于关节面的周缘，关节腔狭窄，常与其他腕骨间关节腔相通。关节囊周围有两条韧带附着，一条为豆掌韧带，连于豌豆骨与第 5 掌骨底之间，另一条为豆钩韧带，连于豌豆骨与钩骨之间。豌豆骨的近侧借腕尺侧副韧带及桡腕掌侧副韧带牢固地附于尺骨茎突。豌豆骨及其相连的韧带可使尺侧腕屈肌的牵引力传递至远侧列腕骨及掌骨。

（2）远侧列腕骨间关节　由大多角骨与小多角骨、小多角骨与头状骨及头状骨与钩骨构成。相邻骨之间借下列韧带连结：①腕骨间掌侧韧带有 3 条，分别连于大、小多角骨之间，小多角骨与头状骨之间，头状骨与钩骨之间的掌侧。②腕骨间背侧韧带，有三条，分别连于上述各骨之间的背侧。③腕骨骨间韧带，连于远侧列各骨相对关节面的中部，将远侧列各腕骨间的关节腔分为近、远侧两部分。近侧部分与腕中关节腔相通，远侧部分与腕掌关节腔相通。

2. 腕骨间关节的血供和神经支配　腕骨间关节的血供来自腕掌侧网和腕背侧网的分支。骨间前神经分支分布于关节的掌侧，骨间后神经分支分布于关节的背侧。

（五）腕关节的运动

腕关节的运动形式主要为屈、伸、收、展和环转，同时与桡尺近侧关节联动，还可参与前臂旋转运动。腕关节运动主要靠桡腕关节，其次是腕中关节、腕骨间关节、桡尺远侧关节。

1. 桡腕关节　是典型的椭圆关节，可以绕两个轴运动，可做掌屈、背伸、外展、内收及环转运动。由于桡骨远端关节面存在掌倾角与尺偏角，同时桡腕掌侧韧带较为坚韧，腕后伸受到一定限制，因此，腕掌屈幅度大于背伸、内收幅度大于外展。腕环转运动为上述运动的复合运动。

2. 腕中关节、腕骨间关节　近、远侧列腕骨间关节的运动幅度很小，属微动关节，腕中关节的运动范围较大。腕部屈曲运动主要发生在桡腕关节，而在背伸时，腕骨间关节运动幅度较桡腕关节大。内收时，如手位于旋前位，则 4/5 运动发生在桡腕关节，旋后位时，则桡腕关节与腕骨间关节同等负担。外展运动几乎都发生在腕骨间关节，如伴有旋后位，则有 1/3 运动发生在桡腕关节。从腕部活动的整体上分析，腕中关节的活动度在腕部屈伸运动中小于 1/3，其余由桡腕关节完成。因此，在腕中部有疾病时，运动受限小于 1/3，只在运动极限时才发生疼痛。

3. 桡尺远侧关节　该关节与桡尺近侧关节属联动关节，前臂旋转时，尺骨不动，以桡骨的尺切迹围绕尺骨头做 150° 左右的弧形旋转，即做旋前、旋后运动。旋前或旋后运动的幅度可直接影响桡腕关节和腕骨间关节的运动幅度。

第七节　手　部

一、手的姿势

手以腕骨、掌骨、指骨及连结为枢纽，以手内、外肌为动力，在神经系统的支配下可以完成各种精细复杂的运动，手的重要姿势有以下四种。

（一）手的休息位

是指手位于自然静止姿势（如全麻或睡眠），即腕背伸 10°～15°，腕轻度尺侧倾斜，示指至小指呈半握拳状，各指尖皆指向腕舟骨结节，拇指轻度外展，拇指尖接近示指远侧指间关节。手的休息位是手最稳定的姿势，不易疲劳，肌张力处于平衡状态，骨折复位后稳定，易愈合，关节韧带处于松弛平衡状态，不易发生强直，是分析手部创伤的基础，也是修复肌腱确定张力的位置。

（二）手的功能位

是手部发挥最大功能的位置，即腕背伸 25°～30°，拇指外展、对掌，掌指及指间关节微屈（拇指处于对掌位），其余手指略分开，掌指关节及近侧指间关节半屈曲，而远侧指间关节微屈曲，如手握茶杯或鸡蛋的姿势。该姿势使手根据不同需要，能快速产生不同动作，尤其拇指能在最近距离产生对掌运动，便于最大程度发挥手的功能，手外伤后的功能位固定应以此为标准。拇指与其余四指在冠状面的运动为屈、伸，在矢状面的运动为内收、外展，拇指指腹与其余四指指腹靠拢的运动称对掌（图6-42）。

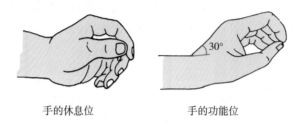

手的休息位   手的功能位

图6-42   手的休息位、功能位

（三）手部捏物的姿势

此种动作主要是拇指与示指产生捏物的姿势，如握笔，即第1掌骨的旋转及轻度外展，拇指指腹与示指指腹相对，拇指与示指的掌指关节及指间关节轻度屈曲，此时腕明显背伸。手部捏物的姿势是拇指的最大功能位。

（四）手的紧握姿势

是手集中屈曲力量的姿势，即紧握拳位。该姿势包括：手的腕掌关节、掌指关节、指间关节皆屈曲，手指内收位，拇指对掌内收位，拇指压在示、中指背侧，腕关节背伸位。该姿势表示手指最大屈曲度，是手部用力时最稳定的姿势。

二、手部软组织

手部软组织分为手掌、手背和手指三部分。

（一）手掌

手掌近侧于腕屈肌支持带下缘续腕前区，远侧于指蹼平面续手指。手掌有三条掌横纹：鱼际纹斜行于鱼际尺侧，近侧与腕远纹中点相交，深面有正中神经通过；掌中纹略斜行于掌中部，桡侧端与鱼际纹重叠；掌远纹横行，适对第3～5掌指关节的连线，其桡侧端稍弯向第2指蹼处。手掌的外侧部隆起称鱼际，内侧部隆起称小鱼际，小鱼际皮下组织中有长方形薄肌片，即掌短肌，起于掌腱膜内侧缘，止于手掌尺侧缘皮肤，该肌收缩可使小鱼际皮肤产生皱纹。两鱼际间的凹陷称掌心。

1. 浅层结构

（1）皮肤与浅筋膜   手掌部皮肤厚而坚韧，角化层较厚，汗腺丰富，无毛囊和皮脂腺。浅筋膜在鱼际和小鱼际处比较疏松，而在掌心部非常致密，由纤维隔将皮肤与掌腱膜紧密相连，并将浅筋膜分隔成许多小叶，浅血管、浅淋巴管和皮神经穿行其间。

（2）浅血管、浅淋巴管和皮神经   浅动脉细小、分支较多。由于手的握持功能，浅静脉、淋巴管不与动脉伴行，大部分流向手背。手掌桡侧2/3的皮神经为正中神经掌支，内侧1/3为尺神经掌皮支。

（3）掌短肌   位于小鱼际近侧的浅筋膜内，属于退化的皮肌，受尺神经浅支支配，可以固定浅筋膜，保护深面的尺血管神经。

2. 深层结构

（1）深筋膜　手掌的深筋膜两侧部较薄，覆盖鱼际肌和小鱼际肌，分别称鱼际筋膜和小鱼际筋膜；中间部呈尖端向上的三角形，为厚而致密、覆盖于指浅屈肌腱表面的腱性组织，称掌腱膜，由纵、横纤维构成。掌腱膜近侧尖端附着于屈肌支持带，并与掌长肌腱相延续；向远侧，掌腱膜形成四束长的纵行纤维束，分别向第 2～5 指展开，附着于各指的指纤维鞘和掌指关节侧副韧带，横行纤维在深层。掌腱膜有协助屈指肌腱屈指的功能，发生炎症或受到外伤后，可引起掌腱膜挛缩，导致手指畸形。在掌骨头处，由位于指蹼深面的掌浅横韧带与腱膜纵、横纤维束围成三个指蹼间隙，内含脂肪、血管、神经和蚓状肌腱，是手掌、手背及手指掌、背侧之间的通道（图 6-43）。深筋膜深层覆盖于掌骨及骨间掌侧肌的前面的一层筋膜叫做骨间掌侧筋膜。

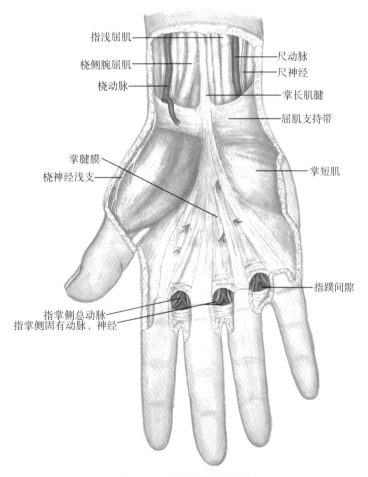

图 6-43　掌腱膜及指蹼间隙

（2）骨筋膜鞘　掌腱膜的内、外侧缘向深面发出，分别附着于第 1、5 掌骨的内、外侧肌间隔，因此在手掌筋膜下形成外侧鞘、内侧鞘和中间鞘三个筋膜间隙。

1）外侧鞘　又称鱼际鞘，由鱼际筋膜、外侧肌间隔和第 1 掌骨围成。内有鱼际肌（拇收肌除外）、拇长屈肌及其腱鞘，以及至拇指的血管、神经等。

2）内侧鞘　又称小鱼际鞘，由小鱼际筋膜、内侧肌间隔和第 5 掌骨围成。内有小鱼际肌及至小指的血管、神经等。

3）中间鞘　由掌腱膜，内、外侧肌间隔，骨间掌侧筋膜及拇收肌筋膜共同围成。内有指浅、深屈肌腱、蚓状肌、屈肌总腱鞘、掌浅弓和指血管、神经等（图 6-44）。

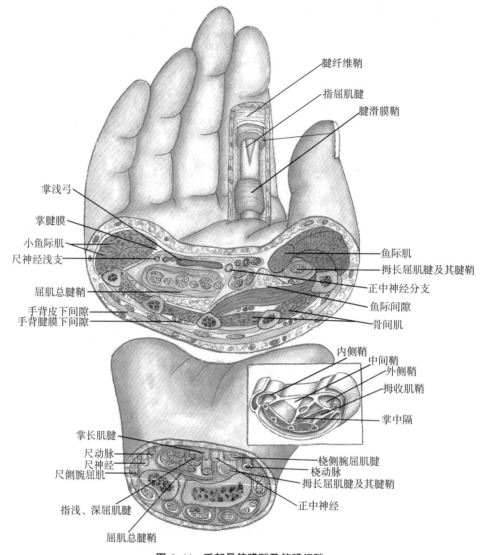

图 6-44　手部骨筋膜鞘及筋膜间隙

（3）筋膜间隙　位于掌中间鞘的深部，由掌中隔分隔成外侧的鱼际间隙和内侧的掌中间隙。掌中隔是连结于掌腱膜桡侧缘与第 3 掌骨表面的骨间掌侧筋膜之间的纤维组织隔。

1）掌中间隙　位于掌中间鞘尺侧半，近侧端位于屈肌总腱鞘深面，经腕管与前臂屈肌后间隙相交通，远侧端经第 2～4 蚓状肌鞘达第 2～4 指蹼间隙，进而可通向手背。此间隙的感染可经上述途径蔓延。

2）鱼际间隙　位于掌中间鞘桡侧半，示指屈肌腱、第 1 蚓状肌和拇收肌筋膜之间。其近侧端为盲端，远侧端经第 1 蚓状肌鞘与示指背侧相交通。

3）拇收肌间隙　是拇收肌与骨间掌侧筋膜之间的潜在间隙（图 6-44、图 6-45）。

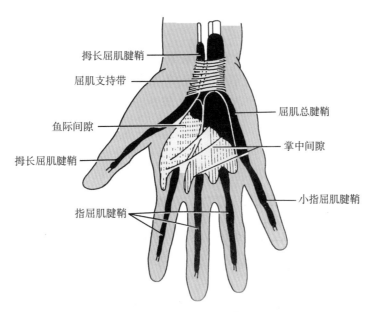

拇长屈肌腱鞘

屈肌支持带

鱼际间隙

拇长屈肌腱鞘

指屈肌腱鞘

屈肌总腱鞘

掌中间隙

小指屈肌腱鞘

图 6-45　手掌腱鞘及筋膜间隙

（4）手肌　分外侧群、中间群和内侧群三群（表 6-5）。

表 6-5　手部肌群

肌群	名称	起点	止点	作用	神经支配
外侧群	拇短展肌	腕横韧带、舟骨结节	拇指近节指骨底外侧缘及籽骨	外展拇指	正中神经（$C_{6\sim7}$）
	拇短屈肌	腕横韧带、小多角骨	拇指近节指骨底外侧缘及籽骨	屈拇掌指关节	正中、尺神经（$C_{6\sim8}$）
	拇对掌肌	腕横韧带、大多角骨	第 1 掌骨桡侧粗隆	拇指对掌（屈、旋前）	正中神经（$C_{6\sim7}$）
	拇收肌	斜头：腕横韧带、头状骨	拇指近节指骨底	内收、屈收拇指	尺神经（C_8）
中间群	蚓状肌	示、中指指深屈肌腱桡侧	第 2～5 指骨底背及指背腱膜	屈掌指关节、伸指间关节	正中神经（$C_{6\sim7}$）
		第 4、5 指指深屈肌腱桡侧			尺神经深支（C_8）
	骨间掌侧肌	第 2 掌骨尺侧缘	经示指尺侧缘止于指背腱膜	第 2、4、5 指内收，屈掌指关节，伸指间关节	尺神经深支（C_8）
		第 4、5 掌骨桡侧缘	经第 4、5 指桡侧缘止于指背腱膜		
	骨间背侧肌	第 1～5 掌骨背侧	经第 2～4 指桡侧止于近节指骨底及指背腱膜	第 2、4 指外展，屈掌指关节，伸指间关节	尺神经深支（C_8）
内侧群	小指展肌	豌豆骨、豆钩韧带	小指近节指骨底尺侧缘	屈及外展小指	尺神经深支（C_8）
	小指短屈肌	钩骨及腕横韧带	小指近节指骨底尺侧缘	屈及外展小指	尺神经深支（C_8）
	小指对掌肌	钩骨及腕横韧带	第 5 掌骨尺侧缘	小指对掌	尺神经深支（C_8）

（5）血管　手的血液供应来源于桡动脉和尺动脉。两动脉的分支在手掌彼此吻合成掌浅弓和掌深弓。

1）掌浅弓　由尺动脉终支和桡动脉掌浅支在掌腱膜深面吻合而成，有静脉与之伴行。掌浅弓的凸侧缘发出三条指掌侧总动脉和到小指尺侧的小指尺掌侧动脉，其中每条指掌侧总动脉分别从第 2～4 蚓状肌浅面行向指蹼间隙，再各自分为两条指掌侧固有动脉，分布于相邻两指的相对缘（图 6-46）。

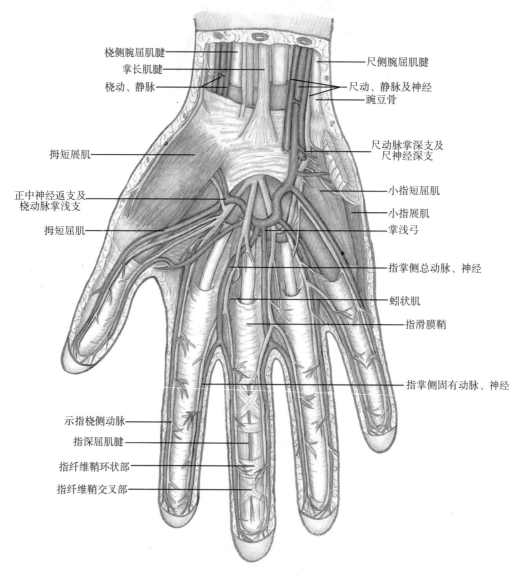

图 6-46　掌浅弓、正中神经及其分支

2）掌深弓　由桡动脉终支和尺动脉掌深支在掌骨和骨间肌浅面吻合而成，有静脉与之伴行。掌深弓的位置高于掌浅弓 1～2cm。由弓的凸侧缘发出三条掌心动脉，沿骨间掌侧肌下行，至掌指关节处分别与相应的指掌侧总动脉吻合（图 6-47）。

桡动脉从手背间隙穿第 1 掌骨间隙进入手掌后，先发出拇主要动脉，拇主要动脉分成三支，分布于拇指两侧缘和示指桡侧（图 6-48）。

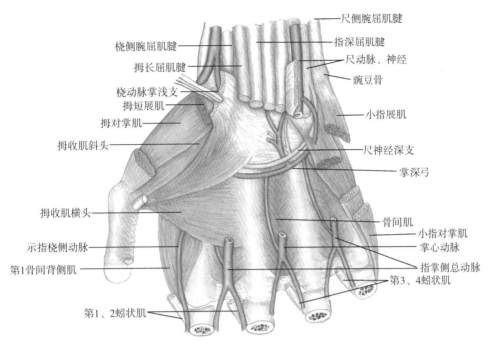

图 6-47 掌深弓、尺神经及其分支

（6）神经 分布于手掌的神经有正中神
经、尺神经及其分支。

1）正中神经 紧贴腕横韧带深面进入手
掌，通常先发出一返支，绕屈肌支持带远侧行
向近侧，多有桡动脉掌浅支伴行，是识别返支
的标志。返支支配除拇收肌以外的大鱼际诸
肌，返支表浅，易受损伤，可导致拇指丧失对
掌功能等。正中神经还发出三条指掌侧总神经
与同名动脉伴行至掌骨头处，各发出两条指掌
侧固有神经，分布于桡侧三个半指掌侧和中、
远节指背皮肤。正中神经还发出肌支并支配第
1、2 蚓状肌（图 6-46）。

2）尺神经 主干经屈肌支持带浅面伴尺
动脉入手掌，在豌豆骨桡侧下方分为浅、深两

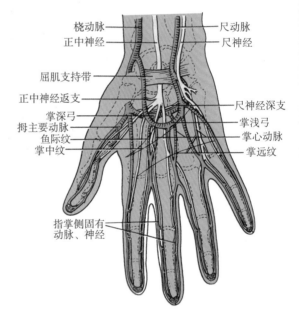

图 6-48 手部的血管神经投影

支。尺神经浅支伴行于尺动脉尺侧，分支至
掌短肌，再发出两个分支，其中一个为至小指尺侧缘的小指掌侧固有神经，另一个为指掌侧总神
经，该支再发出分布于小指、环指相对缘皮肤的指掌侧固有神经（图 6-46）。尺神经深支主要为
肌支，与尺动脉掌深支伴行，穿经小鱼际肌起始处后，伴行于掌深弓，发出分支支配小鱼际肌、
第 3、4 蚓状肌、所有骨间肌和拇收肌。深支经豌豆骨与钩骨间的一段位置表浅，损伤后临床上
表现为"爪形手"（图 6-47、图 6-48）。

（二）手背

1. 浅层结构 手背的皮肤薄而柔软，富有弹性，移动性较大。浅筋膜薄而松弛，内有丰富的浅静脉、浅淋巴管和皮神经（图 6-49）。

（1）手背静脉网 手背浅静脉相互吻合成手背静脉网，收集手部大部分静脉血。手背静脉网的桡、尺侧半分别汇合成头静脉和贵要静脉。手的静脉回流一般由掌侧流向背侧，从深层流向浅层。手背的浅淋巴管与浅静脉伴行。

（2）皮神经 手背的皮神经有桡神经浅支和尺神经手背支，分别分布于手背桡侧半和尺侧半的皮肤，以及各两个半手指的指背皮肤（示、中指及环指桡侧半中远节背侧皮肤除外）。

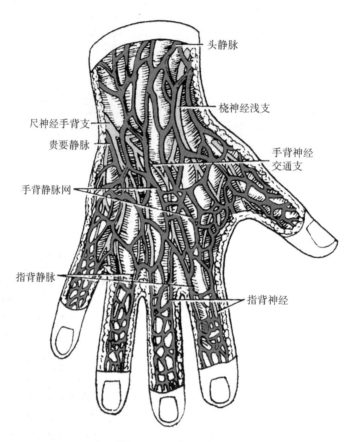

图 6-49 手背浅层结构

2. 深层结构

（1）手背筋膜 为手背的深筋膜，分浅、深两层。

1）浅层 为伸肌支持带的延续，与指伸肌腱融合为手背腱膜，该腱膜两侧分别附着于第 2 掌骨和第 5 掌骨。

2）深层 覆盖于第 2～5 掌骨和第 2～4 骨间背侧肌浅面，称骨间背侧筋膜。在第 2～5 掌骨近、远两侧端，手背筋膜浅、深两层相互融合。

（2）筋膜间隙 由于手背筋膜在掌骨近、远两侧端彼此融合，因此在手背浅筋膜、手背腱膜和骨间背侧筋膜之间形成两个筋膜间隙。

1）手背皮下间隙 为手背浅筋膜和手背腱膜之间的间隙。

2）腱膜下间隙 为手背腱膜与骨间背侧筋膜之间的间隙。

上述两个筋膜间隙都比较疏松，且两者常有交通，因此，手背感染时，炎症可相互蔓延，致使整个手背肿胀明显。

（3）指伸肌腱 在手背，指伸肌腱共有四条，与手背深筋膜浅层融合，分别至第 2～5 指。

指伸肌腱薄而扁，至第 2 ～ 5 指末节指骨底移行为指背腱膜。在近掌骨头处，各指伸肌腱被三条称为腱间结合的斜行腱纤维束连结（图 6-33）。腱间结合的作用是伸指时，各肌腱彼此牵拉，协同动作。

（三）手指

手指借掌指关节与手掌相连，运动灵活，分为掌侧和背侧。

1. 浅层结构

（1）皮肤　手指掌侧皮肤较厚，无毛和皮脂腺，富有汗腺。在指腹处，神经末梢非常丰富，感觉敏锐。手指背侧皮肤较薄，皮下脂肪较少。指端背面有指甲（皮肤的衍生物，由真皮增厚形成），指甲深面的真皮称甲床。指甲根部的表皮生发层是指甲的生长点，手术时应保护。围绕指甲根部和两侧的皮肤皱襞为甲廓，受伤时易引起甲沟炎。

（2）浅筋膜　手指掌侧面浅筋膜较厚，在指端脂肪组织聚集成球状，有纤维介于其间，将皮肤连于指屈肌腱鞘，当刺伤时，可导致腱鞘炎。

（3）指髓间隙　又称指髓，位于各指远节指骨远端 4/5 掌侧骨膜与皮肤之间的密闭间隙。间隙两侧、掌面和末端都是致密的皮肤，近侧有纤维隔连于指远纹皮下和指深屈肌腱末端。指髓间隙内有许多纤维隔连于远节指骨膜和指腹皮肤间，将间隙内脂肪分隔成许多小叶，并有丰富的血管、神经行于其中。指端感染时，局部肿胀，压力增高，压迫神经引起剧烈疼痛，压迫血管可导致远节指骨缺血坏死。此时应行指端侧方切开引流术，必须切开纤维隔才能引流通畅（图 6-50）。

（4）手指的血管和神经　每个手指的动脉分别有行于掌侧和背侧的指掌侧固有动脉和指背动脉各两条，有同名神经与之伴行。手指的静脉主要位于背侧。

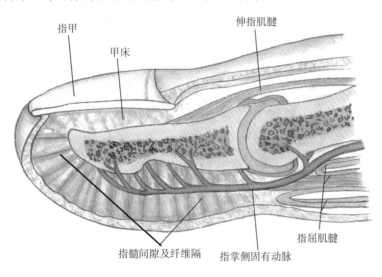

指甲　　甲床　　　　　　伸指肌腱

指屈肌腱

指髓间隙及纤维隔　　指掌侧固有动脉

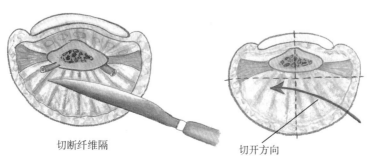

切断纤维隔　　　　切开方向

图 6-50　指髓及切开引流术

2. 深层结构

（1）指浅、深屈肌腱　拇指屈肌腱只有一条，其余各指均有浅、深两条肌腱，行于各指的指腱鞘内。在近节指骨处，指浅屈肌腱位于指深屈肌腱掌侧，继而向远侧分成两股，附着于中节指骨的两侧缘，其中间形成腱裂孔，指伸屈肌腱通过腱裂孔后继续行向远侧，止于远节指骨底（图6-51）。指浅屈肌主要屈近侧指间关节，指深屈肌主要屈远侧指间关节。两腱各有独立的活动范围，又互相协同增强肌力。

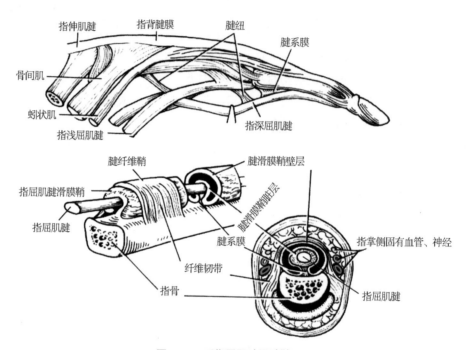

图 6-51　手指屈肌腱及腱鞘

（2）指腱鞘　是包绕指浅、深屈肌腱的鞘管，由腱纤维鞘和腱滑膜鞘组成。

1）腱纤维鞘　是手指深筋膜增厚的部分，附着于指骨和指关节囊两侧而形成的一骨纤维性管道，对肌腱起约束、支持作用，并可增强肌力。

2）腱滑膜鞘　是包绕各指屈肌腱的双层囊管状结构，位于腱纤维鞘内，分脏、壁两层。脏层紧贴肌腱表面，壁层衬于纤维鞘内面和骨面。脏、壁两层在肌腱与指骨之间的移行处称腱系膜或腱纽，内有出入肌腱的血管、神经通过。拇指与小指腱滑膜鞘分别与桡侧囊、尺侧囊相通，其余指的两端多为封闭的，第2～4指的滑膜鞘从远节指骨底向近侧延伸，直达掌指关节处（图6-51、图6-52）。

（3）指伸肌腱　越过掌骨头后向两侧扩展，包绕掌骨头和近节指骨背面，形成指背腱膜，又称腱帽。该腱膜向远侧分成三束，中间束止于中节指骨底，两条侧束在中节指骨背面合并后，止于远节指骨底。当中间束断裂时，不能伸近侧指间关节；两侧束断裂时，不能伸直远侧指间关节，呈"锤状指"；三束皆断时，全指呈屈曲状态。

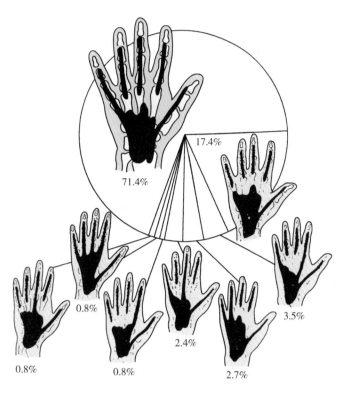

图 6-52　手部的腱滑膜鞘类型

三、掌骨和指骨

（一）掌骨

掌骨共 5 块，为小型长骨，由桡侧向尺侧依次为第 1～5 掌骨。掌骨分一体两端，近侧端称为底，与远侧列腕骨相关节。体呈棱柱形，稍向背侧弯曲。远侧端为掌骨头，呈球形，与指骨相关节。其中第 1 掌骨连同拇指在人类进化中向前方旋转了约 90°，与其余四指相垂直，而不在同一平面排列，其屈、伸、收、展方向也与其余四指不同。第 1 掌骨底关节面呈鞍状，与大多角骨相关节，为双轴关节。因此，人类拇指在手劳动功能中占据重要地位。

（二）指骨

拇指为两节，其余各指均有三节指骨，由近侧向远侧依次为第 1 节指骨（近节指骨）、第 2 节指骨（中节指骨）和第 3 节指骨（末节指骨）。指骨也是小型长骨，每节指骨也分底、体、头三部。近节指骨底为卵圆形凹陷的关节面，与掌骨小头相关节。指骨头的关节面呈滑车形式，称指骨滑车，与中节的指骨底相关节。末节指骨的远侧端稍膨大且粗糙，名甲粗隆（图 6-34）。

第八节　上肢皮神经的节段性支配

上肢皮神经分布也有一定规律：在组成神经丛的神经顺序中，最上、最下者分布到上肢近侧部近躯干处；而顺序中间的诸神经，则分布于上肢的远侧部。分布到上肢的臂丛由第 5～8 颈神经和第 1 胸神经部分前支组成，其中第 5 颈神经和第 1 胸神经分布到上肢较近侧，顺序中第 6、

7、8 颈神经则分布到上肢的远侧、手部（图 6-53），相邻节段的皮神经分布常有重叠性。临床颈脊髓损伤时，常根据上肢皮肤某区域感觉关键点的改变来反推相应脊髓节段损伤的情况，如肩峰处代表颈脊髓第 4 节，肘窝外侧代表颈脊髓第 5 节，手虎口区代表颈脊髓第 6 节，中指代表颈脊髓第 7 节，小指代表颈脊髓第 8 节，肘窝内侧代表胸脊髓第 1 节。

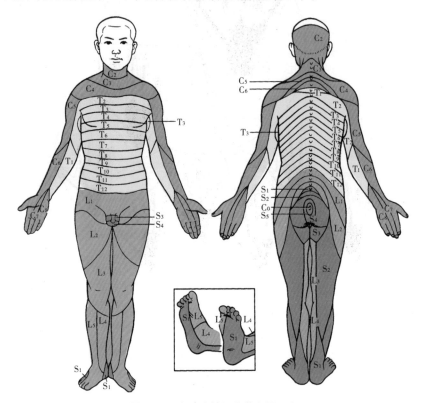

图 6-53　上肢皮神经的节段性分布

第七章

下 肢

下肢的功能主要是支持体重、维持直立姿势和运动，与上肢相比，结构虽相似，但形态和功能上有差异。下肢的特征是：骨骼粗大，关节面宽广；骨连结的构造较复杂，关节的辅助结构多且坚韧；肌肉亦较上肢发达。下肢的稳定性大于灵活性。

下肢以腹股沟、髂嵴前份与腹部分界，以髂嵴后份与背部的腰区分界，以髂后上棘至尾骨尖的连线与骶区分界，以会阴股沟与会阴分界。可分为臀部、股部、膝部、小腿部、踝部和足部。

第一节　概　述

本节阐述的主要是下肢的表面解剖。

一、常用的骨性体表标志

1. 髂嵴　髂骨翼上缘，位于皮下，其最高点约平第 4 腰椎棘突。

2. 髂结节　髂前上棘的后方 5 ~ 7cm 处，为髂嵴外唇向外突起的部分。临床上常在此骨面平坦处做骨髓穿刺。

3. 髂前上棘　即髂嵴前端明显的突起。

4. 耻骨联合上缘　在两侧腹股沟内侧端之间可摸到的骨性横嵴。

5. 耻骨结节　即耻骨联合外上方的骨性隆起。

6. 髂后上棘　即髂嵴的后端，瘦人为一骨性突起，皮下脂肪较多者则为一皮肤凹陷。此棘约平第 2 骶椎棘突，亦对骶髂关节的中部。

7. 坐骨结节　即坐骨最低部，坐位时与凳子相接触，在皮下易摸到。

8. 股骨大转子　为股骨颈与股骨体交界处向上外侧的方形隆起，构成髋部向外侧最突出的骨性边界。

9. 股骨内、外侧髁和胫骨内、外侧髁　都在膝关节两侧皮下。股骨下端的膨大为股骨内、外侧髁，胫骨上端的膨大为胫骨内、外侧髁。

10. 髌骨　在膝关节前面皮下，股四头肌肌腱内。

11. 胫骨粗隆　为胫骨内、外侧髁前下方的骨性隆起，向下续于胫骨前缘。

12. 胫骨内侧面　位于皮下，向下可延至内踝。

13. 腓骨头　为腓骨上端膨大的部分，位于胫骨外侧髁的后外方，位置稍高于胫骨粗隆。

14. 外踝　为腓骨下端一窄长的隆起，比内踝低。

15. 内踝　为胫骨下端内侧面的隆凸。

16. 舟骨粗隆　为足内侧缘后部，足舟骨内下方的隆起。

17. 第 5 跖骨粗隆　为足外侧缘，第 5 跖骨底向后的突出。

18. 跟骨结节　即跟骨后端的隆起，为跟腱的附着处。

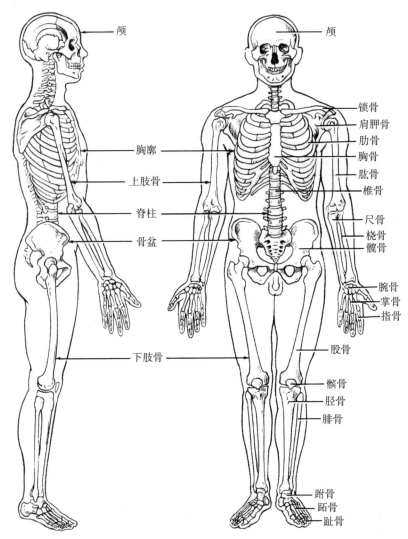

图 7-1　下肢的骨性体表标志

二、软组织体表标志

1. 腹股沟　为腹部与股前部分界的沟。

2. 臀大肌　形成特有的臀部圆隆的外形。起自髂骨翼外面和骶骨背面，止于髂胫束和臀肌粗隆。

3. 臀股沟　又称臀沟，为一横行的沟，介于臀部和大腿后面之间。

4. 半腱肌腱、半膜肌腱　构成腘窝的内上界。可摸到附于胫骨上端的内侧面的下部肌腱，其中半腱肌腱较窄，位置浅表且略靠外，半膜肌腱粗而圆钝，位于半腱肌腱的深面。

5. 股二头肌腱　为大腿后面外侧的粗索，可摸到附着于腓骨头的下部肌腱，构成腘窝的外上界。

6. 髂胫束　包绕大腿的阔筋膜的外侧增厚的部分。起自髂嵴前份的外侧缘，其上分为两层，包裹阔筋膜张肌，下部的纵行纤维明显增厚呈扁带状，下端附着于胫骨外侧髁、腓骨头和膝关节囊。

7. 股四头肌 髋关节屈和内收时，可见股直肌的隆起在缝匠肌和阔筋膜张肌所组成的夹角内。股内侧肌和股外侧肌的隆起在股直肌的内侧和外侧，位于大腿前面的下部。

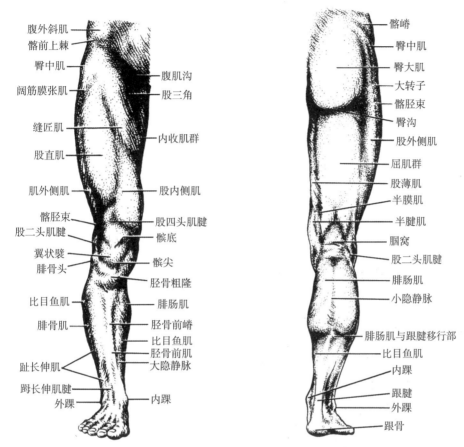

图 7-2 下肢的软组织体表标志

8. 髌韧带 为髌骨下方的纵行粗索，向下连于胫骨粗隆，为股四头肌肌腱的一部分。

9. 腘窝 为膝后区的菱形凹陷。外上界为股二头肌腱，内上界主要为半腱肌和半膜肌，下内和下外界分别为腓肠肌内、外侧头，屈膝时界限清楚。

10. 腘窝横纹 在腘窝中部呈横行的皮肤皱纹。

11. 小腿前群肌及肌腱 当用力伸踇趾时，在踝关节的前方和足背可摸到踇长伸肌的肌腱。在踇长伸肌腱的内侧可摸到胫骨前肌的肌腱。在背屈踝关节时，在踇长伸肌腱的外侧可摸到趾长伸肌的肌腱。伸趾时，在足背可清晰见到各趾的肌腱。

12. 小腿后群肌及肌腱 在小腿后面，可见该肌肌腹形成的肌性隆起。腓肠肌的内、外两个头构成腘窝的下内、下外界。腓肠肌和比目鱼肌的腱合成粗大的跟腱，在踝关节后方，向下止于跟骨结节。

三、下肢神经、血管的体表投影

1. 臀上神经与臀上动静脉的体表投影 自髂后上棘与大转子尖连线的中、内 1/3 交界处即为臀上神经与动静脉出盆腔的部位，主要分布于臀中肌和臀小肌。

2. 臀下神经与臀下动静脉的体表投影 自髂后上棘与坐骨结节外侧缘连线的中点是臀下神经与动静脉出盆腔的部位，主要分布于臀大肌。

3. 坐骨神经的体表投影 取髂后上棘至坐骨结节连线的中、上 1/3 交点，坐骨结节与股骨大转子连线的中点稍内侧，股骨的内、外侧髁之间的中点，此三点的连线为坐骨神经在臀区和股后区的体表投影。

4. 股动脉的体表投影 髋关节取屈曲，稍外旋、外展位，由髂前上棘至耻骨联合连线的中点向股骨的收肌结节做连线，此线的上 2/3 段为股动脉的体表投影。

5. 股神经的体表投影 腹股沟韧带中点，股动脉搏动处向外约 1cm 处，由此垂直向下约 5cm，就是股神经的体表投影。

6. 隐神经的体表投影 自膝关节内侧，沿胫骨内侧缘的后方至内踝前上方的连线即隐神经的体表投影。

7. 腘动脉的体表投影 在股部中、下 1/3 交点做环线，取股后正中线与此环线的交点内侧约 2.5cm 处为起点，向外侧下方至腘窝中点连线为斜行段投影。腘窝中点至腘窝下角连线为垂直段投影。

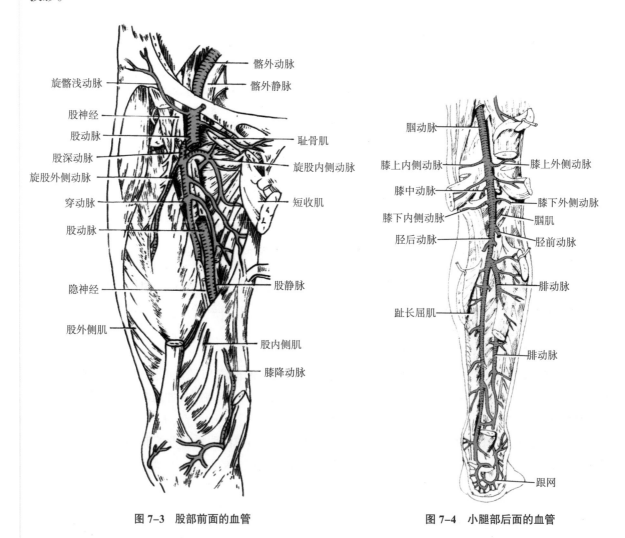

图 7-3 股部前面的血管　　　　　　图 7-4 小腿部后面的血管

8. 胫前动脉的体表投影 取胫骨粗隆和腓骨头连线的中点，另取内踝和外踝向前做连线的中点，连接此两点的线即胫前动脉的体表投影。

9. 足背动脉的体表投影　取内踝和外踝向前做连线的中点，向第 1 跖骨间隙后端做连线即足背动脉的体表投影。

10. 胫后动脉的体表投影　取腘窝中点下方 7～8cm 处为起点，另取内踝后缘和跟腱内侧缘连线的中点，连接此两点即胫后动脉的体表投影。

11. 胫神经的体表投影　自腘窝上角向内踝后缘和跟腱内侧缘连线的中点做一连线即胫神经的体表投影。胫神经在腘窝内与腘动脉伴行，在小腿后区与胫后动脉伴行。

12. 腓总神经的体表投影　自腘窝上角经股二头肌内侧缘至腓骨小头下后方连线即腓总神经的体表投影。

13. 腓深神经的体表投影　取腓骨头与内踝、外踝经足背连线的中点做连线即腓深神经的体表投影。腓深神经在小腿前区与胫前动脉伴行。

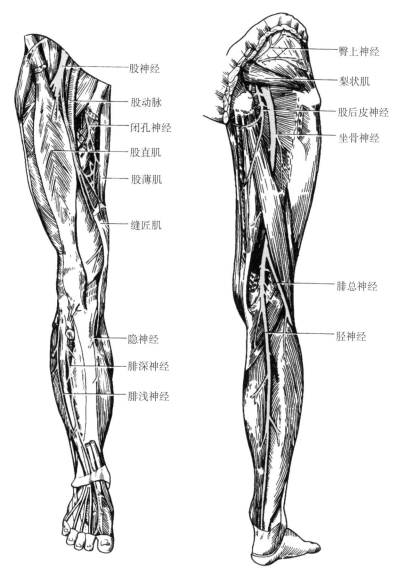

图 7-5　下肢的神经

14. 腓浅神经的体表投影　在腓骨颈外侧自腓总神经分出后，沿腓骨长、短肌之间下行，皮支在小腿中、下 1/3 处穿深筋膜浅出，下行至足背和足趾。

四、下肢力线

下肢力线也被称作下肢机械轴，是下肢承受重力的静态负重轴，为通过股骨头中点至髌骨中点，由髌骨中点至踝关节中心的连线（图 7-6）。在临床实际测量中，常以明显的骨性标志为准进行测量，从髂前上棘至踝关节保持中立位的第 1 趾蹼的连线，此线正常应通过髌骨中点。亦可在下肢全长 X 线片上，测量从股骨头中心至踝关节中心的连线，正常人冠状面的下肢力线一般是经过膝关节的中心或稍偏向内侧。下肢力线可核对股骨、胫腓骨骨折的复位情况，在人工膝关节置换及截骨术的应用中有重要意义。

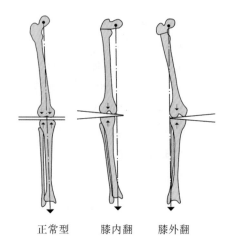

正常型　　膝内翻　　膝外翻

图 7-6　下肢力线

五、下肢的先天畸形

先天畸形的发生主要和遗传因素、环境因素及两者间相互作用有关。其中，遗传因素引起的约占 25%，环境因素引起的约占 10%，遗传因素与环境因素相互作用和原因不明的约占 65%。

1. 先天性髋关节脱位　先天性髋关节脱位（DDH）又称发育性髋关节脱位或发育性髋关节发育不良、髋发育不全，是小儿比较常见的先天性畸形之一。股骨头在关节囊内丧失其与髋臼的正常关系，导致在出生前及出生后不能正常发育。主要原因是髋臼、股骨头、关节囊、韧带和附近肌肉先天性发育不良或异常，导致关节松弛，半脱位或脱位，此病遗传因素较明显。此外，胎儿在子宫内位置不正常，髋关节过度屈曲，也易致本病。

2. 先天性股骨近侧段发育不全　目前被称作股骨近端局灶性缺损（PFFD），包括一个广泛的缺损范围，轻者表现为轻度的股骨发育不良，重者可导致股骨完全性的发育不全。本病最常见的表现为股骨近端部分骨骼缺损，髋关节不稳定，肢体短缩畸形，并伴有其他部位的异常。

3. 马蹄内翻足　特征是足底内翻、足内收且跖屈，此畸形较多见。

4. 多趾畸形　额外趾通常都不完整，并缺少固有肌肉，因此无功能作用。

5. 并趾畸形　由于两个或多个趾之间未能分离所致。常见第 2、3 趾之间，是下肢畸形中较为常见的一种。

6. 先天性膝关节脱位　是一种罕见的骨科疾病，表现为患者膝关节过伸、膝关节屈曲受限，胫骨平台位于股骨前方呈半脱位或全脱位。本病女性较多，为男性的 2 ～ 8 倍，半数以上病例并发其他先天畸形，大多数患者无家族遗传倾向。

7. 先天性胫骨假关节　是一种罕见的疾病，其特征为胫骨节段性发育异常、无正常骨形成，伴随成角畸形、病理性骨折和骨不连接。

8. 先天性胫骨弯曲症　是一种少见的儿童胫骨畸形，一般出生时即发现小腿向后突起，即向后弓，并有肢体短缩。

此外下肢的先天畸形还有短肢畸形、并肢畸形、残肢畸形和短趾畸形等，这些下肢畸形较少见，但下肢血管、神经和肌肉的变异却多见，手术时要多加注意。熟悉和掌握这些知识，对骨科疾病的临床诊断和治疗有重要意义。

第二节 臀 部

臀部上接腰部，下连股后区，为髋骨外面呈四边形的区域。上界为髂嵴，下界为臀沟，内侧界为髂后上棘与尾骨尖的连线，外侧界为髂前上棘至股骨大转子的连线。本节阐述的主要是臀部软组织。

一、浅层结构

1.皮肤 臀部皮肤较厚且坚韧。坐位时，坐骨结节处因承受体重的压力，故此区耐摩擦且有较好的弹性。长期卧床时，骨较突出的部位如骶骨、髂嵴、髂后上棘等处易形成压疮。臀部皮肤富有皮脂腺和汗腺，是疖肿的好发部位。

2.浅筋膜和其内的结构 臀部的浅筋膜较厚，内存大量的脂肪和纤维，尤以女性为甚。在坐骨结节的浅面，形成较致密的"脂肪垫"，以缓冲坐位时的压力。浅筋膜内有浅动脉、浅静脉、浅淋巴管和皮神经等。

（1）浅血管 臀部的浅动脉包括皮动脉和肌皮动脉两部分。皮动脉上部来源于第4腰动脉的分支，下部来源于骶外侧动脉的分支。肌皮动脉来自臀上、下动脉的分支，其皮支在浅筋膜内呈放射状，分支吻合成网，以臀中部较多。以上浅动脉均有浅静脉伴行。

（2）浅淋巴管 臀区的浅淋巴管分为两组，外侧2/3的浅淋巴管向下外行，注入腹股沟上外侧浅淋巴结；内侧1/3的浅淋巴管向下内行，与肛门和会阴部的浅淋巴管汇合，注入腹股沟上内侧浅淋巴结和腹股沟下浅淋巴结。

（3）皮神经 臀上部和外侧部的皮肤内，主要有臀上皮神经、髂腹下神经的外侧皮支、肋下神经的外侧皮支和股外侧皮神经的分支分布；臀区内侧部有臀中皮神经分布；臀下部的皮肤主要有臀下皮神经分布（图7-7）。

1）臀上皮神经 其分布范围较广，有三支，是第1～3腰神经后支的外侧支，在髂嵴上方竖脊肌的外侧缘穿出胸腰筋膜，继而越过髂嵴的后部，在臀区的皮下向外下方斜行，分布于臀上部的皮肤。

2）髂腹下神经和肋下神经的外侧皮支 自上外方越过髂嵴进入臀部，分布于该部的上外部皮肤。

3）股外侧皮神经的后支 自下外方进入臀部，分布于该部的下外部的皮肤。

4）臀中皮神经 为第1～3骶神经后支的外侧支，有三支，在髂后上棘与尾骨尖连线的中1/3处穿出深筋膜向外行，分布于臀区内侧部皮肤。

5）臀下皮神经 为股后皮神经的分支，有2～3支，在臀大肌下缘中点附近穿深筋膜浅出，绕臀大肌下缘返折向上行，分布于臀下部的皮肤。

二、深层结构

1.深筋膜 臀区的深筋膜又称臀筋膜，向上方附着于髂嵴，内侧附着于骶骨背面，向下外移行于大腿后区的阔筋膜。深筋膜各部厚薄不一，分为浅、深两层，分别包绕臀大肌和阔筋膜张肌。包绕臀大肌的部分薄而致密，并发出纤维隔伸入肌束之间，故筋膜与肌层难以分离。覆盖臀中肌的部分厚而坚韧，并有部分肌纤维起于筋膜的深面。在股骨大转子的外侧面，深筋膜与阔筋膜张肌和臀大肌浅层的腱膜纤维合并，向下移行为髂胫束。髂胫束是包绕大腿的阔筋膜的外侧增厚部分，起自髂嵴前份的外侧缘，其上分为两层，包裹阔筋膜张肌，并与之紧密结合，不易分离。下部的纵行纤维明显增厚呈扁带状，后缘与臀大肌肌腱相延续。髂胫束下端附着于胫骨外侧髁、腓骨头和膝关节囊。

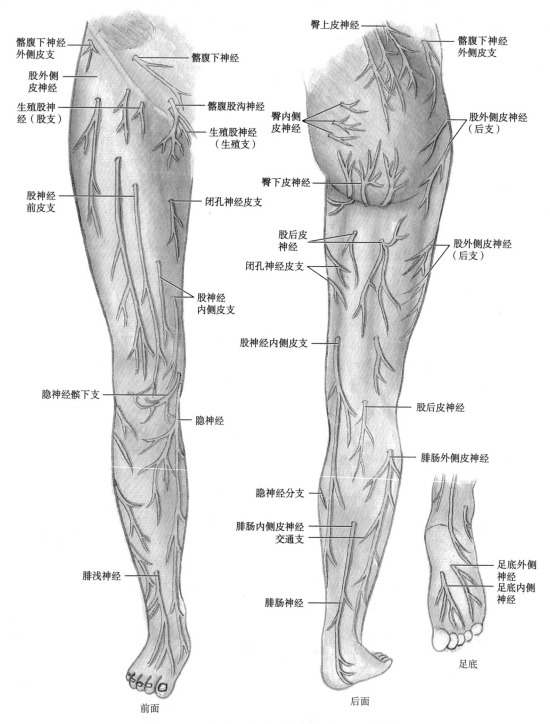

图 7-7　下肢的皮神经

2. 肌层　臀肌为髋肌的后群，主要起于骨盆的内面和外面，经过髋关节的后面和上外侧面，止于股骨上部。近固定时，主要使髋关节后伸、外展和外旋等。远固定时，使骨盆后倾、旋转、侧倾等，并使躯干后伸，维持身体站立的平衡。

臀区的肌肉分为三层（图7-8）。浅层肌有两块，为臀大肌和阔筋膜张肌。阔筋膜张肌虽属髋肌前群，能使髋关节前屈，但因其位置近于臀部，故列入臀肌浅层。臀大肌与其表面的结构共同形成臀部隆凸的外形。在臀大肌腱膜与大转子之间有臀大肌转子囊，在臀大肌与坐骨结节之间有臀大肌坐骨囊，两囊均为滑膜囊，可促进肌运动的灵活性，减少肌与骨面之间的摩擦，有时因慢性损伤或感染而引发滑膜囊炎。臀大肌的深面有臀大肌下筋膜间隙，此间隙借血管神经束与盆筋膜间隙相通，故盆内外感染可相互蔓延，亦可经坐骨小孔达坐骨直肠窝，或沿坐骨神经周围疏松结缔组织到达腘窝。

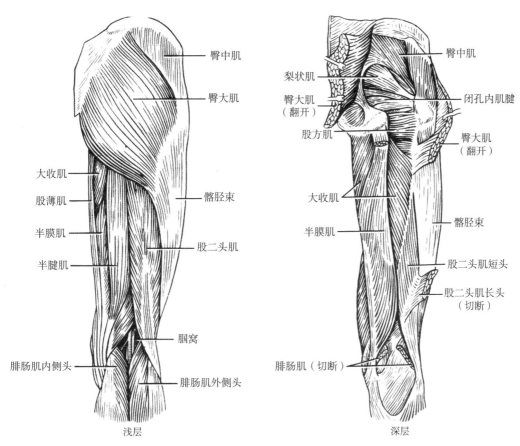

图 7-8 髋肌和大腿肌后群

中层肌共六块，自上而下为臀中肌、梨状肌、上孖肌、闭孔内肌、下孖肌和股方肌。其中，梨状肌是臀部的重要结构，因该肌的上下缘均有许多血管、神经通过。梨状肌下缘的体表投影为自尾骨尖至髂后上棘连线的中点与大转子顶部的连线，临床上常以此线来确定梨状肌的位置。

深层肌有两块，为臀小肌与闭孔外肌（表7-1）。

表 7-1 髋部肌群

肌群	名称	起点	止点	作用	神经支配
前群	腰大肌	第1～4腰椎体侧面及横突	股骨小粗隆	屈曲、外旋髋关节	$L_{2\sim4}$ 神经
	髂肌	髂窝	股骨小粗隆	屈曲、外旋髋关节	$L_{2\sim4}$ 神经

续表

肌群	名称	起点	止点	作用	神经支配
后群	臀大肌	髂骨翼外面、骶骨背面和骶结节韧带	髂胫束、股骨的臀肌粗隆	后伸、外旋髋关节	臀下神经
	阔筋膜张肌	髂嵴前部	髂胫束	屈曲髋关节	臀上神经
	臀中肌	髂骨翼外侧面	股骨大转子外侧	外展、内旋髋关节	臀上神经
	臀小肌	髂骨翼外侧面	股骨大转子前面	外展、内旋髋关节	臀上神经
	梨状肌	骶骨前面骶前孔外侧	股骨转子间窝	外旋髋关节	骶丛神经分支
	上孖肌	坐骨棘	股骨大转子内侧面	外旋髋关节	骶丛神经分支
	下孖肌	坐骨结节后面及闭孔缘外侧	股骨大转子内侧面	外旋髋关节	骶丛神经分支
	股方肌	坐骨结节	股骨转子间嵴	外旋髋关节	骶丛神经分支
	闭孔内肌	闭孔内面及其周围骨面	股骨大转子	外旋髋关节	骶丛神经分支
	闭孔外肌	闭孔外面及其周围骨面	股骨转子间窝	外旋髋关节	闭孔神经

3. 梨状肌上、下孔及孔内穿行的结构　梨状肌起自骶骨盆面的骶前孔外侧，向外穿坐骨大孔出盆腔至臀部，止于股骨大转子。该肌将坐骨大孔分成梨状肌上方的梨状肌上孔和下方的梨状肌下孔。上、下孔中均有神经、血管出入盆腔（图 7-9）。

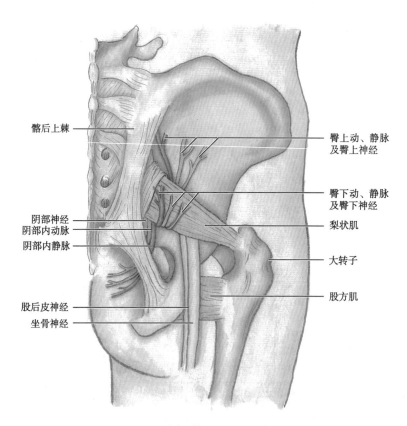

图 7-9　通过梨状肌上、下孔的结构

（1）通过梨状肌上孔的结构　由外侧向内侧依次为臀上神经、臀上动脉和臀上静脉。

1）臀上神经　为骶丛的分支，与臀上动脉伴行从梨状肌上孔出盆腔，至臀中、小肌之间，分支到臀中肌、臀小肌和阔筋膜张肌。臀上神经损伤后的主要表现是大腿不能外展，内旋力减弱，患侧下肢单腿站立不稳，有明显跛行。

2）臀上动、静脉　臀上动脉为髂内动脉后干的直接延续，从梨状肌上孔出盆腔至臀区分为浅、深两支，浅支分布到臀大肌，深支分布到臀中肌、臀小肌和髋关节。臀上动脉在出盆腔前发肌支，至梨状肌、闭孔内肌和髋骨等。臀上静脉与臀上动脉伴行经梨状肌上孔入盆腔，注入髂内静脉，收集同名动脉营养区的静脉血。自髂后上棘与大转子尖连线的内、中 1/3 交界处为臀上神经与臀上动静脉出盆腔的体表投影。

（2）通过梨状肌下孔的结构　由外侧向内侧依次为坐骨神经、股后皮神经、臀下神经、臀下动脉、臀下静脉、阴部内动脉、阴部内静脉及阴部神经。

1）坐骨神经　为全身最粗大、最长的神经，起始段最宽可达 2cm，经梨状肌下孔出盆腔后至臀大肌深面，在坐骨结节与大转子之间中点稍内侧处下行入股后区，继而在股二头肌深面下行，临床上常以此处作为坐骨神经压痛点的检查部位。坐骨神经干在股后区发出肌支分布于股二头肌、半腱肌和半膜肌，同时在上部发出分支分布至髋关节。

坐骨神经一般在腘窝上方分为胫神经和腓总神经两大分支。但其出盆腔处与梨状肌的位置关系常有变异，据统计，可归纳为 3 种情况、7 种类型（图 7-10）。

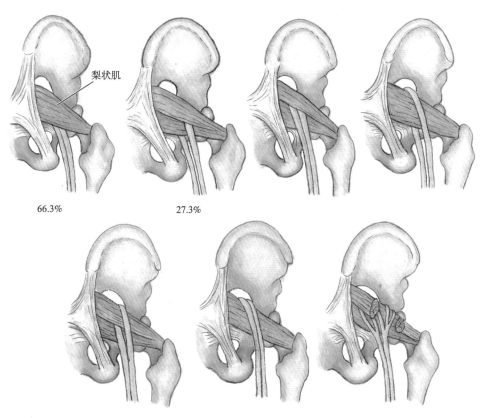

梨状肌

66.3%　　　27.3%

图 7-10　坐骨神经与梨状肌位置关系的类型

常见型：坐骨神经以一单干从梨状肌下孔出盆腔，约占 66.3%。

典型高分支型：坐骨神经在盆内即分为胫神经和腓总神经，前者出梨状肌下孔，后者从梨状肌纤维中间穿出。

5 种其他类型：坐骨神经单干从梨状肌中间穿出；坐骨神经在盆内已分支，以一支穿梨状肌上孔，另一支出梨状肌下孔，呈两支夹持梨状肌；以一支穿梨状肌上孔，另一支穿梨状肌；坐骨神经在盆内已分支，但分支出盆位置不典型；骶丛根穿梨状肌后吻合成坐骨神经。其中，穿梨状肌者，使神经受到梨状肌收缩时的压迫，神经干长期血供不足，从而影响其功能。当大腿急剧外旋或过度内收、内旋时，梨状肌纤维强力收缩或被牵拉受伤，导致梨状肌充血、水肿、痉挛等，压迫并刺激坐骨神经引起臀腿痛。坐骨神经各种变异情况对于临床上梨状肌综合征的诊断、治疗有重要意义。

2）股后皮神经 为骶丛的分支，从骶丛发出后经梨状肌下孔出盆腔，在臀大肌深面下降，至其下缘浅出下行，发出臀下皮神经到臀区下部皮肤。在坐骨结节下方发出会阴支向前内侧行达阴囊或大阴唇的皮肤，其本干下降入股后区，分布至股后区和腘窝处的皮肤。

3）臀下神经 为骶丛的分支，伴臀下动静脉经梨状肌下孔出盆腔至臀大肌深面，分数支支配该肌。

4）臀下动、静脉 臀下动脉为髂内动脉前干的直接延续，穿第2、3骶神经前支之间，经梨状肌下孔出盆腔至臀大肌深面，分数支营养该肌和髋关节等，尚有分支称为坐骨神经伴行动脉，营养坐骨神经。臀下动脉有吻合支参与"臀部十字吻合"。臀下静脉与动脉伴行，经梨状肌下孔入盆腔，与阴部内静脉汇合注入髂内静脉，收集同名动脉营养区域的静脉血。自髂后上棘与坐骨结节外侧缘连线的中点即臀下神经与动静脉出盆腔的体表投影。

5）阴部内动脉、静脉及阴部神经 在臀下血管前方下行，从梨状肌下孔出盆腔后，立即穿坐骨小孔进入坐骨直肠窝。

4. 坐骨小孔及其穿行结构 坐骨小孔由骶棘韧带、坐骨小切迹与骶结节韧带共同围成。通过坐骨小孔的结构从外侧到内侧依次为阴部内动脉、阴部内静脉及阴部神经。它们绕过坐骨棘和骶棘韧带，经坐骨小孔至坐骨直肠窝的外侧壁前行。在窝内，阴部内动脉分出肛动脉、会阴动脉和阴茎背动脉或阴蒂背动脉等分布于肛门、会阴部和外生殖器，有同名静脉伴行。阴部神经发出肛神经、会阴神经和阴茎背神经或阴蒂背神经等，分布于肛管下部和会阴浅、深层结构及外生殖器等。

第三节 髋关节

髋关节由股骨头和髋臼连结而成，属典型的球窝关节，坚固而灵活。其特点是：髋臼周边有软骨性髋臼唇使之加宽加深；股骨头呈球状，与髋臼相匹配；股骨头凹处有股骨头韧带与髋臼相连，增加其稳定性；股骨颈狭长，与股骨干形成角度，具有力学意义及增加髋关节的运动范围；周围有紧张而强大的韧带保护；周围有丰厚的肌肉覆盖。因为髋关节担负支持体重和行走的功能，所以髋关节较肩关节稳定，脱位机会少。髋关节可做屈、伸、收、展、旋内、旋外和环转运动，灵活性不如肩关节（图7-11）。

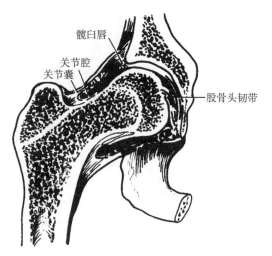

图7-11 髋关节

一、髋臼

髋臼位于髋骨外面的中部，是容纳股骨头的

呈圆形的深窝，由髂骨体、坐骨体和耻骨体三部分组成（图7-12）。髋臼开口向前、外和下方。
其内有光滑的半月形关节面，称月状面。关节窝的中央不形成关节面的部分较为粗糙，没有关节
软骨覆盖，称为髋臼窝。髋臼窝处被表面覆盖有滑膜的脂肪组织所充填。髋臼的周缘称为髋臼
缘，是髋臼唇的附着处。在髋臼缘的内下方纤维软骨缺如，形成髋臼切迹。切迹由髋臼横韧带封
闭，两者间留有间隙，为血管的通道。髋臼唇为环形纤维软骨，横断面呈三角形，外侧面凸隆，
内侧面凹陷而光滑，与髋臼横韧带相连，髋臼唇使髋臼得以加深，盂唇的软骨在后上方加厚并有
滑膜覆盖，但在外上方则有一定的可动性。由于关节盂唇周缘的口径小于髋臼缘，所以有时即使
关节囊外伤性破裂，股骨头也不会脱出。关节窝在上后方骨质坚固，最强、最深。但髋臼窝处较
薄弱，遇较强外力作用下，股骨头穿破窝底骨质，导致髋关节中心性脱位。

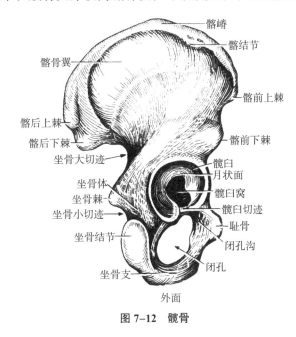

图 7-12 髋骨

二、股骨近端

（一）股骨头

股骨头的形状为2/3个球状体，髋臼呈半球形的凹面，股骨头约2/3在髋臼内。股骨头除股
骨头凹外均由透明软骨覆盖，其关节软骨厚薄不一，可分为与髋臼软骨相接的压力区和不与之
相接的非压力区。软骨层中部较厚，周缘较薄，软骨下有厚0.5～1cm的致密区。在股骨头的前
面，关节软骨向外侧移行，止于头颈交界部（图7-13）。

（二）股骨颈

股骨颈是股骨头与股骨体的转折部位，其外形较为狭细，内部主要是骨松质。其前面较平
坦，后面光滑而凹陷；上缘稍短而钝圆，有若干营养血管孔存在。其前方皮质骨较厚，而后方
皮质骨较薄。股骨颈与股骨干之间形成的向内的夹角称颈干角（图7-14），在成人如颈干角大于
140°，称为髋外翻，如先天性髋关节脱位或脊髓灰质炎后遗症患者，由于股骨负载减少而有较大
的颈干角；颈干角小于110°称为髋内翻，如先天性发育异常、骨质软化症、佝偻病患者，或转子
间骨折畸形愈合等，因股骨不能正常承受负载，可使颈干角减小到90°左右。颈干角的存在，使

股骨头的重力不能垂直地传给股骨体，导致股骨颈上的力学分布不均，股骨颈内侧壁承受的压力较高，而外侧壁的张力较低。所以在小转子深部，股骨颈、体连结部的内后方形成一块纵行致密骨板，称股骨距，是股骨上端偏心性受载的着力点，可加强股骨颈基底部。股骨距上起于股骨颈内后侧，向下止于小转子下股骨内侧皮质，前方附着于股骨前内侧，向后外行至大转子，最后融合于大转子骨松质内。在矢状面上，股骨颈的长轴与股骨干的额状面形成锐角，称前倾角，或者说股骨颈轴线与股骨髁间连线形成的角，又称前扭转角。

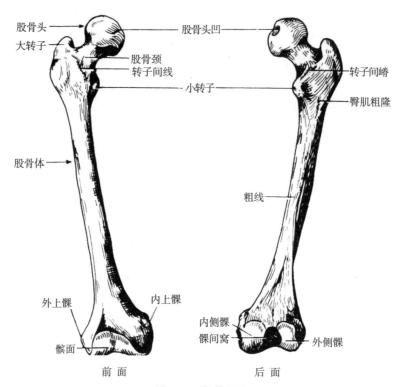

图 7-13　股骨上端

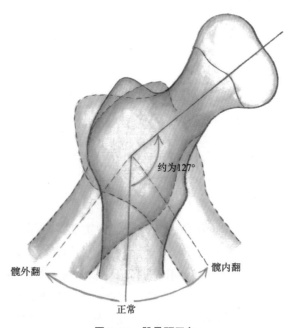

图 7-14　股骨颈干角

三、关节囊、滑膜和韧带

（一）关节囊（图 7-15）

髋关节囊外层由致密纤维组织构成，称纤维层，内层为滑膜层，二者实为统一的整体。关节囊近端附着于髋臼边缘的髋臼唇和髋臼横韧带，远端在前面止于转子间线、股骨大转子、小转子根部或附近，在后面止于转子间嵴之上内 1～1.2cm，相当于股骨颈后部外、中 1/3 交界处。因此，股骨头及颈的前部全在关节囊内，而颈的后部只有中、内 2/3 位于囊内。根据关节囊和股骨颈的位置关系，股骨颈骨折有囊内骨折、囊外骨折和混合骨折之分。关节囊的后下方纤维层较薄，囊外又无韧带加强，故形成了关节囊的薄弱处，在暴力作用下，股骨头可能从该处脱出，造成髋关节后脱位。

（二）滑膜

髋关节的滑膜层非常广泛，起自股骨头关节软骨面周缘，向下覆盖于股骨颈在关节囊内的部分，由此再向上逐渐到关节囊的内表面，覆盖髋臼缘、髋臼窝内的脂肪组织，并包绕股骨头韧带。在股骨颈与关节囊内面的返折部，滑膜形成数条纵行皱襞，称支持带，直至股骨头关节软骨面周缘，其深面有分布到股骨头和股骨颈的血管分别通过。当股骨颈骨折时，如滑膜完整，其下面的血管分支未受损伤时，将对骨愈合起积极的作用。

（三）韧带（图 7-15）

1. 囊内韧带　有股骨头韧带、髋臼横韧带、轮匝带等。

（1）股骨头韧带　为髋关节腔内略为扁平的三角形纤维带，通过其尖部附着于股骨头凹的前上部。韧带的基底部分为两束，分别止于髋臼横韧带和髋臼切迹的两侧。股骨头韧带外有滑膜被覆，内含营养股骨头的血管。该韧带的发育程度常因人而异，偶然仅有滑膜皱褶存在，个别的甚至缺如。

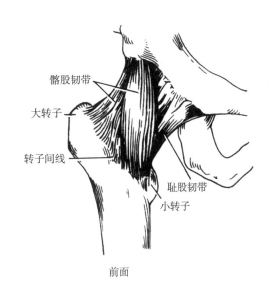

髂股韧带
大转子
转子间线
耻股韧带
小转子

前面

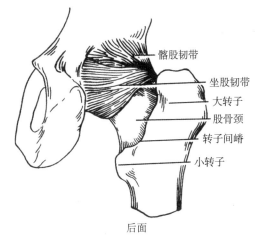

髂股韧带
坐股韧带
大转子
股骨颈
转子间嵴
小转子

后面

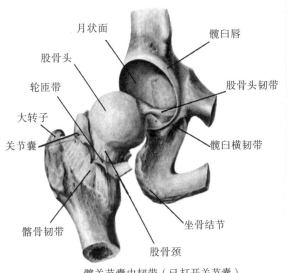

月状面
股骨头
轮匝带
大转子
关节囊
髂骨韧带
髋臼唇
股骨头韧带
髋臼横韧带
坐骨结节
股骨颈

髋关节囊内韧带（已打开关节囊）

图 7-15　髋关节囊及韧带

（2）髋白横韧带 位于关节腔内，在髋白切迹下方，与髋白盂唇连结，实际上属于髋白缘的一部分，坚韧可动，具有辅助关节稳定的作用

（3）轮匝带 是关节囊内层横行纤维的增厚部，位于股骨颈后下。其外侧部肥厚，略向关节腔突出，正好托住股骨头，增加其稳定性。此带有一部分纤维分别与耻股韧带及坐股韧带愈合，但不直接附在骨面上。

2. 囊外韧带 有髂股韧带、耻股韧带、坐股韧带等。

（1）髂股韧带 是全身最坚强的韧带，位于髋关节的前方，与关节囊有着密切的交融联系。起自髂前下棘的下部和髋白缘，呈扇形向下扩展分为两束：内侧束垂直向下止于下段转子间线，外侧束止于转子间线外上部及附近骨面。髂股韧带的内侧部和外侧部厚而坚韧，但两束之间的中间部及关节囊处薄弱。髂股韧带使髋关节囊前壁加厚，防止股骨头前脱位。髂股韧带在髋关节屈曲时松弛，在伸髋及其他运动时均呈紧张状态，可阻止髋关节的过伸活动。其内侧束限制髋关节的外展，外侧束除限制外展外，还可以限制外旋。人体直立时髂股韧带又有限制骨盆在股骨头上向后滑动的作用，以达到躯干重心的平衡和髋关节的稳定。因此，髂股韧带对防止髋关节的脱位等有着重要意义。

（2）耻股韧带 位于关节囊的下方，呈三角形，比较薄弱。起自髂耻隆起、耻骨体、耻骨上支、闭孔嵴及闭孔膜，通过股骨头的前方向外下到达股骨颈，与关节囊及髂股韧带内侧束的深面发生融合。作用与髂股韧带相似，限制髋关节的过伸及过度外展和外旋活动。

（3）坐股韧带 坐骨韧带位于髋关节的后面，以加强髋关节后部，较薄，包括三角形的纤维囊。起自髋白下后方的坐骨体，与关节深层关节囊的环状纤维发生融合，向上外，纤维呈螺旋形，止于大转子底，加强关节囊后部，防止髋关节过度内收和内旋，但远较髂股韧带薄弱，所以关节囊的下后方仍是弱点。

四、髋关节的血管和神经

（一）血管（图 7-16）

1. 动脉 闭孔动脉、旋股内侧动脉、旋股外侧动脉、臀上动脉和臀下动脉均发出髋白支或关节支至髋关节。第 1 穿动脉发出的股骨上滋养动脉向上可达股骨颈基底部，与关节囊的小动脉有吻合，营养髋关节。由闭孔动脉发出的髋白支入髋关节后，沿股骨头韧带至股骨头。旋股内、外侧动脉和臀上、下动脉的分支先在大转子处吻合成动脉环，再由动脉环发出上、下、前、后四组动脉分支营养股骨头和股骨颈。由于分布于股骨头、颈的小动脉在关节囊附着于股骨颈处进入关节，故在股骨颈骨折时，损伤动脉环或动脉环发出的四组分支，是导致股骨头缺血性坏死的主要原因。

（1）髋白的动脉 闭孔动脉的后支在髋白切迹处发分支到髋白窝。旋股内侧动脉发出髋白支。

（2）股骨头的动脉 成年人股骨头的血液供应来自囊外动脉环发出的颈升动脉和圆韧带动脉，具有重要的临床意义。囊外动脉环由旋股内、外侧动脉围绕股骨颈基底形成。旋股内侧动脉构成环的前部。股骨头的动脉的作用如下：①股骨头韧带内的小凹动脉提供股骨头凹部的血液循环。②股骨干滋养动脉升支沿股骨颈进入股骨头。③旋股内、外侧动脉的分支是股骨头、颈的重要营养动脉。旋股内侧动脉发自股深动脉，是股骨头最主要的供血来源。旋股内侧动脉损伤是导致股骨头缺血坏死的主要原因。

（3）股骨颈基底部的血管环 由臀上血管、旋股内和旋股外侧血管、臀下血管所形成的血管

环在关节囊附着处发出四组分支，分别是骨营养血管、肌支、关节支、进入关节囊内的支持带血管，以后者最重要。这些血管沿股骨颈骨面上行直至股骨头下沟，沿途发出骨支进入股骨颈，其终末支经头下沟穿入骨内，供应股骨头。

2. 静脉 髋关节骨外静脉包括旋股内、外侧静脉、闭孔静脉、臀上静脉、臀下静脉、股骨颈后静脉、髂腰静脉、股骨头韧带静脉、股骨颈升静脉。骨内静脉包括前、后、上、下骺静脉和干骺静脉。关节囊内存在丰富的滑膜下静脉网，关节周围形成两个彼此有吻合的环状结构，一个在囊内，另一个在囊外。这种立体的环状构筑，有利于整个髋关节的静脉回流。

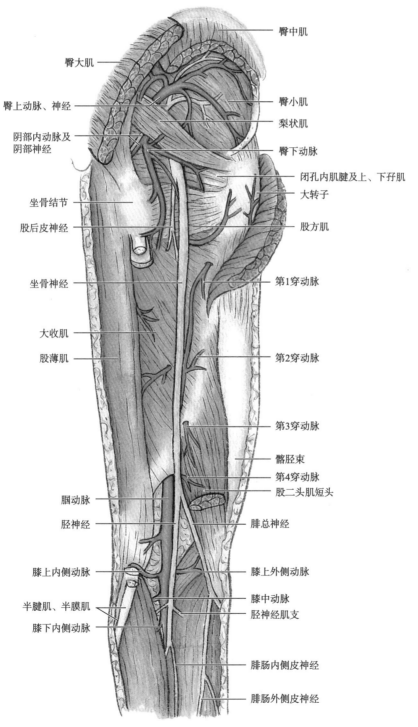

图 7-16 臀部和股后区的血管、神经

（二）神经（图7-16）

支配髋关节的神经变异较多，起始处可不同。髋关节的神经支配以闭孔神经为主，一般认为90%以上的闭孔神经参与髋关节的神经支配。髋关节的神经支配：闭孔神经和股神经的关节支主要分布于髋关节的前面，坐骨神经、臀上神经和股方肌神经的关节支分布于髋关节的后面。

1. 闭孔神经　由第2～4腰神经组成，与闭孔动脉一起经闭孔离开骨盆，被短收肌分为前、后两支。其分支主要分布于关节囊内侧和耻股韧带。

2. 股神经的耻骨肌支及其关节支　主要分布于髋关节囊前方近侧的内面和远侧的外面。髂股韧带的下部，亦分布于关节囊的后上部及耻股韧带。

3. 坐骨神经股方肌支及其关节支　主要分布于关节囊的后部。

4. 臀上神经　臀上神经发出的关节支分布于关节囊的后上方的上部及外部。

上述的神经分布至髋关节的为感觉支，分支常随血管一同进入。股神经和闭孔神经也有分支至膝关节，故当髋关节发生病变时，常引起膝关节反射性疼痛，需加以鉴别。

第四节　髋周围动脉网

髋周围动脉网由髂内动脉、髂外动脉和股动脉的分支吻合组成，位于髋骨内外面。动脉网分支间吻合广泛而丰富，可分为盆内和盆外两部分，其间又互相沟通。该动脉网对髋关节及其周围结构的血供有极其重要的作用（图7-17）。

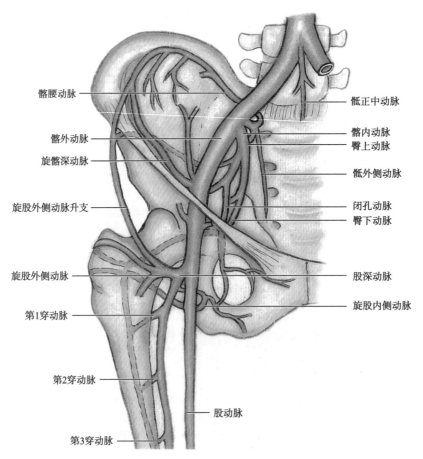

图7-17　髋关节周围动脉网

一、髋周围动脉网盆外部分

盆外部分主要为"臀部十字吻合"，位于臀大肌深面，股方肌和大转子附近。参加十字吻合的动脉有：旋股内侧动脉的深支、旋股外侧动脉的升支和横支、第1穿动脉，臀上动脉至转子窝的分支、臀下动脉的降支等。这些血管的来源、走行、分支及吻合情况如下。

1. 旋股内侧动脉 起于股深动脉后内侧，穿至股后部，与臀下动脉、旋股外侧动脉及第1穿动脉的分支形成"臀部十字吻合"。旋股内侧动脉还发髋臼支，经髋臼横韧带下方至髋臼窝，分布于髋关节，并与闭孔动脉关节支吻合。

2. 旋股外侧动脉 起于股深动脉外侧壁，向外于缝匠肌和股直肌深面走行，分为升、横、降三支。升支经股分布于阔筋膜张肌、缝匠肌及髋关节等。降支穿过股外侧肌，分布于膝关节附近。横支行向后至股后部，参与"臀部十字吻合"。

3. 穿动脉 由股深动脉发出，3～4支，绕股骨穿向股后，营养大腿后部肌。第1穿动脉与旋股外侧动脉横支有吻合。

4. 臀上动脉 发自髂内动脉，经梨状肌上孔进入臀部，分为浅支和深支。浅支由梨状肌和臀中肌之间分数支至臀大肌和臀中肌等，深支紧贴髂骨外面，在臀中肌深部向前走行，分支在臀小肌上缘及浅面下部前行。与旋股外侧动脉的升支、髂腰动脉的分支、旋髂深动脉的分支有吻合。

5. 臀下动脉 为髂内动脉前干的直接延续，由梨状肌下孔出盆腔后，有分支与臀上动脉、旋股内侧动脉的深支等有吻合，并参与大转子外侧动脉网。

二、髋周围动脉网盆内部分

盆内部分动脉网位于近髋关节的盆腔侧壁处，动脉网由旋髂深动脉、髂腰动脉、闭孔动脉、腹壁下动脉、骶外侧动脉和骶正中动脉等发出的吻合支组成。此外，盆内脏器左、右侧之间的动脉吻合支也很丰富。临床上需结扎一侧髂内动脉或其分支时，可借髋周围动脉网建立侧支循环，以代偿结扎动脉分布区的血液供应。这些血管的来源、走行、分支及吻合情况如下。

1. 旋髂深动脉 起自髂外动脉，于髂窝处分为上支和下支。上支在髂结节前方进入腹侧壁肌之间，与腹壁下动脉分支有吻合。下支与第4腰动脉和髂腰动脉的分支有吻合。

2. 闭孔动脉 为髂内动脉的分支，分为前、后支，绕闭孔形成动脉环。闭孔动脉发出耻骨支与腹壁下动脉的耻骨支形成吻合，有时此吻合支粗大，形成异常闭孔动脉。

3. 腹壁下动脉 在腹股沟韧带稍上方，来自髂外动脉，行于腹直肌与腹直肌鞘后层之间，至脐平面附近与发自胸廓内动脉的腹壁上动脉吻合，并与肋间后动脉、肋下动脉的终末支在腹直肌外侧缘吻合。其起于腹壁下动脉内侧的耻骨支，与闭孔动脉的耻骨支吻合。

4. 髂腰动脉和骶外侧动脉 发自髂内动脉，分布于髂腰肌、盆腔后壁及骶管内结构。与旋髂深动脉、骶正中动脉、臀上动脉等的分支有吻合。

5. 骶正中动脉 大多发自腹主动脉分叉处上方后壁，并与直肠上动脉和肛动脉吻合。

6. 阴部内动脉 在臀下动脉前方下行，穿梨状肌下孔出盆腔，经坐骨小孔至坐骨直肠窝，发出肛动脉、会阴动脉、阴茎（蒂）动脉等分支，分布于会阴部。

构成髋周围动脉网的血管变异很多，尤其是分支较粗，变异的出现率较高，手术时要注意，如闭孔动脉和腹壁下动脉发出的耻骨支形成的异常闭孔动脉等。

第五节　股　部

　　股部前上方借腹股沟与腹部分界，后方以臀沟与臀部分界，内侧与会阴相邻。股部的下界为经髌骨底上方两横指处的环行线。通过股骨内、外上髁各做一纵行线，将股部分为股前内侧区及股后区。

一、股前内侧区

（一）浅层结构

　　1.皮肤　股前区内侧的皮肤较薄而柔软，富含皮脂腺，股前区外侧部皮肤较厚。

　　2.浅筋膜　股前区浅筋膜近腹股沟处分为浅的脂肪层和较深的膜性层，分别与腹前壁下部的脂肪层和膜性层相续。膜性层在腹股沟韧带下方约1cm处与股部深筋膜（阔筋膜）相融合。浅筋膜中富含脂肪，有浅动脉、浅静脉、浅淋巴管、淋巴结及皮神经等分布。

　　3.浅动脉　股部浅动脉的起始、行径、口径大小与临床的皮瓣移植有密切关系。浅动脉主要有3条：①旋髂浅动脉，多由股动脉发出，沿腹股沟韧带走向髂前上棘，分布于腹前壁下外侧部。②腹壁浅动脉，单独或与旋髂浅动脉、阴部外动脉共干起于股动脉。于腹股沟韧带内侧半下方约1cm处穿阔筋膜，分支供应腹前壁下部。③阴部外动脉，起于股动脉，分布于外生殖器皮肤。此外，尚有发自旋股外侧动脉的股外侧浅动脉。

　　4.大隐静脉　全长约76cm。起于足背静脉弓内侧端，经内踝前方，沿小腿内侧缘伴隐神经上行，经股骨内侧髁后方约2cm处，进入大腿内侧部，与股内侧皮神经伴行，逐渐向前上，在耻骨结节外下方穿隐静脉裂孔，汇入股静脉，其汇入点称隐股点。汇入股静脉前，大隐静脉收纳了五条属支，即旋髂浅静脉、腹壁浅静脉、阴部外静脉、股内侧浅静脉和股外侧浅静脉。它们汇入大隐静脉的形式不同，相互间吻合丰富。大隐静脉曲张行高位结扎时，须分别结扎、切断各属支，以防复发。大隐静脉全长的管腔内有9～10对静脉瓣，通常两瓣相对，呈袋状，可保证血液向心回流（图7-18）。

　　5.腹股沟浅淋巴结　浅淋巴结集中排列在股前内侧区上部，可分为两群。上群又称斜群，有2～6个淋巴结，斜行排列于腹股沟韧带下方，又可分为内、外侧两组，主要收集腹前外侧壁下部、会阴、外生殖器、臀部及肛管和子宫的淋巴。下群又称远侧群或纵群，有2～7个淋巴结，沿大隐静脉末段纵行排列，以大隐静脉为界，又分为内、外侧两组，主要收集下肢的浅淋巴管、会阴和外生殖器的部分浅淋巴。其输出淋巴管注入腹股沟深淋巴结或髂外淋巴结。

　　6.皮神经　股前内侧区的皮神经有不同的来源及分布，主要有4条：①股外侧皮神经，发自腰丛，在髂前上棘下方5～10cm处穿出深筋膜，分前、后两支：前支较长，分布于大腿外侧面皮肤；后支分布于臀区外侧皮肤。②股神经前皮支，来自股神经，在大腿前面中部穿过缝匠肌和深筋膜，分布于大腿前面中间部的皮肤。③股神经内侧皮支，来自股神经，于大腿下1/3穿缝匠肌内侧缘和深筋膜，分布于大腿中、下部内侧份皮肤。④闭孔神经皮支，多数穿股薄肌或长收肌，分布于股内侧中、上部的皮肤。此外，尚有生殖股神经及髂腹股沟神经的分支，分布于股前区上部中内侧皮肤。

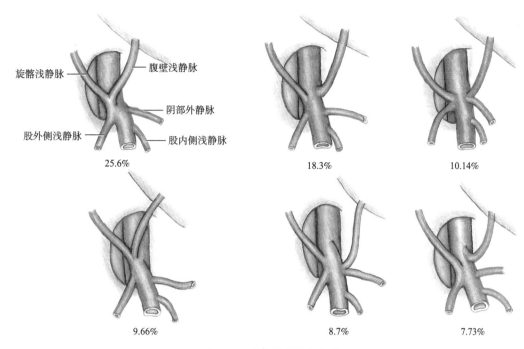

旋髂浅静脉 —— 　—— 腹壁浅静脉

　—— 阴部外静脉

股外侧浅静脉 —— 　—— 股内侧浅静脉

25.6%　　　　　　　18.3%　　　　　　　10.14%

9.66%　　　　　　　8.7%　　　　　　　7.73%

图 7-18　大隐静脉属支类型

（二）深层结构

1. 深筋膜　大腿深筋膜称阔筋膜或大腿固有筋膜。上方附着于腹股沟韧带及髂嵴，与臀筋膜和会阴筋膜相续；下方与小腿筋膜和腘筋膜相续。阔筋膜坚韧致密，为全身最强厚的筋膜。在大腿外侧，阔筋膜明显增厚，形成一扁带状结构，称髂胫束。其起自髂嵴前份，上部分为两层，包裹阔筋膜张肌，二者紧密结合不易分离，下端附于胫骨外侧髁、腓骨头和膝关节囊下部。临床上常用髂胫束作为体壁缺损、薄弱部或膝关节交叉韧带修补重建的材料。隐静脉裂孔又称卵圆窝，为腹股沟韧带中、内 1/3 交点下方约一横指处阔筋膜的卵圆形薄弱区，表面覆盖一层疏松结缔组织称筛筋膜，有大隐静脉及其属支穿入。隐静脉裂孔外缘锐利，上端止于耻骨结节并与腹股沟韧带和腔隙韧带相续；下端与耻骨肌筋膜相续。其形状呈镰状，因此又称为镰状缘。

2. 骨筋膜鞘　阔筋膜向大腿深部发出股内侧、股外侧和股后 3 个肌间隔，伸入各肌群之间，并附于股骨粗线，与骨膜及阔筋膜共同形成 3 个骨筋膜鞘，容纳相应的肌群、血管及神经。

（1）前骨筋膜鞘　包绕股前群肌、股动脉、股静脉、股神经及腹股沟深淋巴结等。

（2）内侧骨筋膜鞘　包绕股内侧群肌、闭孔动脉、闭孔静脉和闭孔神经等。

（3）后骨筋膜鞘　见股后区（表 7-2）。

表 7-2　大腿部肌群

肌群	名称	起点	止点	作用	神经支配
前群	股四头肌	股直肌：髂前下棘及髋臼上缘	经髌骨及髌韧带止于胫骨粗隆	伸小腿，股直肌可伸大腿	股神经（$L_{2\sim4}$）
		股中间肌：股骨干的前面			
		股内侧肌：股骨嵴的内侧唇			
		股外侧肌：股骨嵴的外侧唇			
	缝匠肌	髂前上棘	胫骨上端内侧面	屈大腿、内旋小腿	股神经（$L_{2\sim4}$）

续表

肌群	名称	起点	止点	作用	神经支配
内侧群	耻骨肌	耻骨梳	股骨粗线	内收大腿	股神经、闭孔神经（$L_{2\sim4}$）
	长收肌	耻骨上支	股骨粗线	内收大腿	
	股薄肌	耻骨下支	胫骨粗隆内下方	内收大腿	
	短收肌	耻骨下支	股骨粗线		
	大收肌	闭孔下缘、坐骨结节	股骨粗线及内收结节	内收大腿	闭孔神经（$L_{2\sim4}$）
后群	股二头肌	长头：坐骨结节 短头：股骨粗线	腓骨小头	屈小腿伸大腿 外旋小腿	坐骨神经（$L_4\sim S_1$）
	半腱肌	坐骨结节	胫骨髁内侧面	屈小腿伸大腿 内旋小腿	
	半膜肌	坐骨结节	胫骨髁内侧面	屈小腿伸大腿 内旋小腿	

3. 肌腔隙与血管腔隙　腹股沟韧带与髋骨间被髂耻弓（连于腹股沟韧带和髋骨的髂耻隆起之间的韧带）分隔成内、外侧两部：外侧的肌腔隙和内侧的血管腔隙。二者是腹、盆腔与股前内侧区之间的重要通道。

（1）肌腔隙前界为腹股沟韧带外侧部，后外界为髂骨，内侧界为髂耻弓，内有髂腰肌、股神经和股外侧皮神经通过。患腰椎结核时，脓液可沿腰大肌及其筋膜，经此腔隙扩散至大腿根部，并可能刺激股神经产生相应的症状。

（2）血管腔隙前界为腹股沟韧带内侧部，后界为耻骨肌筋膜及耻骨梳韧带，内侧界为腔隙韧带（陷窝韧带），外界为髂耻弓。腔隙内有股鞘及其包含的股动脉、股静脉、生殖股神经股支和淋巴管通过。

4. 股三角　位于股前内侧区上 1/3 部，呈一底向上、尖向下的倒三角形凹陷，向下与收肌管相续。

（1）境界　上界为腹股沟韧带，外下界为缝匠肌内侧缘，内下界为长收肌内侧缘。股三角的尖位于缝匠肌与长收肌相交处，即收肌管的上口。股三角前壁（顶）为阔筋膜，后壁（底）自外侧向内侧分别为髂腰肌、耻骨肌和长收肌及其筋膜。

（2）内容　股三角内的结构由外侧向内侧依次为股神经、股鞘及其包含的股动脉、股静脉、股管及股深淋巴结和脂肪等。股动脉居中，于腹股沟韧带中点深面，由髂外动脉延续而成。外侧为股神经，内侧为股静脉。此种关系便于股动脉压迫止血，并有利于股动、静脉穿刺及股神经麻醉时的定位。

1）股鞘　为腹横筋膜及髂筋膜向下延续，包绕股动、静脉上段的筋膜鞘，位于腹股沟韧带内侧半和阔筋膜的深面。呈漏斗形，长 3～4cm，向下与股血管的外膜融合，移行为股血管鞘。股鞘内有两条纵行的纤维隔，将鞘分为三个腔：外侧容纳股动脉，中间容纳股静脉，内侧形成股管，内有腹股沟深淋巴结和脂肪。

2）股管　为股鞘内侧份漏斗状的筋膜间隙，平均长约 1.3cm。其前壁为腹股沟韧带、腹横筋膜、阔筋膜、隐静脉裂孔镰状缘的上端和筛筋膜；后壁为髂腰筋膜、耻骨梳韧带、耻骨肌及其筋膜；内侧壁为腔隙韧带及股鞘内侧壁；外侧壁为股静脉内侧的纤维隔。股管下端为盲端，称股管下角；股管上口称股环，卵圆形，其内侧界为腔隙韧带，后界为耻骨梳韧带，前界为腹股沟韧带，外侧界为股静脉内侧的纤维隔。股环是股管上通腹腔的通道，被薄层疏松结缔组织覆盖，称股环隔，上面衬有腹膜。从腹腔面观察，此处壁腹膜呈一小凹，称股凹，位置高于股环约 1cm。股管内有 1～2 个腹股沟深淋巴结和脂肪组织。腹压增高时，腹腔脏器（主要为肠管）可被推向股凹，继经股环至股管，最后由隐静脉裂孔处突出，形成股疝。股环上方常有腹壁下动脉的闭孔支或变异的闭孔动脉经过髂窝韧带附近，故行股疝修补术时，应特别注意避免损伤此动脉。因股环前、后和内侧三面均为韧带结构，不易延伸，所以股疝易发生绞窄。

3）股动脉　是下肢动脉的主干，在腹股沟韧带中点的深面接续髂外动脉，经股三角下行入收肌管，最后穿收肌腱裂孔至腘窝，移行为腘动脉。股动脉起始处发三条浅动脉（腹壁浅动脉、旋髂浅动脉、阴部外动脉），均有同名静脉伴行。股动脉的最大分支为股深动脉，于腹股沟韧带下方 3～5cm 处起自股动脉的后外侧，向内下，行于长收肌和大收肌之间，沿途发旋股内、外侧动脉、数条穿动脉及肌支，同时参与髋周围与膝关节动脉网的组成。

4）股静脉　为腘静脉向近侧的直接延续，始于收肌腱裂孔处，伴股动脉内侧上行，在股三角尖处行于股动脉的后方，后转至动脉的内侧，至腹股沟韧带深面移行为髂外静脉。股静脉处接受与股动脉分支伴行的同名静脉外，在隐静脉裂孔处还收纳大隐静脉。

5）腹股沟深淋巴结　在股静脉上部附近及股管内，有 3～4 个淋巴结，收纳腹股沟浅淋巴结的输出管及来自股部、小腿部和足部的深部淋巴。子宫体上部和外阴部的淋巴可直接或间接（经腹股沟浅淋巴结）注入腹股沟深淋巴结。其输出淋巴管注入髂外淋巴结。

6）股神经　在腹后壁发自腰丛，沿髂筋膜深面经肌腔隙内侧部进入股三角内。主干短粗，随即发出众多肌支、皮支和关节支。肌支分布至股四头肌、缝匠肌和耻骨肌；关节支至髋和膝关节；皮支有股神经前皮支和内侧皮支，分布至股前内侧区的皮肤。其中最长的皮神经为隐神经，在股三角内伴股动脉外侧，下行入收肌管，在收肌管下端穿大收肌腱板，行于缝匠肌和股薄肌之间，在膝关节内侧穿深筋膜，伴大隐静脉下行，分支分布于髌骨下方、小腿内侧和足内侧缘的皮肤。

5. 收肌管　又称 Hunter 管，位于股前区中 1/3 段前内侧、缝匠肌深面，大收肌和股内侧肌之间，是一断面呈三角形、长 15～17cm 的管状间隙。管的前壁为缝匠肌、大收肌腱板；外侧壁为股内侧肌；后内侧壁为长收肌和大收肌。收肌管的上口与股三角尖相通，下口经收肌腱裂孔通向腘窝上角，所以收肌管又称股腘管。股三角或腘窝的炎症，可借此互相蔓延。收肌管内的结构：前为股神经的股内侧肌肌支和隐神经；中为股动脉；后为股静脉及淋巴管和疏松结缔组织。股动脉在管下段发出膝降动脉（又称膝最上动脉），参与组成膝关节网。

6. 闭孔神经　血管束有闭孔动、静脉和闭孔神经。闭孔动脉起于髂内动脉，穿闭膜管出骨盆至股内侧，分前、后两支，分别位于短收肌的前、后方，营养内收肌群、髋关节和股方肌，并与旋股内侧动脉吻合。闭孔静脉与同名动脉伴行，回流至髂内静脉。闭孔神经起于腰丛，伴闭孔血管出闭膜管后，亦分两支：前支支配内收肌群大部及膝关节，后支支配闭孔外肌和大收肌。

二、股后区

（一）浅层结构

皮肤较薄，浅筋膜较厚。股后皮神经位于阔筋膜与股二头肌之间，沿股后正中线下行至腘窝上角。沿途分支分布于股后区、腘窝及小腿后区上部的皮肤。

（二）深层结构

1. 后骨筋膜鞘的内容 后骨筋膜鞘由阔筋膜后份、股外侧肌间隔、骨后肌间隔与股骨粗线处的骨膜共同围成，鞘内容纳股后群肌及坐骨神经等。此鞘上通臀大肌下间隙，向下连腘窝，二者的炎症可沿此间隙内的血管神经束相互蔓延。股骨粗线中段的骨膜与三个肌间隔的纤维彼此交织成坚韧的条索，股骨中段骨折时，纤维条索有限制骨折移位的作用。

2. 坐骨神经 为全身最粗大的神经，经梨状肌下孔出盆腔，在臀大肌深面，经股骨大转子与坐骨大结节连线中点稍内侧降至股后，于股二头肌长头深面达腘窝。一般在腘窝上角附近，分为胫神经和腓总神经两终支。坐骨神经在股后部发出肌支，支配大腿后群肌诸肌，包括股二头肌长头、半腱肌、半膜肌和大收肌的坐骨部，发出关节支到膝关节。

自坐骨结节与大转子之间的中点，到股骨内、外侧髁之间中点的连线，为坐骨神经的体表投影。

第六节 膝 部

膝部的范围是从髌骨上缘上方两横指到胫骨粗隆高度的范围，可分为膝前区、膝后区及上胫腓关节。膝部的骨性结构均参加关节的组成。

一、膝前区

膝前区的主要结构包括皮肤、筋膜、滑液囊、肌腱等。伸膝时可明显见到和扪及的股四头肌肌腱、髌骨和髌韧带的轮廓。髌韧带的深面有髌下脂肪垫填充。屈膝时，该处呈浅凹状，是临床上膝关节腔穿刺的常用部位。

（一）浅层结构

膝前部皮肤薄而松弛，皮下脂肪少，移动性大。皮肤与髌韧带之间，有髌前皮下囊，慢性劳损时易发生炎症。在膝内侧，有隐神经自深筋膜穿出并发髌下支；在外上和内上方有股骨外侧皮神经、股神经前皮支和内侧皮支的终末分布；外下方有腓肠外侧皮神经分布。

（二）深层结构

膝前区的深筋膜是阔筋膜的延续，并与其深面的肌腱融合。膝外侧部的髂胫束及内侧部的缝匠肌腱和骨薄肌腱共同形成"鹅足"。其深面有一较大的滑液囊，称"鹅足囊"。中间部为股四头肌腱，附着于髌骨底及两侧缘，继而延续为髌韧带，止于胫骨粗隆。在髌骨两侧，股四头肌腱与阔筋膜一起，形成髌支持带，附着于髌骨、髌韧带及胫骨内外侧髁。在股四头肌腱与股骨之间，有一大的髌上囊，多与关节腔相通。当关节腔积液大于 50mL 时，可出现浮髌试验阳性，此时可在髌骨两侧缘中点行关节腔穿刺抽液检查。髌韧带两侧的凹陷处，向后可扪及膝关节间隙，此处相当于外侧半月板的前端。

二、膝后区

膝后区主要为腘窝。伸膝时，此处皮肤、筋膜等紧张，屈膝时松弛，腘窝边界清晰可见，其内侧的半腱肌、半膜肌腱和外侧的股二头肌腱均可触及。

（一）浅层结构

皮肤与膝前区相似，松弛而薄弱，活动度大。浅筋膜中有小隐静脉穿入深筋膜，其周围有腘浅淋巴结。此区的皮神经为骨后皮神经末支、隐神经及腓肠外侧皮神经的分支。

（二）深层结构

深层结构主要是腘窝，以下将从腘窝的境界、内容分别讲述。

1. 腘窝的境界　腘窝为膝后区的菱形凹陷。外上界为股二头肌腱，内上界主要是半腱肌和半膜肌，下内界和下外界分别为腓肠肌的内外侧头。腘窝顶（浅面）为腘筋膜，是大腿阔筋膜的延续，向下移行为小腿深筋膜。腘筋膜由纵、横交织的纤维构成，致密而坚韧，临床上罹患腘窝囊肿和腘动脉瘤时，易受腘筋膜的限制而胀痛明显。腘窝底自上而下为：股骨腘面、膝关节囊后部腘斜韧带、腘肌及其筋膜。

2. 腘窝的内容　腘窝内含有重要的血管、神经，由浅及深依次为胫神经、腘静脉及腘动脉。其外上界还有腓总神经，血管周围还有腘深淋巴结。

（1）腘窝的神经　胫神经位于腘窝的最浅面，于腘窝上角由坐骨神经分出，沿腘窝中线下行，到腘肌下缘穿出比目鱼肌腱弓，进入小腿后区。于腘窝内，发出肌支、关节支至附近肌肉及膝关节。另发出腓肠内侧皮神经，伴小隐静脉下行至小腿后面，移行为腓肠神经。腓总神经为坐骨神经在腘窝上角分支的另一神经，沿股二头肌腱内侧缘行向外下，越腓肠肌外侧头表面，至腓骨头下方，绕腓骨颈，在此分为腓浅及腓深神经。腓总神经在腓骨颈处紧贴骨面，表面无肌肉覆盖，故腓骨颈骨折或该处长时间受压时，易损伤腓总神经，引起小腿前、外侧群肌肉瘫痪，导致足内翻畸形。腓总神经在腘窝发出关节支和皮支。

（2）腘动脉　是股动脉的延续，位置最深，与股骨腘面及膝关节囊后部紧贴，故股骨髁上骨折易损伤腘动脉。腘动脉上部位于胫神经内侧，中部居神经前方，下部转至神经外侧。腘动脉在腘窝的分支有膝上内侧动脉、膝上外侧动脉、膝中动脉、膝下内侧动脉和膝下外侧动脉，营养膝关节，并参与膝关节动脉网的组成。其他分支营养膝部的肌肉。在腘窝下角，腘动脉分成胫前动脉和胫后动脉两终支。

（3）腘静脉　由胫前、后静脉在腘窝下角处汇成，有小隐静脉汇入。在腘窝内伴胫神经和腘动脉上行，位于二者之间，并与腘动脉包于同一筋膜鞘内。

（4）腘深淋巴结　位于腘血管周围，4～5个。收纳小腿以下深淋巴和小腿后、外侧和足外侧部的浅淋巴结管。其输出淋巴管注入腹股沟深淋巴结（图7-19）。

三、上胫腓关节

胫骨与腓骨的连结紧密，近端有上胫腓关节，远端有下胫腓关节，中间有骨间膜相连。上胫腓关节为滑膜软骨关节，位于胫骨外侧髁的外侧壁，由胫骨外侧髁与腓骨头构成微动关节，外有胫腓上关节前、后韧带维系。上胫腓关节的血供来自胫前动脉的胫前、胫后反折处的分支。神经支配来自腓总神经及胫神经，腓总神经由后方至前外侧包绕腓骨颈，位置表浅，易受到损伤，引起小腿前、外侧群肌肉瘫痪。

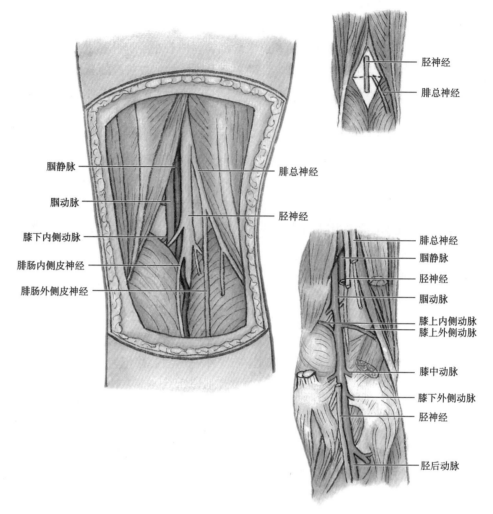

图 7-19　腘窝的内容

第七节　膝关节的结构

一、股骨下端

股骨下端为向两侧和前后扩展形成的内、外侧股骨髁，中间以髁间窝相隔，前面两个髁向前变平，并与前方连合，形成一矢状位浅凹，即髌面；在股骨髁后面呈圆形并相互平行，前后径较横径为大。股骨髁侧面观前面大后面小，横面形成约 20°前后向的倾角。外侧髁前后径较内侧髁长，突向前面，其前后轴线接近垂直方向，但内侧髁的长轴斜向内下，与矢状面约成 22°的夹角。此结构决定了股骨外侧髁仅有屈伸活动，而内侧髁除有屈伸活动外，还有收展和旋转活动。膝屈伸范围最大，其他活动小，只能在屈伸过程中伴其他方向活动。屈膝时产生收展或旋转，收展活动的范围随屈膝度而增加。旋转活动当膝关节于屈曲 90°位时，可达 30°～ 50°。纵向分合与横向活动甚少。屈膝时可有少量侧向移动。极度伸膝时伴有胫骨外旋膝关节的运动轴不固定，随着关节的屈或伸而向后或向前移动。在股骨两髁之间有深凹的髁间凹，前交叉韧带附着于外侧髁内侧面的后部，而后交叉韧带附着于内侧髁外侧面的前部。

二、胫骨上端

胫骨上端为宽厚的内、外侧胫骨髁，也称为胫骨平台，分别与股骨内外侧髁相连。内侧平台较大，冠状位与矢状位均呈凹形，外侧平台矢状位呈凸形或平坦，冠状面上呈凹形。髁部关节面与胫骨干亦不垂直，而向后倾斜3°～7°。胫骨两髁关节面与股骨两髁亦不完全相称，而借助于其间的半月板相连结，增加两者匹配程度和接触面积。胫骨两髁之间有髁间隆起，由内、外侧两个结节构成，其前后部分各有一凹，是膝交叉韧带及半月板附着处。

在站立位正面X线片上，股骨干长轴与胫骨干长轴在膝关节相交，形成6°～9°的生理性外翻角。从髋关节中点至踝关节中点的连线代表下肢负重轴线，理应经过膝关节的中心点。

三、髌骨

髌骨略呈三角形，尖端向下，被包埋在股四头肌腱内，其后方是软骨面，与股骨两髁之间软骨面成关节。其下极为粗糙面，在关节外。髌骨后方之软骨面有两条纵嵴。中央嵴与股骨髁滑车的凹陷相适应，并将髌骨后软骨面分为内外两部分，内侧者较厚，外侧者扁宽。内侧嵴又将内侧部分为内侧面及内侧偏面。髌骨下端通过髌腱连于胫骨结节。

髌骨是人体中最大的籽骨，是膝关节的一个组成部分。切除髌骨后，在伸膝活动中可使股四头肌肌力减少30%左右。因此，髌骨能起到保护膝关节、增强股四头肌肌力、伸直膝关节最后10°～15°的滑车作用。髌骨后面是完整的关节面，其内外侧分别与股骨内外髁前面形成髌股关节。在治疗中应尽量使关节面恢复平整，减少髌股关节炎的发生。横断骨折有移位者，均有股四头肌肌腱扩张部断裂，导致股四头肌失去正常伸膝功能。治疗髌骨骨折时，应修复肌腱扩张部的连续性。

膝关节的内侧面衬有滑膜，是全身关节中最宽阔、最复杂的，附着于该关节各骨的关节面周缘，覆盖关节内除半月板和软骨以外的所有结构。膝关节滑膜正常为平滑、透明的粉色组织，病理情况下增生充血。胎儿早期膝关节腔由薄膜分割成髌上囊、内侧和外侧胫骨关节腔，胎儿晚期间隔消失，膝关节成为一个相连的单腔，隔膜如在成人仍不消失，成为滑膜皱襞。最常见的三个滑膜皱襞：髌上滑膜皱襞，分隔髌上囊与关节腔；髌下滑膜皱襞（滑膜韧带），位于髁间窝和髌下脂肪垫；髌内滑膜皱襞。

四、膝关节内脂肪垫

髌韧带后侧有脂肪垫，呈三角形，尖端附着于股骨髁间窝前方，基底附着于髌骨下缘与髌腱两侧，其两侧游离呈分散状，其中一部分夹在两层滑膜之间，形成翼状皱襞。当脂肪过多或股四头肌失去张力，伸膝时脂肪垫可被挤压在胫骨与股骨间，造成损伤，反复损伤可导致脂肪水肿、出血、肥厚。年龄大的人由于膝关节退行性变，滑膜绒毛肥大，髌下脂肪垫亦可增厚。

五、滑膜囊

膝关节的滑膜囊上起自股骨髁关节软骨边缘，上方与髌上囊相延续，向上约四横指处再反折向下，止于髌骨关节面的上缘。两侧由股骨髁内外侧软骨缘向左右延展，形成股骨髁两侧的滑膜囊间隙，再返回向下覆盖脂肪垫。翼状韧带止于胫骨平台前缘稍下，后侧起自股骨后髁关节软骨缘，向下止于胫骨平台的下缘。滑膜囊形成一个封闭的囊腔。

膝部滑囊很多，共分前侧、后侧和后外侧三组。髌前滑囊位于髌骨前方，滑囊有三，即髌前皮下滑囊（在皮下与深筋膜之间）、髌前筋膜下滑囊（在阔筋膜与股四头肌腱之间）和髌前肌腱下滑囊（在股四头肌腱与髌骨之间）。髌下深滑囊又称胫前深滑囊，位于胫骨结节与髌韧带之间。鹅足滑囊位于缝匠肌、股薄肌及半腱肌的联合腱止点与胫骨内侧副韧带之间，三个肌腱有致密的纤维膜相连，形同鹅足，故而得名。

六、关节囊

关节囊围绕关节，在内侧、外侧各有侧副韧带，在后内侧和后外侧各有复合组织加强关节囊，维持膝关节的稳定性。内侧结构可分为三层，最外层是深筋膜。中间层包括浅层内侧副韧带，是内侧的主要韧带。它起自股骨内上髁，向下约10cm，止于胫骨内侧面。在股薄肌和半腱肌的深面，内侧副韧带后方的斜行纤维与关节囊融合，与半膜肌一起形成斜韧带。第三层是膝关节囊内侧副韧带的深层，在浅层的深面，长度较短，由股骨至内侧半月板，再至胫骨内缘。外侧副韧带同样也是三层，浅层是外侧关节支持带，主要稳定髌骨；中间层由外侧副韧带、豆状韧带和弓状韧带组成。外侧副韧带起于股骨外上髁，止于腓骨头的外侧面。关节囊在膝外前较薄，在膝外后由弓状韧带复合加固。

七、韧带

1. 内（胫）侧副韧带（MCL） 由浅、深、斜三部分组成。浅（前）部起于股骨内髁，止于关节线远侧3～4cm的胫骨上部，前缘明显易辨，深面下有膝内下动静脉和一滑囊。膝关节过伸时该部韧带较易撕裂。MCL深部来自关节囊，起止于靠近关节软骨边缘的股骨及胫骨内髁。该部纤维较短而厚实，其中段与内侧半月板相连。斜行纤维始于股骨内髁浅部纤维的后方，向下呈扇状散开，止于关节线下方的胫骨内髁后半部，此部亦与内侧半月板相连。MCL是膝关节内侧的主要稳定结构。MCL后方有重要的韧带、关节囊结构，称为后内角，对于膝关节的内侧直向与旋转稳定性起重要作用，由内侧半月板后角、后斜韧带、半膜肌扩张部、半月板胫骨韧带和腘斜韧带组成，具有阻止膝关节外翻和胫骨旋转等功能。

2. 外（腓）侧副韧带（LCL） 起自股骨外髁上方，止于腓骨头，呈圆索状。该韧带与外侧半月板不相连，有肌腱相隔。

膝关节伸直时，侧副韧带可防止关节侧向活动，但屈膝时旋转应力可造成侧副韧带损伤。近年来研究膝关节后外侧旋转不稳定成为后交叉韧带损伤后重建修复的热点，提出了后外侧复合体（PC）这一解剖名词，由浅到深依次由下列结构组成：①股二头肌腱；②腓侧副韧带；③腘肌腱复合体；④后外侧关节囊及腓肠肌外侧头。这一结构对于维持膝关节外直向及旋转稳定性非常重要。

3. 膝交叉韧带 分为前、后交叉韧带，它和膝内、外侧副侧韧带、髌韧带、膝部伸屈肌群、半月板和关节囊等，共同维持关节的稳定（图7-20）。

（1）前交叉韧带（ACL） 起于胫骨髁间隆凸前方偏外凹陷处及外侧半月板前角，向后上外方成60°角斜行，止于股骨外髁内侧面之后部。在股骨附着部以下10～12mm处开始呈扇形扭曲，随膝伸屈活动而改变。韧带在胫骨附着部的前后长度约为30mm，其前缘距胫骨平台前缘约为15mm，ACL在上端附着使韧带呈圆弧状，前缘为弧线形并向后侧隆凸，附着点在内收肌结节水平下约12mm，与胫骨干后侧皮质延长线的后方约8mm处。

ACL分前内侧束和后外侧束，后者较前者肥大。前内侧束止于弧线上，而后外侧束止于直线上，故前者比后者更偏后。此韧带长度为37～41mm，平均为39mm，宽度10～12mm，平均为 11mm。ACL 的股骨髁部附着点位于屈伸轴的前方。当膝关节屈曲 50°～60°时，后外侧束的股骨髁附着点与胫骨附着点相互靠近，故后外侧束变得松弛；而前内侧束的股骨髁部附着点的最突出部此时向下或向后移位，不随膝关节屈曲而向前移动，故于屈膝位时前内侧束紧张。

ACL 的功能：①限制胫骨前移；②限制过伸；③限制内、外旋活动；④限制内、外翻活动。ACL 的血供来自膝中动脉，在股骨髁间窝进入 ACL，沿韧带的背侧下行，在接近胫骨结节部分为两支，称为胫骨髁间动脉，最终供应胫骨两髁。

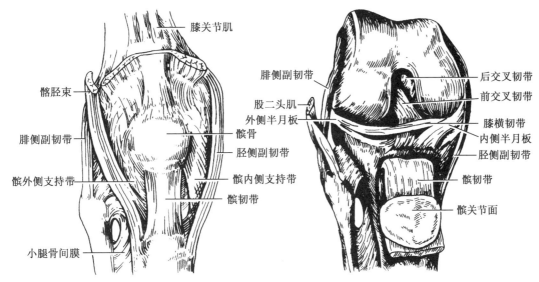

图 7-20 膝关节

（2）后交叉韧带（PCL） 起于胫骨髁间隆凸的后方，向前内方成 70°～80°角，斜行止于股骨内髁的外侧面，其股骨髁部附着点呈圆弧形，上界呈水平而下界凸出，且平行于股骨髁关节面的下缘，其上界距股骨内收肌结节水平约 23mm 处。PCL 的平均长度为 38mm，平均宽度为13mm。国人成人 PCL 的长度为 29.1～38.4mm，平均为 36.3mm；其宽度下端 14～15.4mm，上端 15.1～17.2mm。PCL 的强度为 ACL 的两倍。在伸膝位，PCL 的走行方向近乎垂直，在屈膝位则较为水平。PCL 又可分为前、后两束，当伸膝位时后束紧张而前束松弛，屈膝位时前束紧张而后束松弛。

PCL 的功能：①限制胫骨上段后移；②限制过伸；③限制旋转；④限制侧方活动。两条交叉韧带基本的血液供应是膝中动脉的分支。后交叉韧带的神经支配是胫后神经的后关节分支。

八、半月板

半月板系位于股骨髁和胫骨髁之间的纤维软骨垫，切面为三角形，外侧缘较厚，附着在关节囊的内侧面，亦借冠状韧带疏松附着于胫骨平台的边缘，内缘锐利，游离于关节腔内。

内侧半月板的环大而窄，呈 C 形，前角薄而尖，附着于胫骨髁间隆起前区，位于前交叉韧带和外侧半月板前角之前方。后角宽，附着于胫骨髁间隆起后区，位于外侧半月板后角与后交叉韧带之间，两角相距较远，整个半月板的周围附着在内侧关节囊，并通过冠状韧带止于胫骨的上缘。其前半部松弛，活动度大，容易破裂，后半部比较稳定，中间部易受扭转外力而横行破裂。

外侧半月板较内侧半月板环小而略厚，几乎为 O 形，前角附着于胫骨髁间隆起与前交叉韧带之间，后角处于胫骨髁间隆起与后交叉韧带之间，两角附着处相距较近。外侧半月板内侧边缘薄而游离，外侧缘与关节囊之间被腘肌腱隔开，并在外侧半月板的外侧缘形成一个斜的槽。

半月板对膝关节的正常功能有重要作用，可以作为关节的填充物，使股骨髁和胫骨髁的外形相适应。两半月板约遮盖胫骨上端关节面的 2/3，如此减少了股骨和胫骨的直接相撞，防止关节囊和滑膜在屈伸运动时撞击。滑膜分泌滑液有润滑关节和营养关节软骨的作用。当膝关节从屈曲到伸直位时，能平滑地传递铰链运动到旋转运动，保持正常膝关节的稳定性。

半月板周缘有较丰富的血供，体部无血管而从关节液吸取营养。半月板的无血管区随年龄增长而扩大，故成人半月板体部撕裂不能修复，只有边缘撕裂伤才有可能愈合。盘状软骨是半月板发育异常，国人多见于外侧，因其较肥厚，易发生磨损变性或水平撕裂。

九、血管和神经

腘窝内部由浅入深为胫神经与腓总神经、腘静脉、腘动脉及其周围的淋巴结等。腘窝内有大量的脂肪组织。

1. 胫神经　胫神经（$L_4 \sim S_3$）是坐骨神经两末支中较大的一支。它紧贴腘筋膜的深面，沿窝的正中线下降，经腓肠肌二头间的前面进入小腿深部。它在腘窝内发出：①关节支，即膝上内支、膝下内支和膝中支，与同名动脉伴行，分布于膝关节。②肌支，支配腓肠肌、跖肌、比目鱼肌和腘肌。③皮支，为腓肠内侧神经，在腘窝下角发出，经腓肠肌的浅面下降，在小腿后面中部浅出，与腓肠神经交通支合成腓肠神经，分布于小腿后外侧面及中趾和小趾外侧缘的皮肤。

2. 腓总神经　腓总神经（$L_4 \sim S_2$）是坐骨神经两末支之一。沿窝外上界斜向下至腓骨头，经股二头肌腱与腓肠肌外侧头之间出腘窝，绕腓骨颈，入腓骨肌分为腓深及腓浅神经。它在腘窝内发出 3 支：①关节支，即膝上外支和膝下内支，与同名动脉伴行，分布于膝关节。②腓肠外侧皮神经，在腓总神经越过腓肠肌外侧头时发出，立即穿深筋膜，分布于小腿上部外侧皮肤。③腓神经交通支，在近腓骨头发出，在小腿后面和腓肠内侧皮神经合并。肌支支配股二头肌短头。

3. 腘静脉　腘静脉由胫前静脉和胫后静脉汇合而成。在胫神经与动脉之间上行，经收肌腱裂孔续为股静脉。沿途接受与腘动脉分支伴行的静脉。

4. 腘动脉　腘动脉在收肌腱裂孔续于股动脉，在腘窝内贴近窝底向下外，到肌下缘分为胫前和胫后两动脉告终。其分支如下：①肌支，供应腓肠肌、比目鱼肌和跖肌。②关节支，膝上、下内动脉，膝上、下外动脉，以及一支膝中动脉，共五支，它们均参与膝关节吻合网的形成。

5. 腘深淋巴结　腘深淋巴结为沿腘动脉、静脉两旁排列的数个淋巴结，接受小腿深部的淋巴，其输出管与股血管伴行，注入腹股沟深淋巴结。

第八节　小腿部

一、小腿前区

（一）浅层结构

1. 皮肤　该区皮肤较厚而紧，移动性小，血液供应较差，特别是位于胫骨前嵴及胫骨内侧面的皮肤，由于缺少皮下组织和肌肉的保护，易于损伤，损伤后愈合较慢，是下肢慢性溃疡的好发部位。

2. 浅筋膜及其内的结构　浅筋膜疏松，含少量脂肪，弹性差。位于浅筋膜内的主要结构有大隐静脉及其属支、隐神经和腓浅神经。大隐静脉于足的内侧缘起始后，经内踝前方 1cm 处行于小腿内侧（图 7-18）。隐神经与大隐静脉伴行，在小腿上部，神经居于静脉的后方，在小腿下部则绕过静脉至其前方，分布于小腿内侧及足内侧缘的皮肤。腓浅神经由腓总神经在腓骨颈处分出后，向下行至小腿外侧中、下 1/3 交界处，穿出深筋膜至皮下，随即分成内、外侧支分布于小腿外侧及足背的皮肤。

（二）深层结构

1. 深筋膜和骨筋膜鞘 小腿前区的深筋膜较致密，在胫骨内侧面无肌肉区域中，筋膜比其他部分薄，并与骨膜融合在一起，但在胫骨前肌的上部特别坚厚，构成胫骨前肌和趾长伸肌的起点附着处。在腓侧，筋膜发出前、后两个肌间隔，附着于腓骨的前、后缘。由小腿肌间隔，胫、腓骨骨膜及其间的骨间膜与小腿前区的深筋膜共同围成外侧骨筋膜鞘和前骨筋膜鞘。在小腿外侧骨筋膜鞘内有小腿外侧肌群和腓浅神经；在小腿前骨筋膜鞘内有小腿前肌群，胫前动、静脉和腓深神经（图 7-21）。

2. 肌肉 小腿前区的肌肉分为前群和外侧群，其肌肉的名称、起止点及作用见表 7-3。

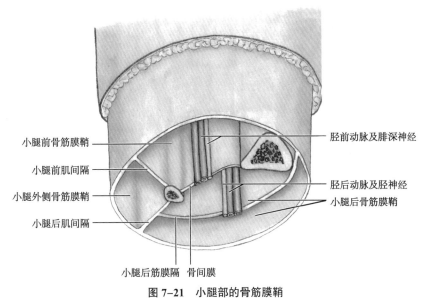

图 7-21 小腿部的骨筋膜鞘

表 7-3 小腿前、外侧群肌

肌群	名称	起点	止点	作用	神经支配
前群肌	胫骨前肌	胫腓骨上端骨间膜前面	第 1 楔骨内侧、第 1 跖骨底	伸距小腿关节、足内翻	腓深神经（$L_4 \sim S_2$）
	趾长伸肌	胫、腓骨上端前面及骨间膜	第 2～5 趾中节和远节趾骨底	伸距小腿关节、伸第 2～5 趾	
	踇长伸肌	小腿骨间膜、腓骨内侧面中份	踇趾远节趾骨底	伸距小腿关节、伸踇趾	
外侧群肌	腓骨长肌	腓骨外侧面上 2/3 部	第 1 楔骨及第 1 跖骨底	屈距小腿关节、足外翻	腓浅神经（$L_5 \sim S_1$）
	腓骨短肌	腓骨外侧面下 1/3 部	第 5 跖骨粗隆		

3. 血管和神经

（1）胫前动、静脉   胫前动脉是腘动脉在腘肌的下缘分出的一个分支，立即向前跨过小腿骨间膜上缘进入前骨筋膜鞘，贴在骨间膜的前面下行，至踝关节前方移行为足背动脉。胫前动脉在小腿上 2/3 位置较深，位于胫骨前肌和趾长伸肌之间；但在小腿下 1/3 处其位置越来越浅表，位于胫骨前肌和拇长伸肌之间。此动脉有两条伴行静脉，即胫前静脉，并与腓深神经同行。胫前动脉在起始部穿过骨间膜后，随即发出一分支胫前返动脉，向上参与组成膝关节动脉网，本干沿途发出分支分布于小腿前肌群及胫、腓骨骨膜。在踝关节附近又分出内、外踝前动脉，分别与跗内、外侧动脉吻合，参与构成踝关节动脉网。胫前动脉与胫后动脉、腓动脉之间有丰富的吻合（图 7-22）。

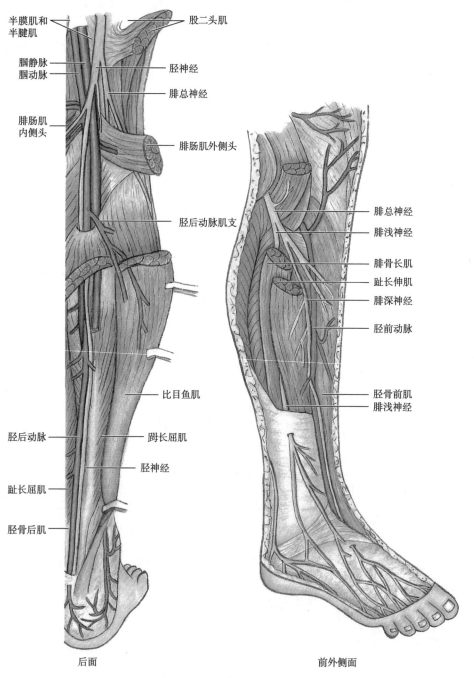

半膜肌和半腱肌

股二头肌

腘静脉
腘动脉

胫神经

腓总神经

腓肠肌内侧头

腓肠肌外侧头

胫后动脉肌支

腓总神经
腓浅神经

腓骨长肌
趾长伸肌
腓深神经

胫前动脉

比目鱼肌

胫后动脉

胫骨前肌
腓浅神经

拇长屈肌

胫神经

趾长屈肌

胫骨后肌

后面

前外侧面

图 7-22   小腿的血管、神经

（2）腓浅、深神经　腓总神经绕过腓骨颈进入腓骨长肌内，并分支为腓浅神经和腓深神经（图7-23）。

1）腓浅神经　向下初在腓骨长、短肌之间下行，沿途发出肌支支配此两肌。继而走在腓骨长、短肌和趾长伸肌之间，在小腿中、下1/3交界处穿出深筋膜，浅出成皮支，分布于小腿下外侧及足背皮肤。

2）腓深神经　由腓总神经发出后，穿过腓骨长肌和前肌间隔进入前骨筋膜鞘，继而穿过趾长伸肌，在骨间膜前面与胫前动脉伴行。神经初在动脉的外侧，中段至动脉的前面，到下段至动脉的内侧，直达足背。其肌支支配小腿前肌群和足背肌，皮支分布于第1趾蹼及第1、2趾相对缘的皮肤。腓总神经由腓骨头下方越过时，因接近体表而容易损伤（如腓骨颈骨折），临床表现为马蹄内翻足畸形；若腓深神经单独损伤，发生马蹄足，但无内、外翻现象；若腓浅神经单独损伤，因腓骨长、短肌瘫痪，使足的外翻受到影响。

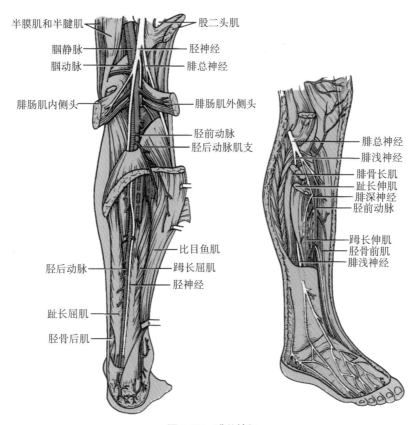

图7-23　腓总神经

二、小腿后区

（一）浅层结构

1.皮肤　小腿后区皮肤与浅筋膜连接较紧密，移动度小。此区皮肤柔软，弹性好，血供丰富，是临床上常用的带血管蒂皮瓣移植的供皮区。

2.浅筋膜及其内的结构　该区的浅筋膜比前区厚，覆盖着丰厚的小腿三头肌。在浅筋膜内有小隐静脉及腓肠内、外侧皮神经等结构（图 7-24）。

（1）小隐静脉　自足背外侧缘起始后，经外踝后方到小腿后面中线上行至腘窝下角处，穿腘筋膜注入腘静脉。小隐静脉中有 7 ～ 8 个静脉瓣，并有交通支与大隐静脉和深静脉相交通。当静脉瓣发育不良或深静脉回流受阻时，可导致小隐静脉和大隐静脉淤血、曲张。小静脉在上段与腓肠内侧皮神经伴行，在下段与腓肠神经伴行，故手术切除曲张的静脉时，应避免损伤相伴行的皮神经。

（2）腓肠内、外侧皮神经　腓肠内侧皮神经由胫神经在腘窝下部分出，在筋膜深面下行，位于腓肠肌内、外侧头之间的沟内，并与小隐静脉的上段伴行。腓肠外侧皮神经由腓总神经在腘窝外侧发出，向下走行于小腿后区外侧筋膜的夹层中，并发出腓神经交通支。于小腿中、下 1/3 交界处，腓神经交通支与腓肠内侧皮神经汇合成腓肠神经，伴小隐静脉向下外方至足背外侧缘。

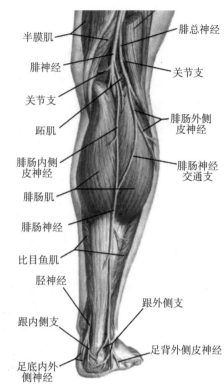

图 7-24　腓肠内、外侧皮神经

（二）深层结构

1. 深筋膜和骨筋膜鞘　小腿后区的深筋膜较致密，该区深筋膜与小腿后肌间隔、骨间膜及胫、腓骨后面骨膜共同围成后骨筋膜鞘（图 7-25）。鞘内有小腿后群肌，胫后动、静脉，腓肠动、静脉及胫神经等。

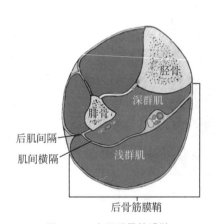

图 7-25　小腿后骨筋膜鞘

2. 肌肉　小腿后骨筋膜鞘又被小腿后筋膜隔分成浅、深两鞘。浅鞘容纳小腿后群肌的浅层肌，即小腿三头肌，其下方的腱性部分合为强大的跟腱止于跟骨结节。深鞘容纳小腿后群肌的深层肌（表 7-4）。

表 7-4 小腿后群肌

肌群	名称	起点	止点	作用	神经支配
浅层	腓肠肌	内侧头：股骨内上髁及附近腘面 外侧头：股骨外上髁	跟骨结节	屈小腿、距小腿关节	胫神经（$L_4 \sim S_3$）
	比目鱼肌	腓骨上部后面，胫骨比目鱼肌线及比目鱼肌腱弓		屈距小腿关节	
	跖肌	腘面外下部及膝关节囊后面			
深层	腘肌	股骨外侧髁外侧面上缘	胫骨比目鱼肌线以上骨面	屈和内旋膝关节	胫神经（$L_4 \sim S_3$）
	趾长屈肌	胫骨后面中 1/3 部	第 2～5 趾末节趾骨底	屈距小腿关节、屈第 2～5 趾、足内翻	
	踇长屈肌	腓骨后面下 2/3 部	踇趾远节趾骨底	屈距小腿关节、屈踇趾	
	胫骨后肌	胫、腓骨后面及骨间膜后面	第 1～3 楔骨跖面及足舟骨	屈距小腿关节、足内翻	

3. 血管和神经（图 7-21）

（1）胫后动、静脉 胫后动脉是腘动脉两终支中较大的一支，亦可视为腘动脉在小腿部的延续，向下穿过比目鱼肌腱弓的深面，行于浅、深层肌肉之间，沿途分支分布于邻近结构。此动脉有两条伴行静脉即胫后静脉，并与胫神经同行。神经先位于动脉的内侧，继而跨过动脉的浅面，至小腿下部则位于动脉的外侧。血管、神经在小腿下 1/3 位置表浅，经过内踝后方进入足底，胫后动脉分为足底内、外侧动脉。

胫后动脉在距起始处以下约 3cm 处发出较大的腓动脉，沿腓骨后内侧下行，经踇长屈肌深面至外踝后上方浅出，沿途分支分布于附近的肌肉和腓骨。在踝关节上方，腓动脉发出一条穿支，穿过骨间膜的下部，在外踝前方下行与足背动脉相吻合。

（2）胫神经 是坐骨神经两终支中较大的一支，在小腿后群肌浅、深两层之间与胫后动脉伴行。初在动脉的内侧，至距小腿部则转其外侧及深面，位于趾长屈肌和踇长屈肌腱之间，借趾长屈肌及胫骨后肌与内踝隔开，在屈肌支持带深面分为足底内、外侧神经。胫神经支配所有后群肌肉，并有关节支分布于膝、踝关节。胫神经单独损伤较少见，常与腘动、静脉同时损伤。胫神经麻痹时，足的跖屈及趾的屈曲运动消失，呈仰趾足畸形。

三、胫骨与腓骨

（一）胫骨（图 7-26）

1. 形态结构 胫骨为三棱柱形管状骨，位于小腿的内侧，可分为一体两端。上端膨大为内、外侧髁，两髁上面均有卵圆形的上关节面，与股骨下端的内、外侧髁相关节。胫骨两髁间有髁间隆起，在髁间隆起的前后各有一平坦小区，称为髁间前、后区，是膝交叉韧带及半月板附着处。胫骨内、外侧髁骨松质多而骨密质少，故为骨折的易发部位。

胫骨体呈三棱柱形，分三缘三面。前缘或前嵴上部锐薄，下部钝圆，自胫骨粗隆弯向下内，止于内踝前缘。外侧缘即骨间缘，有小腿骨间膜附着。内侧缘上部有胫侧副韧带和比目鱼肌附着。后面上份有斜向内下的比目鱼肌线，有比目鱼肌和腘筋膜附着。体上、中 1/3 交界处附近，有向上开口的滋养孔。胫骨粗隆、前缘及胫骨的内侧面均位于皮下，易于触及。胫骨体的中、下 1/3 交界处是三棱形和四方形骨干的移行部，比较细弱，为骨折的好发部位。下端内侧向下突出形成内踝。胫骨下端的内踝与腓骨下端的外踝关节面共同构成关节窝，骑跨在距骨滑车的上方，组成踝关节。下端的外侧有一个三角形的凹面，为腓切迹，与腓骨下端相接，形成胫腓韧带联合。

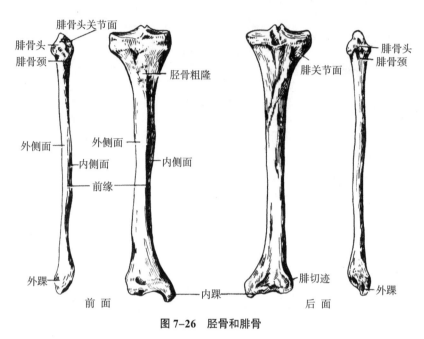

图 7-26　胫骨和腓骨

2. 血管和神经　胫骨上端的动脉主要来自腘动脉的分支及胫前返动脉等，这些分支相互吻合成网。胫骨体的动脉主要来自胫后动脉上端发出的一条滋养动脉，在胫骨上、中 1/3 交界处的后面经滋养孔进入骨髓腔。如胫骨体骨折使滋养动脉断裂后，远骨折端缺乏血供，则骨折愈合缓慢。胫骨下端的动脉来自胫前后动脉和腓动脉的分支。胫骨的神经支配主要来自胫神经和腓深神经的分支。

（二）腓骨（图 7-26）

1. 形态结构　腓骨为细长的管状骨，较胫骨细，居小腿的外侧。上端略显膨大，为腓骨头，其内上面有腓骨头关节面，与胫骨外侧髁的腓关节面相关节。腓骨体较细，上 1/3 有大量的肌肉附着。体内侧近中点处，有向上开口的滋养孔。下端即外踝，内侧的外踝关节面与距骨相关节。外踝构成关节窝的外侧壁，对维持踝关节的稳定性有重要作用。腓骨下 1/4 至外踝均位于皮下，腓骨移植术常在腓骨下部取材，但需在外踝上方约 6cm 切取，否则将影响踝关节的功能。

2. 血管和神经　腓骨头的动脉来自膝下外侧动脉。腓骨体的腓骨滋养动脉来自腓动脉。由于腓骨滋养动脉过短，做带血管蒂腓骨移植时，不宜吻合滋养动脉，以吻合腓动脉为宜。外踝的动脉来自腓动脉的穿支、外踝支及其他分支。腓骨的神经支配来自腓浅、深神经的分支。

四、胫骨和腓骨间的连结

胫骨和腓骨的上端由滑膜关节相连，骨体和下端由韧带连结相连。

（一）胫腓关节

胫腓关节由胫骨外侧髁后下方的腓关节面与腓骨头构成，几乎为平面关节。两关节面均被覆透明软骨：关节囊附着于两骨关节面的周缘，前壁较厚，后壁较薄。关节囊周围有腓骨头韧带加强，该韧带分为前、后两部分。前者为腓骨头前韧带，为2～3条扁平带，位于股二头肌腱的深部，自腓骨头前面斜行向内上方至胫骨外侧髁的前面。后者为腓骨头后韧带，肥厚，自腓骨头后面斜行向上方至胫骨外侧髁的后面。腓骨头韧带没有完全与关节囊分离。

胫腓关节的营养血供主要来自膝下外动脉及胫前、后动脉。神经支配主要来自胫神经分布到腘肌的分支及腓总神经的分支。

（二）小腿骨间膜（图 7-27）

小腿骨间膜为一坚韧的纤维膜，连于胫、腓骨体的骨间缘之间，分隔小腿肌前群和后群，并成为某些肌肉的附着处。大部分纤维起自胫骨，斜向外下方止于腓骨。小腿骨间膜上端有一稍大的卵圆形孔，有胫前动脉通过，下端也有一孔，有腓动脉的穿支通过。小腿骨间膜向下与下端胫腓连结的骨间韧带相延续，前方为胫骨前肌、趾长伸肌、踇长伸肌、第三腓骨肌、胫前血管和腓深神经，后面为胫骨后肌和踇长屈肌。

小腿骨间膜除连结胫、腓骨外，还有传递重力的作用。当重力到达胫骨时，其中一部分借骨间膜传递至腓骨。

小腿骨间膜的神经支配主要来自小腿骨间神经。

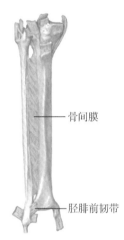

骨间膜

胫腓前韧带

图 7-27 小腿骨间膜

（三）胫腓连结（图 7-28）

临床上常称胫腓连结为胫腓联合，由胫骨的腓切迹与腓骨下端的内侧面构成，其下部与膜关节之间和来自踝关节滑膜的延伸部分相隔约 4.0mm。胫腓连结借下列韧带紧密相连。

1.胫腓前韧带 胫腓前韧带为坚韧的三角形韧带，位于胫腓骨下端的前面。起自胫骨下端踝关节面的边缘，斜向外下方，止于腓骨下端的前缘及附近的骨面上。韧带的前部与跟腓前韧带的起始部相移行，后部接骨间韧带。

2.胫腓后韧带 胫腓后韧带较强韧，连结于胫、腓骨下端的后面。前部与骨间韧带相连，下部愈合于胫腓横韧带。

3.骨间韧带 骨间韧带续于小腿骨间膜，由许多强韧的短纤维构成，连结胫、腓骨下端的相邻面之间，是胫、腓骨之间最强韧的结构。

4.胫腓横韧带 胫腓横韧带起自胫骨后面的下缘，斜向前外下方，止于外踝的内侧面。胫腓横韧带对保持踝关节的稳定性，防止胫、腓骨沿距骨上面向前脱位有重要作用。

以上韧带的动脉血供主要来自腓动脉及其穿支，也有来自胫前动脉或外踝前动脉。神经支配来自腓深神经、胫神经和隐神经。

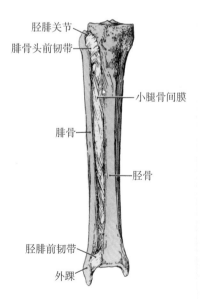

胫腓关节

腓骨头前韧带

小腿骨间膜

腓骨

胫骨

胫腓前韧带

外踝

图 7-28 胫腓连结

第九节　踝　部

一、踝前区

（一）浅层结构

1. 皮肤和浅筋膜　皮肤薄，皮下组织疏松，活动性大。浅筋膜中缺乏脂肪，浅静脉、肌腱等结构清晰可见。

2. 浅血管　大隐静脉起自足背，至踝前区已形成主干，位于内踝前缘约 1cm 处，距胫骨前肌腱约 1.5cm，位置较恒定，常在此处行静脉切开。皮肤的动脉来自足背动脉的皮支和胫后动脉或腓动脉的穿支。

3. 浅神经　踝前区的皮神经主要为腓浅神经。该神经由小腿外侧中、下 1/3 交界处穿出深筋膜，随即分为两支，于浅筋膜内经踝关节前方下行分布于足背、趾背皮肤。在踝前区均行于足背动脉外侧，可以把动脉搏动点作为神经阻滞定位的标志。

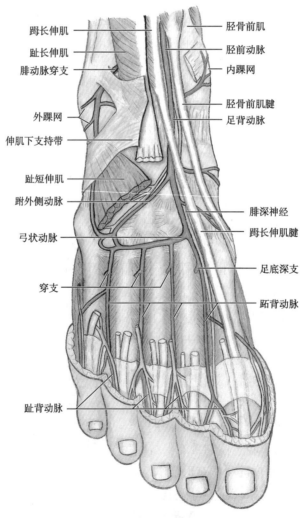

标注（左侧）	标注（右侧）
蹞长伸肌	胫骨前肌
趾长伸肌	胫前动脉
腓动脉穿支	内踝网
外踝网	胫骨前肌腱
伸肌下支持带	足背动脉
趾短伸肌	腓深神经
跗外侧动脉	蹞长伸肌腱
弓状动脉	足底深支
穿支	跖背动脉
趾背动脉	

图 7-29　踝前区

（二）深层结构

1. 深筋膜 踝前区的深筋膜向上续于小腿下部的深筋膜，至此区增厚，形成伸肌的支持带，并向深部骨面发出纤维隔，形成骨纤维管。由于小腿诸肌的肌腱和血管、神经的分支经过骨纤维管而抵止于足部，故骨纤维管具有约束肌腱和保护血管、神经的作用。

（1）伸肌上支持带 又称小腿横韧带，为一宽的筋膜带，位于踝关节前上方，为小腿筋膜的横行纤维增厚而形成。伸肌上支持带外侧附于腓骨远端前缘，内侧附于胫骨前缘，深面有两个间隙。内侧间隙中有胫骨前肌腱及深面的胫前动、静脉和腓深神经，外侧间腺中有姆长伸肌腱、趾长伸肌腱和第三腓骨肌腱。

（2）伸肌下支持带 又称小腿十字韧带，位于踝关节前面及足背，呈"Y"形。外侧束在跟骨沟前方附着于跟骨外侧面前份，纤维束行向内侧，由后外向前内侧分前后两层，包裹第三腓骨肌和趾长伸肌及鞘，形成外侧纤维管。内侧束分为内侧上束和内侧下束，内侧上束向内上方，附着于内踝的前缘；内侧下束向内下方，越过足内侧缘，与足底腱膜相续。

2. 腱滑膜鞘 踝关节周围的腱滑膜鞘，随小腿肌肉的分群而分三群，即前群、内侧群和外侧群。前群位于小腿伸肌上、下支持带的深面，分别包绕各伸肌腱的周围，内侧为胫骨前肌腱鞘，其近侧端达伸肌上支持带的上缘，远侧端至伸肌下支持带的远侧缘。中间鞘为姆长伸肌腱鞘，其近侧端越过伸肌下支持带上缘，远侧端达第1跖趾关节处。最外侧为趾长伸肌和第3腓骨肌腱鞘，近侧端越过伸肌下支持带的上缘，远侧端平齐外侧楔骨中点。外侧群和内侧群见踝后区。

3. 动脉

（1）足背动脉 为胫前动脉的直接延续，起自伸肌上支持带下缘，位于姆长伸肌腱与趾长伸肌腱之间。足背动脉在踝前位置较恒定，恰位于两踝间中点，可以作为踝前神经阻滞的标志点。

（2）内踝前动脉 起自胫前动脉（占66.7%）或足背动脉（占33.3%），行于姆长伸肌腱和胫骨前肌腱后方，达内侧楔骨内侧缘。内踝前动脉沿途发出3～5支筋膜穿支，分布于胫骨远端内侧。内踝前动脉与姆内侧动脉、足底内侧动脉浅支存在动脉间直接吻合，同时，上述动脉沿途发出内踝骨膜支，分布于胫骨远端内侧骨膜，并与其他骨膜动脉吻合。

（3）外踝前动脉 外踝前动脉30.0%于踝间连线上1.9cm处发自胫前动脉，33.3%平踝间连线发出，36.6%于踝间连线下1.5cm处发自足背动脉。起始后的动脉主干经伸肌腱深面呈近水平或斜向外下走向外踝，近踝沟处与腓动脉穿支的降支吻合，参与外踝网的组成，分布至跟骨及足背外侧。外踝前动脉沿途发出1～3支骨膜支，分布于胫骨远端前外侧。外踝前动脉系胫前动脉或足背动脉的外侧分支，与腓动脉穿支的降支吻合，二者的骨膜支一起分布于胫骨远端前外侧，形成丰富的骨膜动脉网。

（4）胫前动脉踝上穿支 胫前动脉下段行程中，在内踝前动脉起始上方，由胫前动脉发出的穿支较为粗大，称为踝上穿支。起始后位于伸肌腱深面，紧贴胫骨外侧骨面向上或水平走行，至胫骨前缘分为升支、降支。升支沿途分出1～2支筋膜穿支，经胫骨前肌腱与胫骨前缘之间穿出。而后升支继续上行与上位发自胫前动脉的骨膜支的降支直接吻合，有时在伸肌上支持带上方发出第2筋膜穿支。筋膜穿支分布于骨膜、伸肌支持带、深筋膜、浅筋膜及位于浅筋膜的静脉、神经和皮肤。

（5）跗内侧动脉 约8.3%于踝间连线上1.0cm处发自胫前动脉，约80.6%于踝间连线下2.1cm处发自足背动脉，于胫骨前肌腱外侧走向内前，分布至足背内侧和楔骨，部分与内踝前动脉及足底内侧动脉吻合。

（6）跗外侧动脉　约94.4%于踝间连线下2.5cm处发自足背动脉，约80.6%离跗外侧动脉发出点1.7cm处发出远端跗骨窦动脉，与近端跗骨窦动脉协同提供距骨的血运，跗外侧动脉沿舟骨外侧，分步至足背外侧与骰骨。

4. 腓深神经　腓深神经在此区内位于足背动脉的外侧并与之伴行，经伸肌下支持带深面，姆长伸肌腱与姆短伸肌之间下行，分内、外侧支。在此区内，外侧支行向外侧，在趾短伸肌深面，发支至姆短伸肌、趾短伸肌和跗骨间关节。

二、踝后区

（一）浅层结构

1. 皮肤与浅筋膜　踝后区的皮肤上部活动性大，足跟部的皮肤角化层厚。浅筋膜较疏松，跟腱两侧有较多的脂肪组织，跟腱与皮肤之间有跟皮下滑囊，跟腱止端与跟骨骨面之间有跟腱滑囊。

2. 浅动脉　该区的浅动脉内侧来自胫后动脉的细小皮支，外侧由腓动脉的直接皮支供应。在外踝后方有腓动脉与胫后动脉的吻合支，此吻合支接腓动脉端粗大，接胫后动脉端细小，在吻合支中部发一跟外侧动脉，此动脉外径约1mm，多数有一条伴行静脉，少数有两条。跟外侧动脉供应足跟外侧、踝外侧和足外侧皮肤。

3. 浅静脉　踝后区的浅静脉内侧无主干，外侧有小隐静脉通过。

4. 皮神经　皮神经踝后区腓浅神经外侧有腓肠神经及其分出的跟骨外侧皮神经，内侧有胫神经分出的跟骨内侧皮神经。

（二）深层结构

1. 深筋膜（图 7-30）

（1）屈肌支持带　又称分裂韧带，位于踝关节内侧，由内踝和跟骨之间深筋膜增厚形成。此纤维带宽20～25mm，厚0.7～1.0mm。前方附着于内踝尖部，并向远处续于足背深筋膜；向后连于跟骨内侧突和跖腱膜。在近侧，其边缘与小腿深筋膜无明显界限；在远侧，其边缘与跖腱膜相续，有足姆展肌起于其上。此韧带与跟骨共同围成踝管，韧带向深面发出纤维隔，将踝管分为四个通道。踝管内通过的结构由前向后依次为：①胫骨后肌腱；②趾长屈肌腱；③胫后动、静脉和胫神经；④姆长屈肌腱。胫后动、静脉和胫神经在踝管内或穿出踝管后，分成足底内、外侧动、静脉和足底内、外侧神经，分布于足底。

（2）腓骨肌上支持带　位于踝关节的外侧面，起自外踝后缘，止于跟骨外侧面，固定腓骨长、短肌的肌腱。该韧带向上与小腿外侧深筋膜相续，向下移行于腓骨肌下支持带。

（3）腓骨肌下支持带　位于跟骨外侧面，前上方与伸肌下支持带的外侧束相延续，后下方附着于跟骨前部的外侧面，有些纤维与跟骨腓骨滑车表面的骨膜融合形成一纤维隔至跟骨，分隔腓骨长、短肌的肌腱。当腓骨肌支持带松弛、破裂，腱沟过浅或腓骨长肌腱过于松弛，腓骨长、短肌腱可向前滑脱至外踝的前部，在足背屈和外翻时特别显著。腓骨肌下支持带厚度约为0.8mm。

2. 肌腱和腱膜　通过踝后区的肌腱可分为三组，即内侧组、外侧组和跟腱。前两组包有腱鞘。

（1）内侧组　位于屈肌支持带的深侧，为通过踝管的三条肌腱，自前向后分别为胫骨后肌腱、趾长屈肌腱和姆长屈肌腱。趾长屈肌和姆长屈肌肌腱间隔有神经血管束，三腱均包有腱鞘。

胫骨后肌腱鞘近侧端约在内踝上方 4cm 处，远侧端止于腱的附着处（舟骨粗隆）稍近侧。趾长屈肌腱鞘的近侧端至内踝稍上方，远侧端达足舟骨平面附近。跛长屈肌腱鞘近侧端始于内踝，远侧端达第 1 跖骨底。

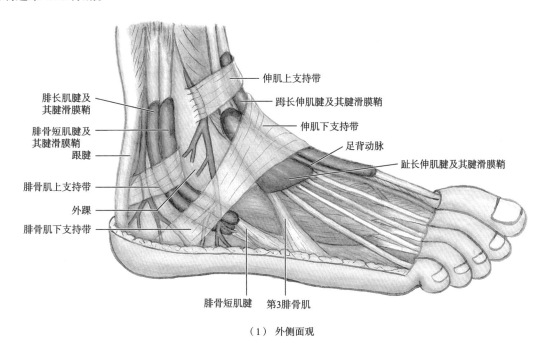

（1）外侧面观

（2）内侧面观

图 7-30　踝区深筋膜

　　（2）外侧组　位于腓骨肌上、下支持带的深面，有包绕腓骨长肌腱和腓骨短肌腱周围的腱滑膜鞘。鞘的上端为一单独的滑膜鞘，把腓骨长、短肌的肌腱包裹在一起；下端分为两个单独的鞘，分别包绕腓骨长、短肌的肌腱。鞘的上端达外踝尖上方约 4cm，下方至外踝尖下方约 4cm。

　　（3）跟腱　位于后方，是小腿三头肌的总腱，向下附于跟结节。

　　3. 血管　踝后区的动脉来自胫后动脉和腓动脉，各动脉的分支在跟结节周围形成跟动脉网。

胫前动脉的穿支穿过骨间膜，与上述两动脉分支吻合。

4. 神经　踝后区主要有胫神经及其分支通过。在内踝后侧，胫神经与胫后动脉一同穿过分裂韧带的深侧，并进入足底分为足底内侧神经及足底外侧神经。胫神经在踝管内一般呈圆形，直径5～6mm，在踝管内发出两个感觉支，一支为跟内侧支，穿屈肌支持带，分布于足跟内侧皮肤；另一支为关节支，分布于踝关节（图 7-31）。

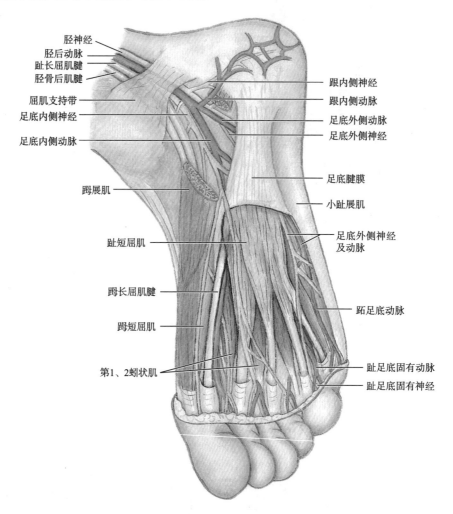

图 7-31　足底肌腱、腱膜、血管和神经

三、踝关节

（一）踝关节的结构

1. 胫骨下端　胫骨为三棱柱形，有三面及三缘。下端较中部逐渐扩大，形成四面，内侧面向下，形成一钝锥状突，称为内踝，覆盖距骨内侧 1/4 面积，大隐静脉从其前面通过。胫骨下端的外侧面有一腓骨切迹，中间胫腓下韧带附着处有粗糙的凹陷。腓骨切迹的后面有深浅两沟，浅沟有长屈肌腱通过，深沟有胫后肌与趾长屈肌腱通过。

2. 腓骨下端　腓骨下端的外踝参与组成踝关节。外踝较内踝长，其平面低于内踝约 1cm，外形呈锥形。其内侧面的前上部有微凹的关节面，称为踝关节面，与距骨相关节。外踝关节面多数呈梨形或三角形，少数呈菱形，其后下方为外踝窝，为胫腓横韧带及距腓后韧带的附着部。外踝的外侧面及其上的延长的三角区直接位于皮下，其前方有第3腓骨肌通过；后缘呈浅沟状，称为踝沟，有腓骨长、短肌通过。外踝的前面粗糙，有距腓前韧带、外踝前韧带及跟腓韧带附着。

3. 距骨 距骨分头、颈、体三部分。距骨体前宽后窄，当踝关节跖屈时，踝关节十分不稳固，因此踝关节易在跖屈位发生损伤。距骨头有三个关节面，上关节面为鞍状，与胫骨下关节面相接；外侧关节面为三角形，与外踝的关节面相对；内侧关节面为半月形，距骨体下部有与跟骨上面相应的前、中、后关节面。距骨头呈半球形，与舟骨构成关节。

4. 关节囊与韧带 踝关节关节囊前侧由胫骨下端前缘至距骨颈，后侧由胫骨下端后缘至距骨后结节。关节囊的前后较松弛，在前侧有少量纤维，后侧关节囊韧带最薄弱，仅有少量纤维连结于胫骨后面、下胫腓后韧带及距骨后面。关节囊两侧较紧张，附于关节软骨周围，内侧有三角韧带纤维相连，并得到加强，外侧为距腓前韧带、距腓后韧带加强。跟腓韧带位于关节囊之外。其后部有少量纤维连结胫骨后缘与距骨后突，充填于胫距后韧带及腓距后韧带的间隙内，在下面与前面附于距骨头之后，使距骨颈被包在关节囊内。关节周围的韧带与关节囊无明显分界，关节的韧带均由关节囊的纤维增厚所形成。

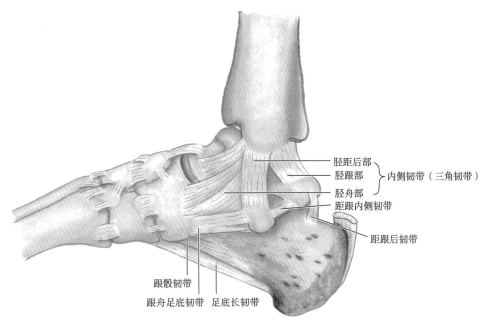

图 7-32 踝关节的内侧韧带

（1）胫侧副韧带 又称三角韧带或内踝韧带，是踝关节内侧唯一的韧带，又是踝关节诸韧带中最坚韧的，并与关节囊紧密相连，对防止踝关节外翻起到重要作用。根据其纤维走向及止点的不同，可以分为胫舟韧带、胫距前韧带、胫跟韧带、胫距后韧带（图 7-32）。

（2）腓侧副韧带 又称外踝韧带。该韧带起自外踝，分为三股纤维止于距骨前外侧、跟骨外侧和距骨后方。因这三束纤维较为明显，故分别命名为距腓后韧带、跟腓韧带和距腓前韧带（图7-33）。

（3）下胫腓韧带 下胫腓韧带紧连胫、腓骨下端，加深由胫、腓骨下端所形成的关节窝，是维持下胫腓关节乃至踝关节稳定的重要韧带。该韧带非常坚强，由胫腓下前韧带、骨间韧带、胫腓下后韧带和胫腓下横韧带四部分组成。

5. 神经与血管 踝关节主要由腓深神经和胫神经支配，血液供应来自胫前、后动脉和腓动脉发出的踝动脉。

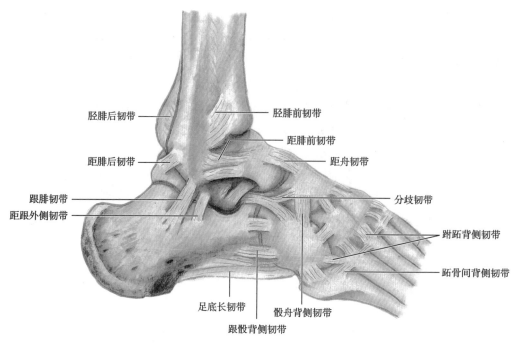

图 7-33　踝关节的外侧韧带

（二）踝关节的运动

踝关节为屈戍关节，运动轴在横贯距骨体的横轴上，可做背伸与跖屈活动。踝关节的中立位
（0°）是足的外缘和小腿垂直，正常人踝关节可背伸 26°～ 27°，跖屈 40°～ 45°，平地步行时踝关节
背伸 10°，跖屈 15°～ 20°，共 30°活动范围。跖屈时还可有轻微的旋转、内收、外展与侧方运动。

第十节　足　部

足部分为足背部、足底部和足趾部。足背与足底两侧以足的内、外侧缘为界。

一、足背区

足背区皮肤较薄，透过皮肤可见足背的浅静脉。足背的各肌腱较明显，
利用足的各种动作，可显示各肌腱的轮廓。足背屈并内翻时，可显示胫骨前
肌腱。足背屈并伸趾时，可见踇长伸肌腱和趾长伸肌腱分别止于各趾。足背
屈并外翻时，可见第 3 腓骨肌腱。第 3 腓骨肌与外踝间前方的隆起为趾短伸
肌腹，该肌与踇短伸肌部分位于趾长伸肌腱深面。有人趾短伸肌与踇短伸肌
的肌腹特别发达，形成较大肌隆起，应与外伤性肿胀、腱鞘囊肿等相鉴别。

（一）浅层结构

1. 皮肤和浅筋膜　足背皮肤较薄，浅筋膜疏松，缺乏脂肪，容易发生
肿胀。

2. 浅动脉　足背区的浅动脉主要来自足背动脉及其分支发出的皮支，在
皮下吻合成网，供应足背的皮肤。足背两侧尚有来自胫后动脉和腓动脉的分
支，亦参与皮下动脉网的形成（图 7-34）。

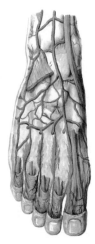

图 7-34　足背动脉
皮支

足背动脉在蹒长展肌腱及趾长伸肌腱之间走行，除直接发出足背皮支外，其主要分支也发出纤细的足背皮支，形成丰富的皮肤动脉网，有利于带血管蒂的足背游离皮瓣移植。

3. 浅静脉 足背浅静脉呈网状，位于皮下浅筋膜中，于足背内侧缘汇成大隐静脉，在足背外侧汇成小隐静脉，大、小隐静脉间的静脉在足背远侧形成足背静脉弓。足背浅静脉与浅静脉弓及大、小隐静脉在踝关节前面与足背浅静脉弓之间有吻合，这些浅静脉中缺少静脉瓣。足背浅静脉与深静脉间也有许多交通支。

4. 皮神经 足背的皮神经来源于腓浅神经、腓深神经、腓肠神经和隐神经（图 7-35）。足背中部的皮肤由腓浅神经支配，内侧及外侧皮肤分别为隐神经及腓肠神经支配。腓深神经与足背动脉伴行，分支供给足背各肌肉，其皮支在第 1、2 趾间隙内穿出。这些神经浅出深筋膜后，先贴深筋膜表面向末端行走，越近末端，位置越浅。

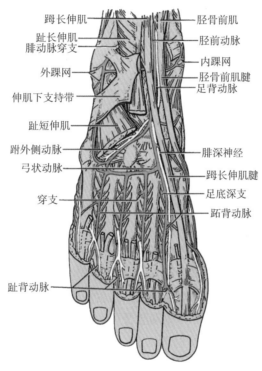

图 7-35 足背的神经

（二）深层结构

1. 足背深筋膜及其间隙 足背深筋膜可分浅、深两层。浅层为伸肌下支持带的延续，筋膜很薄，但很坚韧，并在两侧与足底筋膜相连，前方覆盖并加强伸肌腱鞘。深层又名足背骨间背侧筋膜，覆盖骨间肌的背面，与跖骨背面的骨膜相延续。浅、深两层筋膜共同构成的间隙称足背间隙，间隙内通过趾长伸肌腱、趾短伸肌及其肌腱、腓深神经及足背动脉和静脉。

2. 足背肌和肌腱 足背肌不发达，为足背固有肌（图 7-36）。

（1）趾短伸肌 位于足背皮下，趾长伸肌腱的深面，为弱小的扁肌。肌束起始后向前内方走行，相当于第 5 跖骨粗隆平面移行为四个细腱，腱与趾长伸肌腱斜行交叉，止于末节趾骨基底的背侧。此肌收缩时，可伸中间三个趾，并向外侧牵引。

（2）蹒短伸肌 位于趾短伸肌的内侧，起点与趾短伸肌相同，为弱小的梭形扁肌，有一个独立的肌腹和一条肌腱，肌纤维斜向前内方，移行于细腱，止于蹒趾第 1 节趾骨基底部的背面。其作用为伸踇趾。

（3）踇长伸肌腱 起于腓骨内侧面下 2/3 及邻近骨间膜，介于胫骨前肌及趾长伸肌之间，止于踇趾远节趾骨基底的背面，能伸踇趾及背伸足。

（4）趾长伸肌腱和第 3 腓骨肌腱 起于腓骨前面上 2/3 和邻近骨间膜、胫骨上端、前肌间隔及小腿深筋膜，肌束向下移行于一长的总腱，经伸肌下支持带的外侧管至足背，分为五个腱。内侧四个腱分别止于第 2～5 趾的末节趾骨及中节趾骨的基底部的背面，最外侧一个腱止于第 5 趾基底部的背侧，为第 3 腓骨肌腱。

（5）胫骨前肌腱 起于胫骨外侧面上 2/3、邻近骨间膜及深筋膜的深面，肌腱经伸肌上支持带和伸肌下支持带深面的内侧管至足背，绕过足的内侧缘，止于内侧楔骨及第 1 跖骨基底部。

3. 足背区深部的动脉 足背区的动脉主要来自足背动脉。此外，还有来自胫后动脉、腓动脉和足底动脉的分支。

足背动脉是胫前动脉经过小腿横韧带的

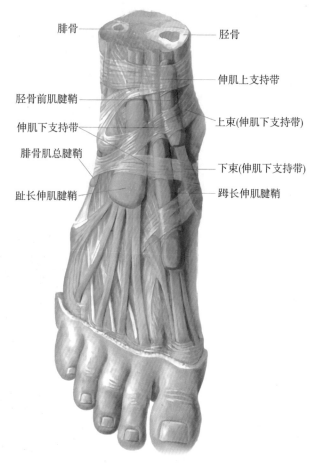

图 7-36 足背肌和肌腱

深面，在踝关节之前并在内、外踝之间的延续，与腓深神经伴行。足背动脉前方有踇长伸肌腱越过，经距骨、舟骨及第 2 楔骨的背面，以及踇短伸肌腱的深面达第 1 跖骨间隙近端，分为第 1 跖背动脉和足底深支。足背动脉在足背分出跗动脉及弓形动脉，后者又分出第 2～4 趾背动脉。

足背动脉变异有：①足背动脉走行偏于正常位置的外侧者约占 6%；②足背动脉走行偏于正常位置的内侧者约占 42%；③足背动脉细小或不存在约占 5.1%；④足背动脉由腓动脉穿支代替者占 3%～4%；⑤足背动脉由腓动脉穿支与胫前动脉共同合成者约占 0.9%。

4. 足背区深部的静脉 足背区的深静脉均与相应的动脉伴行，一般较动脉细或相等。静脉主干与浅静脉间的吻合少，在第 1 跖骨间隙基底部的穿支，为连接足背深静脉与足背静脉弓的主要途径。

二、足底区

足底内侧缘隆起，外侧缘、足跟和跖骨头区着地。后为足跟后缘，两侧为足内、外侧缘。

（一）浅层结构

皮肤和浅筋膜 足底皮肤由于各区负重和承受的压力不同，其结构也有不同。在足跟、足外侧缘、踇趾基底部的皮肤厚且呈角化，这些部位是身体重力的支持点，容易因摩擦增厚而形成胼胝；其他部分则较薄，并很敏感，富含汗腺。浅筋膜内有许多纤维隔贯穿，将皮肤与足底深筋膜紧密相连。纤维隔形成密闭的小房，小房内含脂肪。足跟部皮肤与跟骨及跟腱间有弹性脂肪组

图中标注（自上而下、自左而右）：腓骨、胫骨、伸肌上支持带、胫骨前肌腱鞘、伸肌下支持带、上束(伸肌下支持带)、腓骨肌总腱鞘、下束(伸肌下支持带)、趾长伸肌腱鞘、踇长伸肌腱鞘

织，称为跟垫。跟垫是负重的重要结构，当足跟皮肤损伤时，常影响行动。

（二）深层结构

1. 深筋膜及足底肌

（1）足底深筋膜 分为浅、深两层，浅层覆盖足底肌表面，深层覆盖骨间肌的跖侧，又称骨间足底筋膜。浅层的两侧较薄，中间部坚厚并含较多的纵行纤维，称足底腱膜（又称跖腱膜）。足底腱膜呈长三角形，向后变窄附于跟结节，向前分裂成五束至各趾的趾腱鞘。其两侧缘向深部发出肌间隔，分别止于第 1、5 跖骨，将足底分成 3 个骨筋膜鞘：①内侧骨筋膜鞘：容纳跛展肌、跛短屈肌、跛长屈肌腱及其血管、神经。②中间骨筋膜鞘：容纳趾短屈肌、足底方肌、跛收肌、趾长屈肌腱、蚓状肌、足底动脉弓及其分支、足底外侧神经及分支等。③外侧骨筋膜鞘：容纳小趾展肌、小趾短屈肌及其血管、神经。

（2）足底肌 指足底的固有短肌。除此之外，足底还有来自小腿的趾长屈肌、跛长屈肌、胫骨后肌及腓骨长肌的肌腱（图 7-37）。

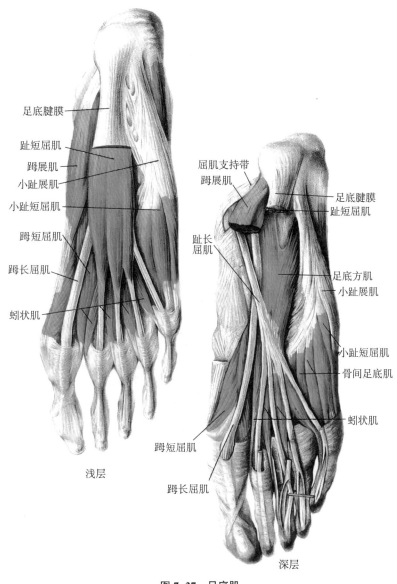

图 7-37 足底肌

2. 足底的血管和神经   足底的血管和神经为胫后动、静脉和胫神经的分支（图 7-38）。

（1）动脉

1）足底内侧动脉   自胫后动脉起始后，前行于踇收肌及趾短屈肌之间，主干开始位于踇展肌的深面，在分裂韧带下方 2～3cm 处分为浅、深两支。

2）足底外侧动脉   为胫后动脉的较大终支，自踇展肌深面入足底后，斜向外侧。足底外侧动脉初行于足底第 1、2 层肌肉之间，位于趾短屈肌的深面，至第 5 跖骨底的前外侧，在第 5 距骨粗隆前约 1.5cm 处，发出小趾固有趾底动脉后，转而向内，行于第 3、4 层肌肉之间，至第 1 跖骨间隙近端，与足背动脉之足底深支吻合成足底弓。

（2）神经

1）足底内侧神经   在分裂韧带深面发自胫神经，与足底内侧血管伴行，终末支趾底固有神经分布于内侧三个半趾的皮肤。先后发出踇趾内侧固有神经及第 1～3 趾底总神经，各神经又分为两条趾底固有总神经，分布于第 1～4 趾的相对缘。

2）足底外侧神经   从胫神经起始后，与足底外侧动脉伴行，经踇展肌深面，斜向前外侧，行于趾短屈肌与跖方肌之间，至足底外侧沟处，前行至第 5 跖骨底处分为浅、深两支。此神经的趾底固有神经布于外侧一趾半皮肤。足底外侧神经支配足底大部分肌肉，损伤后所引起的后果远较足底内侧神经严重。

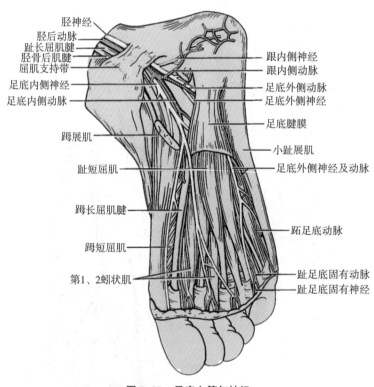

图 7-38   足底血管与神经

表 7-5 足部肌群

肌群		肌名	起点	止点	主要作用	神经支配
足背肌		趾短伸肌	跟骨	第 2～5 趾近节趾骨底	伸第 2～5 趾	腓深神经
		姆短伸肌		伸姆趾	
足底肌	内侧群	姆展肌	跟骨、足舟骨	姆趾近节趾骨底	外展和屈姆趾	足底内侧神经
		姆短屈肌	内侧楔骨		屈姆趾	
		姆收肌	第 2～4 跖骨底		内收和屈姆趾	
	外侧群	小趾展肌	跟骨	小趾近节趾骨底	外展和屈小趾	足底外侧神经
		小趾短屈肌	第 5 跖骨底		屈小趾	
	中间群	趾短屈肌	跟骨	第 2～5 中节趾骨底	屈第 2～5 趾	足底内侧神经
		足底方肌		趾长屈肌腱		足底外侧神经
		蚓状肌	趾长屈肌腱	趾背腱膜	屈跖趾关节和伸趾骨间关节	足底内、外侧神经
		骨间足底肌	第 3～5 跖骨内侧半	第 3～5 近节趾骨底和趾背腱膜	内收第 3～5 趾，并屈跖趾关节和伸趾骨间关节	足底外侧神经
		骨间背侧肌	跖骨相对缘	第 2～4 近节趾骨底和趾背腱膜	外展第 2～4 趾，并屈跖趾关节和伸趾骨间关节	

3. 足跗骨 为组成足后半部的短骨，共有 7 块，即跟骨、距骨、足舟骨、骰骨和 3 块楔骨。它们约占足的后 1/3。

（1）跟骨 跟骨为最大的跗骨，呈不规则长方形，前部窄小，后部宽大，向下移行于跟骨结节。其内侧突较大，有姆展肌、趾短屈肌附着，外侧突有小趾展肌附着。跟骨的上面有三个关节面，后距关节面最大，中距关节面位于载距突上，有时与前距关节面相连，这些关节面分别与距骨下面相应的关节面形成关节。载距突的下面有姆长屈肌腱通过，外侧面的滑车突下有腓骨长肌腱通过，绕行至足底，跟腱附着于跟骨结节内侧，离距跟关节尚有相当距离，这样的配备可以增加杠杆作用，便于跟腱活动。

在距跟中、后关节之间有一从前外侧伸向后内侧的隧道，外宽内窄，有距跟骨间韧带将两骨相连，并有血管、神经通过。此隧道的前外侧喇叭形开口即跗骨窦，有趾长伸肌附着。距骨沟位于距骨下面的中、后关节面之间，由后内斜向前外；而跟骨沟位于跟骨上面后关节面的前内方。两沟相对组成跗骨窦，窦口位于外踝前下方；距跟骨间韧带特别坚强，连结于距骨颈下外侧和跟骨上面之间，足内翻时紧张，可防止足过度内翻。

在跟骨的前端有关节面，与骰骨相接，为足纵弓的外侧部分。在跟骨的内侧有一隆起名载距突，支持距骨颈，为跟舟足底韧带或弹性韧带附着处。此韧带非常坚强，可支持距骨头，传递身体部分重量。

正常成人跟骨结节轴线与胫骨干轴线交角约为 3.5°（图 7-39），跟骨后缘与下缘切线交角约为 62°，如跟骨后上缘隆起，此角可增大（图 7-40）。沿跟骨后、中跟距关节面画一直线，其与跟骨的跟骰关节面交角即 Langre 角，正常约为 98°。自跟骨的骰关节面前上缘中点，向后与跟骨后距关节面的前弧面做一切线，另自跟骨结节后上缘中点，向前行跟骨后距关节面的后弧面做一切线，两线相交的角称为结节关节角或 Bohler 角，正常为 27°～33°（图 7-41）。

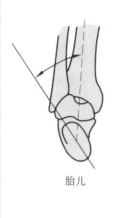

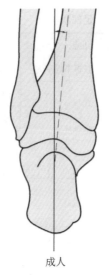

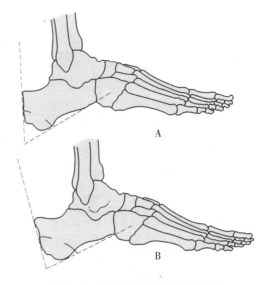

胎儿

成人

图 7-39　跟骨结节轴线与胫骨干轴线夹角

图 7-40　跟骨后缘与下缘切线交角
A. 正常；B 跟骨后上缘隆起

跟骨的变异：载距突有时向后上方增大，与距骨体内侧面下方增大的骨块相连，称为距跟骨桥，两骨可完全愈合（图 7-42），有的以纤维软骨或纤维组织相连，甚至形成关节，这种变异可以产生某些临床症状。于跟骨、舟骨、骰骨三骨相连处，有时出现第 2 跟骨。

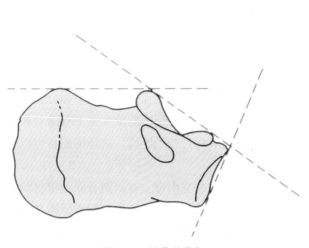

图 7-41　结节关节角

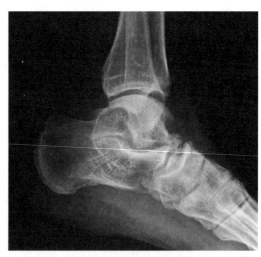

图 7-42　距跟骨桥

（2）距骨　距骨是连结下肢和足部的枢纽，承担重力的传递和运动的耦联，是足部重要的功能单位。距骨位于踝穴内，分别与胫骨远端关节面，跟骨前、中、后关节面和舟状骨形成胫距关节（踝关节）、距下关节和距舟关节，周围韧带附着众多，外形不规则，解剖结构相对复杂。其表面约 2/3 的区域为关节软骨所覆盖，血液供应主要来自内侧三角韧带、关节囊、跗骨窦、外侧距跟韧带及颈体交界处的踝关节前方关节囊。

距骨表面约 2/3 为关节软骨所覆盖，没有肌腱或肌肉附着。由前向后可将距骨分为距骨头、距骨颈和距骨体，后侧另外两个重要的解剖结构为距骨外侧突和距骨后突，后突被长屈肌腱沟分为内侧及外侧结节，在距骨后突外侧结节后方可发生距后三角骨（图 7-43）。

距骨头位于由跟骨前、中关节面，足舟骨和弹簧韧带所组成的关节复合体中。其内侧为胫后肌腱。相对于距骨体，距骨颈轴线有15°～20°的内倾，距骨颈部没有关节软骨覆盖，是血供进入的主要部位，同时也是容易发生骨折的部位。距骨颈底面构成跗骨窦和跗骨管的顶部。距骨体前宽后窄，下宽上窄，与踝穴紧密匹配，可分为上表面、内侧面、外侧面和底面。上表面和胫骨远端构成胫距关节，外侧面和内侧面分别与外踝和内踝相关节，底面则和跟骨后关节面相关节。距骨外侧突是距骨体外侧关节面的延伸，无关节软骨覆盖，是距跟外侧韧带的起点，距骨外侧突的前方则是距腓前韧带的附着点。距骨骨质致密，因此距骨骨折大多为高能量损伤。距骨体外侧2/3的血供来源于跗骨管动脉，内侧1/3血供来源于三角支。由距骨颈上表面进入的滋养血管则发出分支，营养距骨体的前上部分。

（3）足舟骨　足舟骨呈舟形，介于距骨头与3块楔骨之间，分为上、下、内、外、前和后面。

足舟骨的变异：副舟骨（图7-44）或胫外侧骨位于舟骨内侧的附近，多为双侧，常在扁平足患者见到。舟上骨多位于舟骨的后上方附近，其两侧常对称。此外，可出现舟骨与距骨愈合；舟骨粗隆异常增大及舟骨粗隆骨骺分离，后两种变异往往是形成青少年扁平足的原因。

（4）楔骨　楔骨有3块，均呈楔形，位于足舟骨与第1、第2及第3跖骨之间。

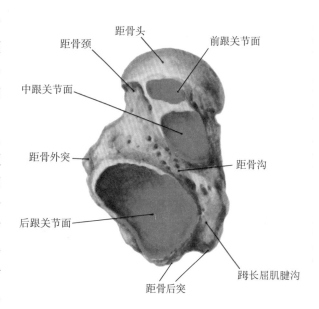

图 7-43　距骨（下面观）

图中标注：距骨头、距骨颈、中跟关节面、距骨外突、后跟关节面、距骨后突、前跟关节面、距骨沟、跨长屈肌腱沟

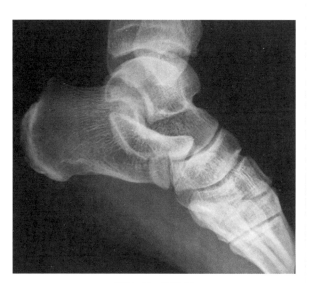

图 7-44　副舟骨

楔骨的变异：介于内侧楔骨与中间楔骨之间，有时出现楔间骨，似豌豆大小。楔骨与骰骨之间，楔骨与距骨或舟骨之间，有时相互愈合。

（5）骰骨　骰骨呈不规则的立方形，居足的外侧缘，前面较窄，由一垂直的微骨嵴分为内、外部，分别与第4及第5跖骨底相关节。

骰骨的变异：骰骨有时与跟骨或足舟骨愈合。在骰骨的下方，腓骨长肌腱内，有时可出现小骨块，称为副腓骨（图7-45），需要与骰骨骨折相鉴别（图7-46）。

4. 跖骨　跖骨为短管状骨，共有5块，位于跗骨与趾骨之间。

跖骨的变异：于第1及第2跖骨之间有时出现跖间骨，多为双侧，跖间骨可分别与第1跖骨或第2跖骨融合。第1跖骨有时很短。

5. 趾骨　趾骨总数为14块，除踇趾为两节外，其他各趾均为三节。每节趾骨都与指骨相似，分为趾骨底、趾骨体和趾骨端的趾骨滑车。

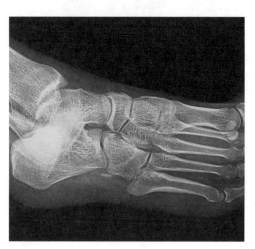

图 7-45　副腓骨

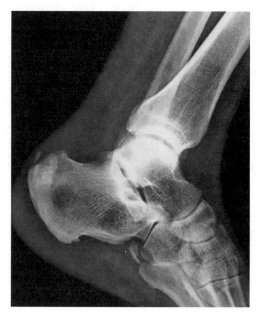

图 7-46　骰骨骨折

三、足的关节和韧带

26 块足骨间形成许多关节，具有活动和减轻振荡的功能。足的骨和关节经常作为一个整体发挥作用，当某个或某些关节发生病变时，除了影响足的活动，还会影响身体的平衡。足的关节包括跗骨间关节、跗跖关节、跖趾关节和趾间关节。足的韧带有关节副韧带、骨间韧带和独立的韧带，这些韧带对关节活动、维持足弓起重要作用，有的韧带还参与关节的构成（图 7-47）。

（一）跗骨间关节

跗骨间关节由各相邻跗骨形成，除具有关节囊和副韧带外，由于足功能的需要，不少关节间有骨间韧带，以加强跗骨间关节的牢固性，但也限制了各关节的活动。跗骨间关节包括距跟关节、距跟舟关节、跟骰关节、跗横关节、楔舟关节、楔骨间关节、舟骰关节与楔骰关节等。

（二）跗跖关节

跗跖关节可分三部分，分别位于内侧楔骨前面与第 1 跖骨底之间，中间、外侧楔骨前面与第 2、3 跖骨底之间，以及骰骨前面与第 4、5 跖骨底之间。

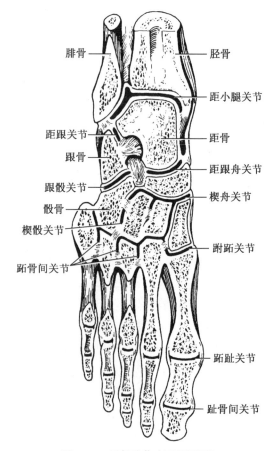

腓骨
胫骨
距小腿关节
距跟关节
距骨
跟骨
距跟舟关节
跟骰关节
楔舟关节
骰骨
楔骰关节
跗跖关节
距骨间关节
跖趾关节
趾骨间关节

图 7-47　足部关节（冠状切面）

（三）足弓

由足骨的跗骨、跖骨及其连结的韧带形成的凸向上方的弓称为足弓，分为纵弓和横弓。

1. 纵弓　纵弓可分内侧纵弓和外侧纵弓（图7-48）。

（1）内侧纵弓　由跟骨、距骨、舟骨、三个楔骨、第1～3跖骨及籽骨及各骨间的关节组成。内侧纵弓的后端在跟骨结节，前端在第1～3跖骨头处，弓顶位于距骨头和舟骨下面。直立姿势时有前、后两个支点（负重点），前支点为第1～3跖骨头，后支点位于跟结节的下面。内侧纵弓主要由胫骨后肌、趾长屈肌、蹈长屈肌、足底的小肌、跖腱膜及跟舟足底韧带等结构维持。因为此弓的曲度较大，而且弹性较强，所以有缓冲振荡的作用。内侧纵弓的高径：男性约为47.2mm，女性约为40.8mm。

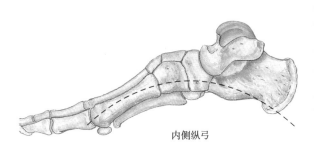
内侧纵弓

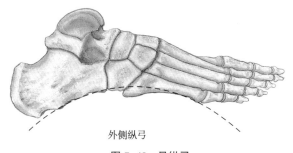
外侧纵弓

图7-48 足纵弓

（2）外侧纵弓　由跟骨、骰骨和第4～5跖骨及其间的关节构成。外侧纵弓较低，其最高点为距跟关节及跟骰关节。维持外侧纵弓的结构主要有腓骨长肌、小趾的肌群、足底长韧带及跟骰跖侧韧带等。此弓曲度较小，弹性较弱，主要与维持身体的直立姿势有关。外侧纵弓的高径：男性约为22.7mm，女性约为21.0mm。

2. 横弓　由各跖骨的后部和跗骨的前部构成。由于各骨的背面宽，跖面窄，连结在一起后，跖侧面形成深凹，内侧缘高，外侧缘低，当两足并拢后，合成一完整的拱形横弓。其宽度，男性为6.6～9.8cm，女性为6.3～8.8cm。横弓主要由腓骨长肌腱和蹈收肌的横头等结构维持（图7-49）。

足弓具有弹性，可缓冲行走时身体所产生的振荡，同时还有保护足底血管和神经免受压迫等作用。如维持足弓的组织过度劳损、先天性软组织发育不良或骨折损伤等，均可导致足弓塌陷，形成扁平足（图7-50）。

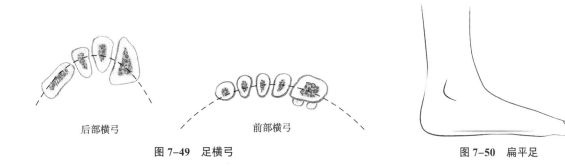
后部横弓　　前部横弓

图7-49 足横弓　　　　图7-50 扁平足

所有支持足弓的肌肉除胫骨前肌腱外，均在足底起弓弦作用，使足变短。在体重压力下，可使跗骨各关节互相交锁并挤压，体重压力经距骨颈及距骨头传达至跗骨弓。在以上各肌中，最重要者为内侧的胫骨前、后肌腱及外侧的腓骨长、短肌腱，与足的内、外踝有关。

第十一节 下肢皮神经的节段性支配

下肢神经来源于腰丛和骶丛的分支。腰丛的神经分布于股前内侧部、膝部、小腿部和足部内侧面；骶丛的神经分布于臀部、股后部、腘窝、小腿后外侧面及足部。

一、腰丛

腰丛由一部分 T_{12} 前支、$L_{1\sim3}$ 神经根前支和一部分 L_4 前支交织而成。L_1 神经根前支向外延伸，主要构成髂腹下神经和髂腹股沟神经，尚有一分支与 L_2 神经根的一分支形成生殖股神经。$L_{2\sim4}$ 神经根分成前、后股，前股汇合形成闭孔神经，后股汇合形成股神经，L_2、L_3 后股的一部分汇合构成股外侧皮神经。腰丛在下肢主要支配股前内侧部、膝部内侧面、小腿部内侧面和足部内侧面（图 7-51）。

（一）股神经

股神经为腰丛中最大的一支，由第 2～4 腰神经前支的后股组成，穿腰大肌，在该肌外侧缘下部穿出，沿髂肌前面下降，经腹股沟韧带深面的肌腔隙至股三角内，分为前、后两干，再各自分为肌支和皮支。

1. 股神经前皮支 一般在股三角的近侧起于股神经，可分为股中间皮神经和股内侧皮神经两部分。

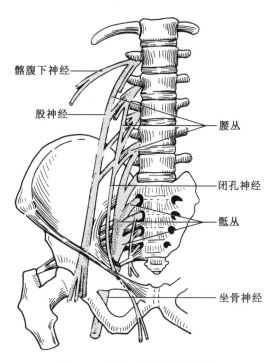

图 7-51 腰丛、骶丛组成模式图

股中间皮神经：在股三角近侧部，分为内侧及外侧两支。内支沿股前内侧下降，直达膝关节，支配股前内侧下 2/3 的皮肤，其终末支加入髌神经丛。

股内侧皮神经：沿股动脉外侧向内下方下行，经股三角尖部，跨过动脉，分为前、后支。在分支之前，发出下支穿阔筋膜，分布于大隐静脉附近的股内侧皮肤。

2. 股神经后皮支 有 6 个分支，其中一支为股神经中最长的皮神经，即隐神经，其他为支配股四头肌的肌支及膝关节支。

隐神经自股三角内下降，初位于股动脉外侧，经股三角尖，进入收肌管，由股动脉外侧，越过动脉前面，至其内侧，继于收肌管的下端，与膝最上动脉共同穿收肌腱板，离开该管，继在膝内侧缝匠肌与股薄肌之间，穿深筋膜，伴大隐静脉下降至小腿内侧，沿胫骨内侧缘下降，至小腿的下 1/3 处，分为两支。一支继续沿胫骨内侧缘下降至内踝，另一支经内踝前面，下降至足的内侧缘，有时可直达踇趾。

（二）闭孔神经

闭孔神经起于第 2～4 腰神经前支的前股，常在闭膜管内分为前、后 2 支。

1. 前支　其皮支粗细不定，可缺如，在股中部经股薄肌与长收肌之间穿至浅层，支配股内侧下 2/3 的皮肤。

2. 后支　穿闭孔外肌的上部，于短收肌及大收肌之间下行，其分支无皮支发出。

（三）股外侧皮神经

股外侧皮神经来自第 2、3 腰神经前支的后股，分为前、后 2 支。

1. 前支　前支分布于大腿前外侧，直到膝关节的皮肤。其终末支可与股神经的股前皮神经及隐神经的髌下支形成髌神经丛。

2. 后支　在前支的稍上方，穿出阔筋膜，继又分支，分布于大腿外侧部（自大转子至大腿中部）的皮肤。

（四）至大腿部皮肤的其他神经

由腰丛发出至大腿部皮肤的神经还有髂腹股沟神经和生殖股神经股支。

1. 髂腹股沟神经　分布于股前面上部内侧的皮肤，并发支分布于阴茎根部及阴囊皮肤。

2. 生殖股神经股支　分布于股三角部的皮肤，有时在腹股沟韧带下方，发分支与股外侧皮神经的前支和股神经的皮支交通（图7-52）。

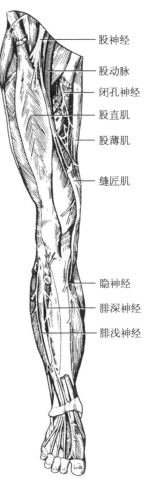

图 7-52　下肢神经（前面观）

股神经
股动脉
闭孔神经
股直肌
股薄肌
缝匠肌
隐神经
腓深神经
腓浅神经

二、骶丛

骶丛是由腰骶干、第 1～3 骶神经的前支及第 4 骶神经前支的一部分组成。骶丛略呈三角形，尖端朝向坐骨大孔，其分支经梨状肌上、下孔出盆，分布于臀部、会阴及下肢。

腰骶干由第 4 腰神经前支的一部分和第 5 腰神经前支合成。腰骶干位于骶骨翼前方、腰大肌内侧缘，紧贴骨面，向外下方走行，斜跨骶髂关节前面，经髂总血管后面、闭孔神经内侧下降入小骨盆，与第 1、2 骶神经汇合，形成骶丛上干。腰骶干的终点约平 S_2 椎体下缘。

骶丛的主要分支情况如下（图 7-53）。

（一）股后皮神经

股后皮神经由骶丛的第 1、2 骶神经后股的一部分及第 2、3 骶神经前股的一部分合成。其走行如下：经梨状肌下孔出盆腔至臀部。在臀大肌深面，沿坐骨神经内侧或背侧下降，在距离坐骨结节 7.4cm 处的臀大肌下缘离开臀部至股后部，在股二头肌长头和股后深筋膜之间下行达腘窝。在膝关节的后面，穿出深筋膜，终末支沿小隐静脉下降，达小腿后面的中部，并可与腓肠神经交通，主要分布于股后部、腘窝、小腿后面上部及会阴部的皮肤。

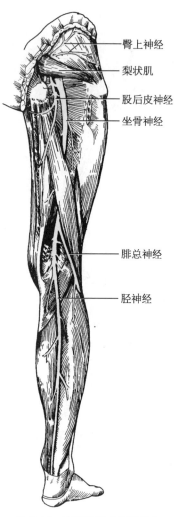

臀上神经
梨状肌
股后皮神经
坐骨神经

腓总神经

胫神经

图 7-53　下肢神经（后面观）

（二）坐骨神经

坐骨神经为全身最粗大的神经，在神经的起始处宽约 2cm。坐骨神经分为两终支，内侧者为胫神经，外侧者为腓总神经，胫神经较腓总神经粗大。

1. 胫神经其主要皮支分支如下。

（1）腓肠内侧皮神经　与来自腓总神经的腓肠外侧皮神经汇合成腓肠神经。一般情况下，腓肠神经是支配小腿后下部及足外侧缘皮肤感觉的神经。

（2）跟内侧支　分布于踝部和足底内侧皮肤。

（3）足底内侧神经　是胫神经较大的终末支，支配足底内侧第 1、2、3 趾的皮肤。

（4）足底外侧神经　是胫神经另一终末支，支配足底外侧部的皮肤。

2. 腓总神经　直径约为胫神经的一半，自腘窝近侧部由坐骨神经分出后，于腓骨颈处分为腓浅神经和腓深神经。

（1）腓肠外侧皮神经　与腓肠内侧皮神经合在一起，形成腓肠神经。

（2）腓浅神经　分为足背内侧皮神经及足背中间皮神经，支配相应部位皮肤。

（3）腓深神经　腓深神经分出内侧终支和外侧终支。外侧终支分布于邻近诸骨、骨膜及第 2～4 跖趾关节皮肤。内侧终支分布于第 1、2 跖趾关节的皮肤。

第八章

脊 柱

第一节 脊柱的体表标志

一、整体体表标志

人体后正中线上，从上方的枕外隆凸到下方的臀沟之间，沿脊柱从上向下，可以触摸到绝大多数椎骨的棘突。枕外隆凸位于颅骨后下方、枕骨后正中，在皮下可以轻易触摸到。由枕外隆凸沿中线向下，首先触摸到的是一个较明显的凹陷，相当于 $C_{1\sim4}$ 棘突的位置，凹陷两旁是主要由半棘肌形成的肌性突起。在此下方，覆盖在项韧带之下的其余颈椎的棘突基本都可以触摸到，最明显的是 C_7 棘突，在低头时更加突出，可作为椎骨定位的标志。

紧邻其下的 T_1 棘突通常很容易触摸到，有时 T_1 棘突与 C_7 棘突同样突出，甚至更突出一些，T_2 棘突通常也可以触摸到，两侧肩胛骨上角的连线平 T_2 棘突。当手臂位于身体两侧自然下垂时，两侧肩胛冈的连线和两侧肩胛骨下角的连线分别平 T_3 棘突和 T_7 棘突。胸椎棘突排列整齐，在胸椎中，棘突呈叠瓦状排列，但即使一个较瘦的人，通过触摸也不易区分。

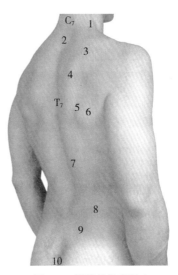

图 8-1 脊柱的体表标志
1. 斜方肌（上部纤维） 2. 中央沟
3. 肩胛冈 4. 斜方肌（下部纤维）
5. 听诊三角 6. 肩胛下三角 7. 竖脊肌
8. 腰三角 9. 髂后上棘 10. 臀沟

在腰部，基本上每个棘突尖端均可以被触摸到，尤其是脊柱前屈时。在相邻棘突间用力按压可触摸到棘突间隙。一般认为，两侧髂嵴最高点的连线平 L_4、L_5 椎间隙，存在轻微个体差异。腰部棘突的两侧可以触摸到强壮的竖脊肌，呈纵行肌性隆起，健壮的人群尤更容易观察到，背部抗阻力后伸时较为明显。

骶部可见到菱形的凹陷，其上部为 L_4、L_5 棘突，下部为 S_2 棘突，外侧为髂后上棘。

总体上，通过对后正中线的触诊可以体会到脊柱的矢状曲线，颈曲、腰曲凸向前，胸曲、骶曲凸向后，颈曲由 C_1 延伸至 T_2，胸曲由 T_2 延伸至 T_{12}，腰曲由 T_{12} 延伸至腰骶凸，骶曲主要由骶尾骨形成。

二、局部体表标志

（一）颈部

颈部的体表标志因性别、年龄等因素而有较大差异。如较瘦的青年女性，其颈部轮廓明显，而肥胖的老年人则较模糊。颈部最重要的肌性标志为胸锁乳突肌，其全长均可触及，头部后仰并旋转时可明显观察到。一般两侧胸锁乳突肌对称，先天性肌性斜颈者一侧挛缩。胸锁乳突肌内侧与颈前部之间有一深沟，向上达下颌后窝，向沟内深处触摸可扪及颈总动脉的搏动。颈丛皮神经在胸锁乳突肌外侧缘的中部穿出深筋膜，可于此进针行颈丛阻滞。

颈前正中线上，可触及突出的甲状软骨，随吞咽动作上下移动，男性尤为明显，形成喉结，为性别标志之一。甲状软骨质硬，具有保护喉部的作用。甲状软骨上方约 2.5cm 处为舌骨体，因舌骨可自由活动，不易触及，需将两侧固定后才能触摸到，舌骨大角大致位于乳突与甲状软骨的中间处。甲状软骨下方为环状软骨，也可触及。在环状软骨平面与胸锁乳突肌之间压迫颈总动脉，可将颈总动脉压至 C_6 横突的前结节上，头部出血时，此方法可用作暂时止血。环状软骨与甲状软骨之间为环甲膜，是急救时气管切开或插入针头的部位。环状软骨下方可触及数个气管软骨，甲状腺峡位于第 2～4 气管软骨前方，甲状腺侧叶上端可达甲状软骨中部，下端至第 6 气管软骨。正常人的甲状腺不易触及，肿大时可触及。一般情况下，甲状软骨上缘平对 C_4，环状软骨平对 C_6，颈前路手术时可据此定位。

上五个颈椎的棘突覆盖于项韧带深面，通常不易触及。C_6 和 C_7 的棘突基本均可触及，尤其是 C_7 棘突。颈部后伸时，C_7 棘突仍可触及，而 C_6 棘突发生滑移，可据此区分 C_6 棘突和 C_7 棘突。$C_{2\sim6}$ 棘突与下关节突基本位于同一水平。

（二）胸背部

胸部前正中线上，胸骨上端的颈静脉切迹可轻易触及，一般认为此处相当于 T_2 水平。相当于 T_4 水平的胸骨柄与胸骨体交界处的胸骨角也可触及，两侧为第 2 肋软骨。第 11、12 肋末端可在胸廓下方触及，可循此定位 T_{11}、T_{12}。

胸椎棘突的尖部大致呈球形，有时偏离中线。T_1 棘突可明显触及，中段胸椎棘突呈叠瓦状，不易区分。在上胸椎和下胸椎，棘突尖端与同序数椎体的下关节突关节大致在同一水平，而中胸椎棘突则与下位椎体下关节突关节在同一水平，如 T_7 棘突大致与 T_8、T_9 关节突关节在同一水平。

（三）腰部

腰椎各棘突一般均可触及，通常根据两侧髂嵴最高点的连线来定位各腰椎棘突。据统计，约 20% 的个体髂嵴最高点的连线平第 4 腰椎棘突，约 20% 平第 5 腰椎棘突，约 60% 平 $L_{4\sim5}$ 椎间隙，故使用髂嵴定位棘突并不十分精确。棘突间隙通常也可触及，但慢性退变患者棘突间隙常不明显。在下腰椎椎旁可触及竖脊肌腱膜，腱膜深部为深部竖脊肌和两侧多裂肌的大部分。脐的位置较固定，一般平 L_3。大多数成人的脊髓末端止于 L_1 椎体下缘。

（四）骶尾部

L_5 棘突向下正中线上，有一列纵行隆起，即骶正中嵴，系由各棘突愈合而成，可触摸到 3～4 个结节，髂后上棘约平 S_2 棘突。在肛门上 2.5cm 左右，尾部可触摸到明显的骨性标志物，即尾骨末端，向上在尾骨底的后外侧可以触及两个隆起，位于中线两侧，为骶角，与尾骨角形成骶尾关节。骶角作为骶管裂孔侧壁，两角连线相当于骶管裂孔的部位，骶管裂孔可以作为骶管麻醉及骶管注射的部位。

三、棘突作为内脏的体表定位标志

表 8-1　棘突作为内脏的体表定位标志

棘突位置	椎体水平	对应内脏
C_5	C_6	环状软骨、食管起始部
C_7	$C_7 \sim T_1$	肺尖
T_3	T_4 上部	主动脉到达脊柱的部分，肩胛冈的中部
$T_{3/4}$ 椎间隙	$T_{4/5}$ 椎间盘	胸骨角
T_4	T_5 上部	奇静脉汇入上腔静脉处，肺动脉干分叉处，心上缘
T_7	T_8 上部	肩胛下角，心下缘，腔静脉，膈肌裂孔，膈肌中心腱
T_{10}	T_{11} 上部	肺下缘，胃贲门，肾上缘，胸膜下缘，幽门，左肾门
T_{12}/L_1	L_1 中部	左肾动脉和肠系膜上动脉起始部，胰（颈）
$L_{1/2}$	L_2 中部	胰（头部），十二指肠空肠曲
$L_{2/3}$	L_3 中部	肾下缘
$L_{3/4}$	L_4 中部	腹主动脉分叉
$L_{4/5}$	L_5 中部	下腔静脉起始处

第二节　椎骨及其连结

一、椎骨的一般形态

典型的椎骨由一个前方的短圆柱状椎体、一个后方伸出数个突起的板状椎弓组成，椎体和椎弓围成椎孔，椎孔相连形成椎管，其内走行有脊髓、脊膜及血管（图 8-2）。相邻椎体之间由椎间盘连结，头和躯干的重量由所有椎骨和椎间盘构成的脊柱支撑。相邻椎弓之间，椎弓与椎体连结处形成椎间孔，椎间孔内走行有脊神经、血管、淋巴管、脊膜返支等。

（一）椎体的一般形态

椎体呈圆柱状，是椎骨的主要负重部分，其内充满骨松质，表面的骨皮质较薄（图 8-3）。椎体的大小、形状和比例在脊柱各部有所不同，从 $C_2 \sim L_3$，由于负重逐渐增大，椎

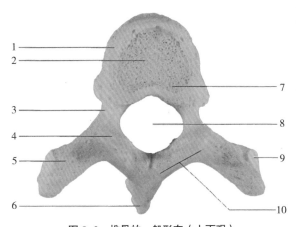

图 8-2　椎骨的一般形态（上面观）
1.椎体边缘　2.椎体　3.椎弓根　4.上关节突　5.横突　6.棘突　7.椎体与椎弓根交界处　8.椎孔　9.肋关节面　10.椎弓板

体宽度逐渐增加。L₄、L₅ 的大小存在个体差异，其椎体上下面的面积与椎弓根和横突的大小呈负相关。从 L₅ 以下，因负重力线向骨盆和下肢转移，椎体宽度迅速变小。椎体上下面的形状从鞍状面到近似平面，中央较粗糙，周围有凸起的起源于环状骨骺盘的平滑带。从轴位观，椎体前缘前凸，后缘凹陷并参与构成椎管的前壁；从矢状面观，椎体前缘略凹陷，后缘平坦。椎体的后面有数个小的动脉孔和一两个不规则的大孔，是椎体静脉的通道，椎体的前面和侧面有一些小的滋养孔。

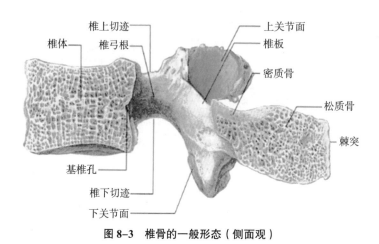

图 8-3 椎骨的一般形态（侧面观）

（二）椎弓的一般形态

椎弓是弓形骨板，其前部与椎体相连的狭窄部分称为椎弓根，后部较宽的部分称为椎弓板。椎弓根和椎弓板连结处向外伸出一对横突，向上伸出一对上关节突，向下伸出一对下关节突，椎弓板正中向后伸出一个棘突。

1. 椎弓根 位于椎体的上部后外侧，较短，上下缘均有弧形凹陷，分别称为椎上、下切迹。椎下切迹较深，椎上切迹较浅。由关节突关节和椎间盘连结的相邻上下椎骨，椎间孔的上下壁即由上椎椎弓根的椎下切迹和下椎椎弓根的椎上切迹构成，前壁由相邻椎体的后外侧部、椎间盘后外侧面构成，后壁由关节突关节的关节囊构成。

2. 横突 自椎弓根和椎弓板交界处向外侧伸出，在脊柱各部其结构和位置有所不同。颈椎横突在椎弓根外侧，关节突关节前方；腰椎横突位于椎弓根之后，关节突关节之前；胸椎横突位于椎弓根之后，与肋骨相关节。横突是与脊柱的旋转和侧屈有关的肌肉和韧带的附着处。

3. 上下关节突 自椎弓根和椎弓板交界处的椎板上分别向上和向下伸出。相邻椎骨的关节突构成滑膜性关节突关节，参与形成椎间孔后壁，并可使椎骨之间做有限的活动。上关节突的关节面向后，下关节突的关节面朝前，在脊柱不同的节段，其向内侧或外侧倾斜。因此，不同节段的活动度存在较大差异。上下关节突之间的部分称为峡部。

4. 棘突 自两侧椎弓板交界处向后下方伸出，不同节段椎骨的棘突在大小、形状和方向上有显著差异。控制脊柱前屈、后伸、旋转、侧屈的肌肉多以棘突作为杠杆。

二、椎骨的连结

椎骨的连结可分为椎体间连结和椎弓间连结（图 8-4）。

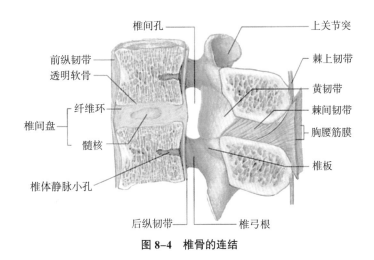

图 8-4　椎骨的连结

（一）椎体间连结

典型的椎体由前、后纵韧带和椎间盘连结。

1. 前纵韧带　位于椎体的前方，起自枕骨的咽结节，沿脊柱前面走行，止于骶骨上部前方，是人体最长的韧带（图 8-5）。在上颈椎，前纵韧带呈索状，向下逐渐变宽，但胸段比颈腰段要窄而厚，椎体部分比椎间盘部分要窄而厚。其纵行纤维在椎体中部附着疏松，韧带对椎体前部的凹陷有填充作用，使椎体轮廓变得较平缓，在椎体边缘、软骨终板和椎间盘处附着紧密。一般认为，前纵韧带由多层纵行纤维构成，最浅层的纤维最长，跨越 3～4 个椎体，中层纤维跨越 2～3 个椎体，最深层纤维仅从上一椎体延伸至下一椎体。前纵韧带十分坚韧，具有防止脊柱过伸的作用。

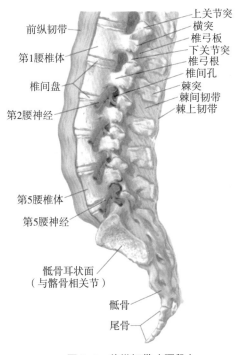

图 8-5　前纵韧带（腰段）

2. 后纵韧带　位于椎体的后方，椎管的前面，起自枢椎，与上方的覆膜相延续，止于骶骨。后纵韧带在颈部和上胸部较宽，在椎间盘和椎体处宽度基本相同，在下胸部和腰部呈锯齿状，椎体处较窄而椎间盘处较宽（图 8-6）。后纵韧带并非紧密与脊柱附着，在椎弓根之间，尤其是下胸部和腰部，后纵韧带呈弓状跨越椎体后方凹面，并不依附于椎体后面，从而使小血管在其深面进出椎体。后纵韧带的浅层纤维跨越 3 ～ 4 个椎体，深层纤维仅连结相邻椎体并向椎间盘外侧延伸，与椎间盘的纤维环关系密切。颈段后纵韧带相对于胸腰段出现骨化的可能性较大，病因可能与遗传、环境、肥胖、年龄等有关。

3. 椎间盘　位于 C_2 至骶骨之间的所有椎体间隙，由上下方的软骨终板、外层的纤维环和内部髓核组成（图 8-7）。椎间盘的轮廓在除颈部以外的其他部位，与其相邻椎体的轮廓基本一致。不同节段及同一椎间盘的不同部位，其厚度不同。上胸部的椎间盘最薄，腰部的最厚；颈部、腰部的椎间盘前部较厚，后部较薄，参与形成颈、腰椎的前凸，胸部椎间盘厚度前后基本一致，胸椎的后凸主要由椎体形成。

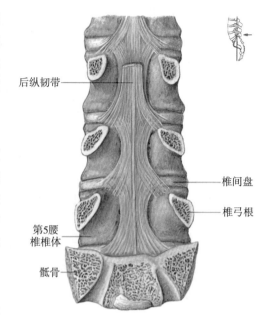

图 8-6　后纵韧带（腰段）

（1）软骨终板　位于椎体的环状骨骺之内，上下各一，由透明软骨和纤维软骨组成。纤维软骨靠近椎间盘一侧，透明软骨靠近椎体一侧，随年龄增长，纤维软骨的比例逐渐增加。终板厚约 1mm，胚胎时期，终板血供较丰富，出生后 8 个月血管开始闭塞，20 岁前这些血管通常完全闭塞。因此，一般认为成人的终板无血供。软骨终板是一个通透性屏障，在压力等因素的作用下，软骨终板可作为髓核和椎体骨松质之间进行水分和营养物质交换的通道，并且具有防止髓核突入椎体的功能。

（2）纤维环　由多层环状胶原纤维组成，各层纤维呈同心环状排列，彼此借蛋白多糖凝胶紧密黏合在一起（图 8-8）。外层的纤维连结于环形骨骺，最内层纤维与髓核之间无明显界限。在椎体间，纤维环沿着与水平面呈 40°～ 70°角的方向斜行。相邻两板层的纤维排列方向相反，这种排列方式允许椎体间有一定的屈伸、侧屈活动，同时又限制了相邻两椎体间的剪切和扭转应力，提高了节段间的稳定性。纤维环的层叠结构并非完整，尤其是后外侧区域，板层不完整的情况最多。

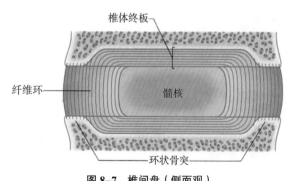

图 8-7　椎间盘（侧面观）

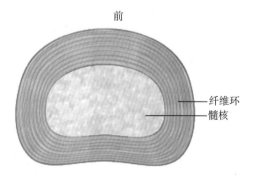

图 8-8　椎间盘（上面观）

（3）髓核　为半流体胶冻状物质，位于椎间盘中央及后部，占椎间盘的 40%～60%。出生时，髓核含有黏液样物质和少量脊索细胞，与周围纤维环界限明显。10 岁以后，脊索细胞消失，黏液样物质逐渐由纤维软骨取代，髓核与周围纤维环的差别变小。随着年龄增长，髓核纤维成分逐渐增多，聚合糖蛋白减少，硫酸角质素／硫酸软骨素的比例上升，含水量逐渐减小，但正常成人的椎间盘仍具有相对较高的含水量，约为 76%。髓核作为流体，可在压力下变形，但体积并不减少，这种特性使其能够适应脊柱的运动，并将压力负荷向纤维环及下位椎体传递。

（二）椎弓间连结

椎弓间连结包括黄韧带、横突间韧带、棘间韧带、棘上韧带。

1. 黄韧带　位于相邻两椎弓板之间，附着于上位椎弓板前表面的下部、椎弓根的下部，以及下位椎弓板后表面上部愈合成棘突处（图 8-9）。两侧黄韧带于中线处部分融合，留有一静脉丛间隙。黄韧带主要由黄色弹性纤维构成，前面附有一层光滑的薄膜。黄韧带在腰部最厚，胸部次之，颈部最薄。在脊柱屈曲时，黄韧带具有限制椎弓板过度分离、协助前屈的脊柱返回中立位的作用。

2. 横突间韧带　位于相邻椎骨的横突间。颈椎横突间大部分为横突间肌，横突间韧带仅由少量不规则纤维组成。胸椎横突间韧带是与相邻肌肉紧密混合的纤维索。腰椎横突间韧带呈薄膜状，纤维疏松且排列不规则。横突间韧带的主要作用是限制脊柱侧屈。

3. 棘间韧带　位于相邻椎骨的棘突之间，其分布从棘突根部至棘突顶端（图 8-10）。棘间韧带前方与黄韧带相连，后方与棘上韧带或项韧带相连。棘间韧带较薄，腰段较厚。棘间韧带允许棘突在脊柱屈曲时适度分离，并具有限制脊柱过度屈曲的作用。

4. 棘上韧带　起自 C_7 棘突，止于 $L_{3～5}$ 棘突之间，其下由竖脊肌的交叉纤维替代。大部分棘上韧带系肌腱和后正中的附属结构所构成，C_7 棘突向上，棘间韧带移行为项韧带。棘上韧带浅层纤维跨越 3～4 个棘突，中层纤维跨越 2～3 个棘突，深层纤维仅连结相邻棘突。棘上韧带的作用与棘间韧带相同。

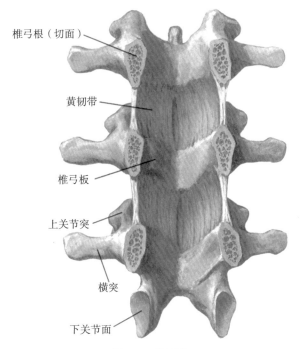

图 8-9　黄韧带

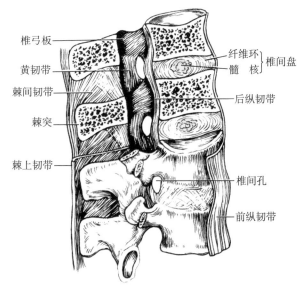

图 8-10　棘间韧带及棘上韧带（腰段）

三、关节突关节

关节突关节属于滑膜关节，关节面有透明软骨覆盖，允许关节进行有限的滑动。脊柱各部的关节突关节大小、形态和方向有显著的差异，导致脊柱各部主要运动方式不同。关节突关节囊薄而松弛，附着于关节突关节面的周缘。关节突关节构成椎间孔的后壁。

四、脊柱的曲度

从侧面观，正常成年人的脊柱有四个显著的生理弯曲（图 8-11）。

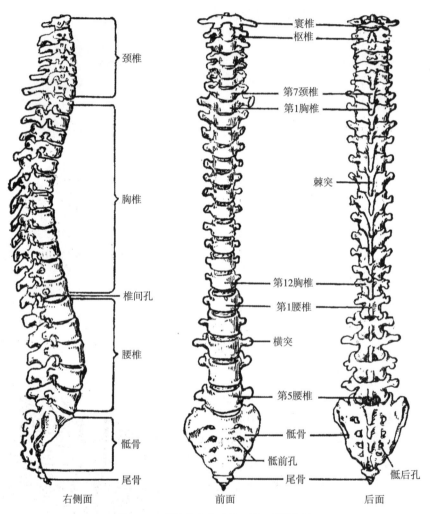

图 8-11　脊柱的曲度（前、后、侧面观）

1. 颈椎生理性弯曲　从 C_1 延伸至 T_2，凸向前，弯曲的顶点在 C_4、C_5 之间，曲度在 25°～50°。
2. 胸椎生理性弯曲　从 T_2 延伸至 T_{12}，凸向后，弯曲的顶点在 $T_{6～9}$ 之间，曲度在 20°～50°。
3. 腰椎生理性弯曲　从 T_{12} 延伸至腰骶角，凸向前，弯曲的顶点在 L_3，曲度在 31°～79°。
4. 骶尾段　从腰骶关节延伸至尾骨尖，凸向后。

各段曲度的大小并不相同。前后位观，脊柱呈一直线，无明显弯曲，因左、右利手的不同，上胸段可能有轻微的侧弯。

生理弯曲的存在除维持身体平衡、增强直立姿势的稳定性外，还增加了脊柱缓冲震荡的能力。平衡性良好的直立的躯体内有一重力线，起自外耳道水平，经枢椎齿状突、T_2 前方、T_{12} 椎体中心、L$_5$后面向前，至骶骨前方。重力线的位置存在个体差异，在运动中位置也会变化。

脊柱生理弯曲的维持与躯干肌、韧带、椎间盘等多种因素有关，作用机制较为复杂。

第三节 脊柱的血液供应与神经

一、脊柱的动脉

脊柱接受来自相应节段动脉分支的供血，相应动脉的命名取决于脊柱水平。颈椎分支主要来源于椎动脉，胸椎分支主要来源于肋间后动脉，腰椎分支来源于腰动脉和髂腰动脉，骶尾椎分支来源于骶外侧动脉。节段动脉在椎间孔处分支，并在椎管内硬膜外形成复杂的吻合血管网，尤以颈段、腰段明显，对椎骨和脊髓有重要的作用。在节段动脉被结扎后，脊髓的血液供应主要来自该吻合血管网。

1. 颈椎分支 颈椎的血液供应主要来自椎动脉。椎动脉起自锁骨下动脉，穿经颈长肌和前斜角肌之间行向后上方，进入C$_6$横突孔，上行穿过上位各颈椎的横突孔，穿过寰椎横突孔后行向后内，经寰椎椎动脉沟进入椎管，继而入枕骨大孔加入基底动脉。椎动脉上行过程中，在各节段发出分支，一支经颈长肌前下方，为前纵韧带和椎体前部供血；发出脊支，脊支通过椎间孔进入椎管后，分出两支，一支沿神经根走行，为脊髓、脊膜及神经根供血，另一支又分升降支，并与上下方的血管吻合。吻合网发出血管分支，为椎体和骨膜供血。椎板后外侧的血液供应则来自脊支进入椎间孔前发出的背侧支。值得注意的是，枢椎齿状突的血液供应较为独特，主要是椎动脉发出的成对的前后上升动脉，此外，还有枢椎的椎体动脉及翼状韧带的动脉。

2. 胸腰椎分支 胸椎和腰椎的动脉血供形式基本类似，且较为典型（图8-12）。由主动脉发出的成对的节段动脉（肋间后动脉和腰动脉）在椎体中部环绕椎体走行，向椎体发出骨膜支。骨膜支在每个椎体上下缘形成环状吻合网，吻合网的分支提供椎体上下缘的血供。节段动脉继续向后走行，发出背侧支，背侧支进入椎管前发出数支，后支供应关节突关节、椎板后面、椎旁肌及皮肤；椎管支又分出中央后支、椎板前支和根动脉，中央后支发出滋养动脉，在椎体后面中央进入椎体为其供血，滋养动脉与椎体前方或侧方进入的血管在椎体中央形成动脉网，分支供应软骨下骨。中央后支在后纵韧带下方与来自上下方的血管吻合，吻合支为硬膜外隙前方组织、椎骨骨膜及硬膜供血；椎板前支为椎板、硬膜外隙后方组织、硬膜及黄韧带供血；根动脉为脊髓和神经根供血。

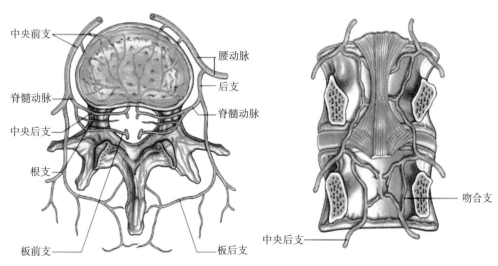

中央前支 / 腰动脉 / 脊髓动脉 / 后支 / 脊髓动脉 / 中央后支 / 根支 / 板前支 / 板后支 / 吻合支 / 中央后支

图 8-12 腰椎动脉供应

3. 骶尾椎分支　腹主动脉一般于 L$_4$ 下缘前方分叉，L$_5$ 及骶尾椎的血供主要来自骶髂腰动脉系统。髂腰动脉起自髂内动脉，行向后上方，在 S$_1$ 椎体上方分为髂支和上行的腰支，腰支发出脊支进入 L$_5$ 和 S$_1$ 椎间孔。在骶椎水平，起自髂内动脉的骶外侧动脉分出脊支，进入椎管后的分布与上述胸腰椎类似。

二、脊柱的静脉

脊柱的静脉沿整个脊柱及椎管内外形成复杂的静脉丛——椎内静脉丛和椎外静脉丛。这两组静脉丛没有静脉瓣，相互交通并汇入椎间静脉（图 8-13）。静脉丛的解剖变异较为常见。

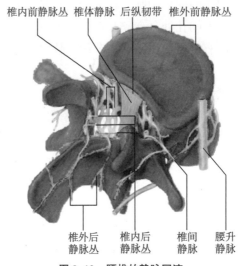

图 8-13　腰椎的静脉回流

1. 椎外静脉丛　位于椎管外、脊柱前后，在颈部最发达，以横突为界可分为椎外前静脉丛和椎外后静脉丛。

（1）椎外前静脉丛　位于椎体前方，接受椎体前方和侧方穿出的静脉，与椎间静脉和椎体静脉相交通。

（2）椎外后静脉丛　位于椎弓板后方，环绕椎弓板伸出的各个突起，并与椎内静脉丛相吻合，汇入颈深静脉、肋间后静脉、腰静脉和骶外侧静脉。

2. 椎内静脉丛　位于椎管内，从枕骨基底部延伸至尾骨，分布于椎管前后壁，被硬膜外脂肪所包裹，得到胶原纤维网络的支撑。椎内静脉丛接受来自脊髓、椎骨的静脉血，形成更复杂的血管网，与椎外静脉丛交通，向上与颅内的乙状窦等吻合。这也成为来自内脏的肿瘤、感染等侵入颅内的途径。

（1）椎内前静脉丛　位于椎体和椎间盘后面、后纵韧带两侧，在后纵韧带深面中线处汇合并与椎体静脉吻合。

（2）椎内后静脉丛　位于椎管后外侧、椎板和黄韧带前方，于中线处汇合并穿过黄韧带，与椎外后静脉丛相交通。

3. 椎体静脉　椎体静脉（图 8-14）收集部分椎体血液，在椎体中部呈前后走行，向前汇入椎外静脉前丛，向后汇入椎内静脉前丛，无静脉瓣，随年龄增长而变得粗大。

4. 椎间静脉　椎内静脉丛在椎间孔神经根周围汇合成椎间静脉。自头端向尾端分别汇入椎静脉、肋间后静脉、腰静脉和骶外侧静脉，由此再汇入上、下腔静脉。

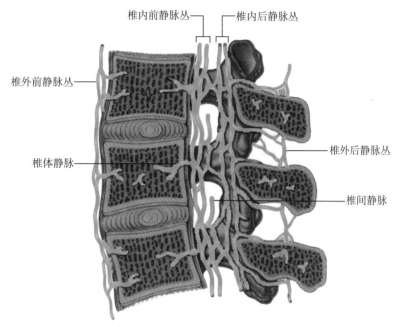

图 8-14 腰椎的静脉回流（侧面观）

三、脊柱的神经

支配脊柱的神经主要来自脊神经，交感神经也是来源之一（图 8-15）。

脊神经由脊髓发出的前根和后根在椎间孔内汇合而成，随即又分为前支和后支。脊神经根前、后支发出纤维，与灰交通支、交感神经节相互连接，在椎旁形成神经丛，神经丛的分支支配椎体周围的骨膜和韧带。后支发出内侧支支配关节突关节、椎骨后部骨膜及肌肉。一个关节突关节一般受相邻的两个脊神经后支的内侧支支配。

窦椎神经又称脊膜支（图 8-16），具体起点尚不清楚，现多认为其起源于脊神经前支或与脊神经相连的交感干交通支，含有躯体传入纤维和交感神经纤维。窦椎神经接受交感神经的加入，通过椎间孔背根神经节的前方返回椎管，同一椎间孔内可有 2～5 支窦椎神经。进入椎管后，窦椎神经分成升支和降支，呈现向上、向下、倾斜、横行等多种走行方式，较长的窦椎神经可跨越上下相邻的两个节段，形成节段性神经支配模式。窦椎神经的细小分支与对侧的分支及上下节段的分支相互吻合交通，形成神经网。窦椎神经在后纵韧带区域形成致密的神经丛，支配同一节段椎间盘甚至邻近节段椎间盘、后纵韧带、椎体后部骨膜、硬膜前方、椎内血管外壁。$C_{1\sim3}$ 的窦椎神经向上穿枕骨大孔入颅后窝，分布于斜坡处的硬脑膜。窦椎神经的神经末梢在硬膜囊前部、神经根袖、椎间盘后外侧、后纵韧带和椎内前静脉丛的血管壁处分布丰富，在硬膜囊侧方和椎骨骨膜分布较少，在硬膜背侧中部和黄韧带几乎无分布。

脊柱椎管内外也分布有丰富的交感神经，颈部的交感干位于颈椎横突前方，颈动脉鞘后方；胸交感干位于肋头前方；腹部交感干位于腰椎椎体前外侧。位于椎体两侧的交感干神经节又叫椎旁神经节，交感干神经节的数目与椎骨的数目并不一致，颈交感干神经节通常有 3 个，胸交感干神经节 11 个，腰交感干神经节 4 个，骶部交感干神经节 4 个。位于椎体前方的交感干神经节又叫椎前神经节或交感内脏神经节。

重要交感神经丛和交感干的分布位置与脊柱临近，容易受到脊柱病变的刺激。如胸腰椎的楔形压缩骨折所产生的前方血肿，可能刺激附近的交感神经纤维，从而引起腹胀等胃肠蠕动减慢的症状。头晕头痛、眼胀干涩等交感神经症状也被认为可能与颈椎退变如颈椎不稳、钩椎关节增生等刺激颈部交感神经有关。

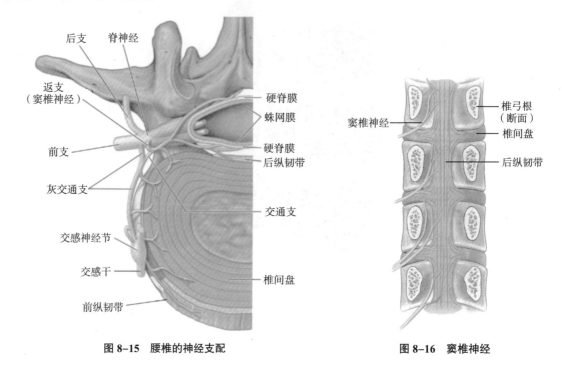

图 8-15 腰椎的神经支配

图 8-16 窦椎神经

第四节　颈　椎

一、颈椎的结构

颈椎由 7 节椎骨构成。C_1、C_2 又称上颈椎，$C_{3\sim7}$ 又称下颈椎。所有颈椎的共同特点是横突有孔。C_1、C_2、C_7 在结构上较为独特，$C_{3\sim6}$ 结构大体相同（图 8-17）。典型的颈椎包括前方较小的椎体和后方的椎弓，两者围成了一个类三角形的椎孔。在整个脊柱中，颈椎的椎体最小而椎孔最大。

二、寰椎

即 C_1，上与枕骨形成关节，下与 C_2 形成关节。寰椎是所有颈椎中唯一没有椎体的，其椎体的位置被 C_2 的齿状突所占据。寰椎由两个侧块及连结两侧块的前、后弓组成（图 8-18）。

1. 前弓　较短，略向前凸。前弓的前面中线处略增厚并向前隆凸，称为前结节，表面粗糙，有前纵韧带和颈长肌附着。前弓后面是一个凹面，与齿状突相关节。前弓的上、下缘有寰枕前膜和前纵韧带发散部附着。

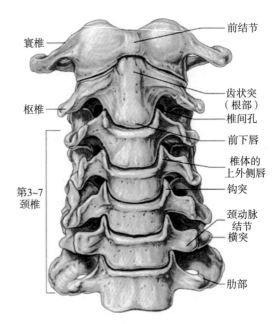

图 8-17 颈椎的结构（前面观）

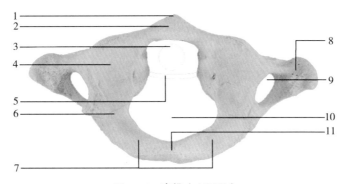

图 8-18 寰椎（上面观）
1. 前结节 2. 前弓 3. 齿突轮廓 4. 上关节面 5. 横韧带轮廓
6. 椎动脉沟 7. 后弓 8. 横突 9. 横突孔 10. 椎孔 11. 后结节

2. 后弓 较长，凸向后方。在后正中线处增厚形成后结节，后结节与棘突同源，有项韧带和头后小直肌附着。后弓上面与两侧块连结处有一宽沟，称为椎动脉沟，内有椎动脉和第 1 颈神经走行。后弓的翼状上缘有寰枕后膜附着，下缘较平，有位置最高的一对黄韧带附着。前后弓均较扁平，结构脆弱，外力作用易致骨折。

3. 侧块 前、后弓连结处，寰椎两侧骨质增厚的部分称为侧块。侧块呈椭圆形，内薄外厚，其长轴向前聚拢。每个侧块都有上、下两个关节面，上关节面呈肾形，与枕骨髁形成寰枕关节，外缘略高于内缘，上关节面的结构使寰枕关节的主要运动为屈伸运动；下关节面近似圆形，关节面平坦或略微凹陷，朝向后内侧，与枢椎的上关节面相关节。侧块的内侧面较粗糙，有一突出的小结节，为寰椎横韧带的附着处，两侧结节间距平均 16mm 左右，应注意的是，此间距小于横韧带的长度。在很多个体，寰椎的两侧关节面并非完全对称，可能与遗传、发育、不良姿势等因素有关。

4. 横突 寰椎的横突位于两侧块的外侧，是头上斜肌、头下斜肌、头外侧直肌、肩胛提肌等肌肉的附着处，作为头部肌肉的杠杆、寰椎旋转运动的支点，其长度在颈椎中仅次于 C_7。位于横突基底部偏外的横突孔内有椎动、静脉通过，横突尖较宽且扁平，末端不分叉，与典型的颈椎后结节同源。横突的其余部分由肋板构成，有的横突孔前方的肋板缺如，使前方开口。横突也存在左右不对称，主要是横突孔不等大所致。

寰椎的大小存在性别差异，其宽度在男性为 74 ～ 95mm，女性为 65 ～ 76mm，可作为除耻骨角外，另一个判断人类性别的骨性标志。寰椎椎孔宽大，由横韧带分为前后两部分，前方部分由齿状突占据，后方部分的 1/2 由脊髓占据。

寰椎的骨折主要由轴向压力所致，常见于高速车祸者，骨折多发生在侧块前方或后方的薄弱处，侧块骨折相对少见。寰椎骨折后椎管变得宽大，因此一般不会引起脊髓损伤。

三、枢椎

即 C_2。枢椎为寰椎和头部旋转运动提供了旋转轴。其上部形状独特，下部与一般颈椎类似（图 8-19）。

1. 齿状突 系枢椎椎体上面向上突起的柱状结构，近似圆锥形，长约 15mm。齿状突前面的卵圆形关节面与寰椎前弓后面相关节；后面基底部有一宽沟，有寰椎横韧带通过，横韧带沟上方后外侧面较平，有翼状韧带附着。齿状突顶部较尖，有齿状突尖韧带附着和滋养血管进入。齿状突与枢椎椎体并非完全垂直，而是略向后倾斜约 14°，也存在向外侧倾斜约 10°的情况。齿状的骨质较枢椎其他部位密实，基底部较细，骨皮质较薄，发生于此处的骨折占齿状突骨折的 2/3。齿状突与椎体骨化过程中，其连结处周边骨化，而中心不骨化，遗留一软骨盘，可终生存在，不应认为是骨折。

2. 椎体 齿状突基底部两侧、椎体与椎弓根连结处是椭圆形上关节面，关节面较大，相对平坦，与寰椎下关节面相关节。椎体前面两侧轻度凹陷，有颈长肌垂直部附着；前缘略呈三角形，为前纵韧带附着处；后下缘为后纵韧带和覆膜附着处。

3. 椎弓根 外形粗短，其上面是上关节面，下面与椎弓板的连结部是下关节面，朝向前下方。由于枢椎的上关节面在下关节面

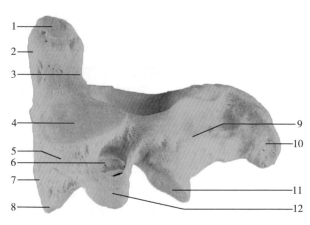

图 8-19 枢椎（侧面观）
1. 齿突尖 2. 寰椎前弓关节面 3. 横韧带沟 4. 上关节面
5. 侧块 6. 横突孔 7. 椎体 8. 椎体腹侧缘 9. 椎弓板
10. 棘突 11. 下关节面 12. 横突

前方，因此它们不参与形成颈椎关节的侧柱。椎弓根下面的椎下切迹较深，与第 3 颈椎的椎上切迹形成椎间孔，其内有较粗大的第 3 颈神经通过。

4. 横突 外形短小、较尖，位于椎弓根与椎弓板连结处的外侧，向外下方突出。横突孔朝向外上方，椎动脉于此通过并进入外上方的寰椎横突孔。横突尖端有肩胛提肌、中斜角肌附着。椎弓板较厚，有黄韧带附着。棘突较大，基底部较宽，末端分叉，有项韧带、头下斜肌、头后大直肌等附着。

枢椎的骨折大多波及齿状突，齿状突骨折多见于老年人，常由低能量跌倒伤所致，骨折线的位置对治疗手段有重要的影响。其次，枢椎常见的骨折部位是椎弓峡部，常由颈部过伸时合并轴向压力所致，如交通损伤、跳水伤等，这一类型骨折也叫创伤性枢椎滑脱，同寰椎前后弓骨折类似，一般不会引起脊髓损伤。

四、第 3 ～ 6 颈椎

C$_{3\sim6}$ 的形态大体相同，又称为典型颈椎（图 8-20、图 8-21）。

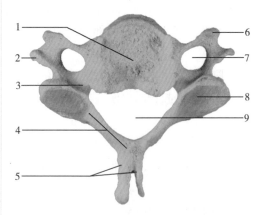

图 8-20 第 4 颈椎（上面观）
1. 椎体 2. 横突后结节 3. 椎弓根 4. 椎弓板 5. 棘突
6. 横突前结节 7. 横突孔 8. 上关节面 9. 椎孔

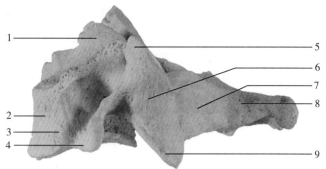

图 8-21 第 4 颈椎（侧面观）
1. 钩突 2. 椎体 3. 横突前结节 4. 横突后结节 5. 上关节突
6. 侧块 7. 椎弓板 8. 椎弓根 9. 下关节突

1.椎体 大致呈圆柱形，由上向下逐渐增大。前面向前凸出，后面略微凹陷，中间部分有椎体静脉孔。上面呈马鞍状，两侧显著突起形成凸缘，称为钩突，与上位椎体的下面相对应的斜面相关节，称为钩椎关节，目前认为属于滑膜关节。椎体前上缘呈斜坡状，前下缘呈嵴状突起，覆盖了椎间盘的前面和下位椎体的斜坡。形态与功能相适应，椎体的形态特点使得该区域的颈椎可进行较大范围的屈伸活动，侧屈活动相对受限。钩突在出生时尚未形成，成人可见于第 3～7 颈椎，其外侧为横突孔，内侧为椎间盘，后外侧为椎间孔，钩椎关节的退变可能刺激周围重要结构而引发症状。

2.椎弓根 于椎体稍外侧，向后外侧伸出，较短而细，其椎上切迹与椎下切迹的深度大致相同。椎弓板向后内侧延伸，于后正中线处融合形成完整的椎弓，椎弓板长而薄，略弯曲，上缘较薄，下缘较厚。

3.横突 前方起自椎体，后方起自椎弓根和上关节突，向前外侧走行并稍向下。横突前、后根分别终止于前、后结节，前、后结节于横突孔外侧相连，称肋板或结节间板。前根、前结节与肋骨同源，也称肋突，后根与真正的横突同源。前、后结节之间外侧的深沟有颈脊神经前支通过。横突孔内走行有椎动脉、椎静脉和交感神经，椎动脉位于内侧。C$_6$ 的前结节较大，也称颈动脉结节，正前方有颈总动脉通过。

4.关节突 位于横突后方，椎弓根与椎弓板交界处。上、下关节突形成侧块，除寰、枢椎关节突关节外，其他颈椎的关节突关节形成一个关节柱。上关节突关节面朝向上后方，关节面平坦光滑，呈卵圆形，表面覆有关节软骨，下关节突关节面相应地朝向前下方。关节突关节的这种形态特点有利于颈椎的屈伸、侧屈及旋转，缺点是相对不稳定，在屈曲外力下可发生半脱位、脱位甚至跳跃交锁。第 3 颈椎至第 5 颈椎关节柱前外侧有一浅沟，内有颈神经后支走行。

5.棘突 由两侧椎弓板的结合部向后延伸形成，略斜向后下。棘突较短，末端一分为二，呈两个大小不等的结节，附着有项韧带、颈半棘肌、多裂肌等。

五、第 7 颈椎

又称隆椎（图 8-22）。其与典型颈椎的不同在于：棘突较长，末端不分叉，为一突出的结节，在皮下可触及，常为定位椎骨序数的标志。横突较粗长，位于横突孔后外侧，横突孔内走行有椎静脉而无椎动脉。肋板较薄，或可缺失，肋突的骨化中心若向前外侧生长，可成为颈肋。隆椎之下便为胸椎，因此隆椎的关节突关节面相对典型颈椎在冠状位上更加倾斜，向典型胸椎转化。

下颈椎的骨折脱位在整个脊柱外伤中较为常见，伴有神经功能损伤者约占40%，主要根据致伤机制进行分类，如屈曲压缩、伸展分离等。

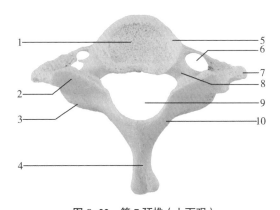

图 8-22 第 7 颈椎（上面观）
1. 椎体 2. 上关节突 3. 下关节突 4. 棘突 5. 钩突
6. 横突孔（本标本不对称） 7. 横突 8. 椎弓根
9. 椎孔 10. 椎弓板

第五节　颈椎的连结

一、寰枕关节

寰枕关节由寰椎侧块凹陷的上关节面与枕骨髁凸出的关节面吻合而成，属于滑膜关节。

1. 寰枕前膜　连结寰椎前弓上缘和枕骨大孔前缘，是一宽阔致密的纤维组织（图 8-23）。其外侧与寰枕关节囊相融合，内侧被中央索（前纵韧带的枕骨基底和寰椎前结节部分）加强。

2. 寰枕后膜　连结寰椎后弓上缘和枕骨大孔后缘，宽阔、较薄，外侧与关节囊融合（图8-24）。在椎动、静脉及第 1 颈神经通过处，寰枕后膜形成一弓形结构，即枕下三角的底，这一弓形结构有时可骨化。

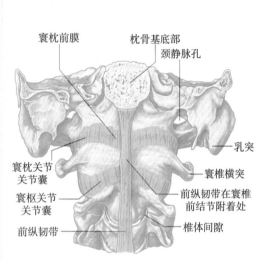

图 8-23　寰枕关节和寰枢关节（前面观）

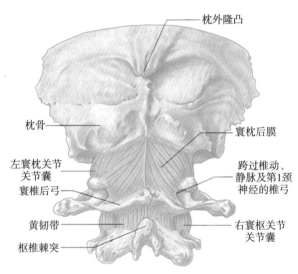

图 8-24　寰枕关节和寰枢关节（后面观）

寰枕前、后膜封闭了寰椎和枕骨间的裂隙，稳定了寰枕关节。除此之外，寰枕关节面的形状、颈后肌肉、枕骨与枢椎之间的韧带也起到了稳定寰枕关节的作用。

寰枕关节面的形状使寰枕关节的主要运动形式为前屈后伸，屈伸范围在 15°～ 45°之间。屈曲运动的主动肌是头长肌和头前直肌，枕骨大孔前缘和齿状突上表面的接触限制了过度屈曲；后伸运动的主动肌有头后大直肌、头后小直肌、头上斜肌、头半棘肌、头夹肌和斜方肌，覆膜及寰枕前膜限制了过度后伸。寰枕关节还可做极小幅度的侧屈和旋转运动。

寰枕关节的稳定性主要由韧带结构维持，枢椎与枕骨间的韧带对维持寰枕关节稳定性起着更重要的作用。

二、寰枢关节

寰枢关节属于滑膜关节，包括齿状突与寰椎前弓、寰椎横韧带构成的寰枢正中关节，寰椎侧块下关节面与枢椎侧块上关节面构成的侧块关节。其中，寰枢正中关节属于车轴关节，侧块关节通常被认为是平面关节（图 8-25）。

1. 寰椎横韧带　是维持寰枢椎稳定的最主要韧带。它位于寰椎两侧块内侧的小结节之间，横跨枢椎齿状突后面的横韧带沟，长约 20mm，中点部厚约 2mm。寰椎横韧带主要由胶原纤维组成，宽而坚韧，中部较宽，宽约 10mm，附着处较窄，宽约 6.5mm，维持齿状突与寰椎前弓后面的齿状突凹相接触，防止齿状突向后移位和寰椎向前移位。横韧带的纤维彼此交叉呈网状，使横韧带具有一定的弹性，颈部屈曲时，横韧带被拉长，齿状突与寰椎前弓之间可有 3mm 的间隙。寰椎横韧带将寰椎椎孔分成了前 1/3 和后 2/3 两部分，前 1/3 容纳齿状突，后 2/3 容纳脊髓和脊膜。寰椎横韧带可限制寰椎在枢椎上向前滑移，即使切断其他韧带，仅有寰椎横韧带也可维持齿状突的位置。

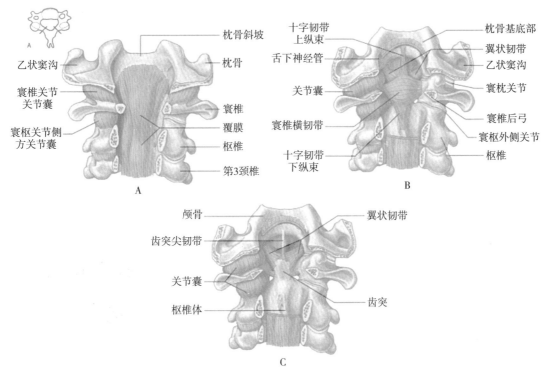

图 8-25 寰枕关节和寰枢关节（椎管内）

2. 关节囊 侧块关节的关节囊附着于关节的边缘，薄而松弛。寰椎侧块内面偏下、横韧带附近，有寰枢副韧带附着，斜向内下止于齿状突基底部，有限制寰枢关节过度旋转的作用。此外，连结寰枢椎的韧带还有前纵韧带及黄韧带，分别附着于椎体前方和椎弓板。

连结枢椎与枕骨的韧带有翼状韧带、覆膜、齿状突尖韧带及前述的十字韧带上纵束。

3. 翼状韧带 起于齿状突尖后外侧，止于两侧枕髁内侧面，由胶原纤维组成，坚韧厚实，呈条索状，长约 11mm。当头向左侧旋转时，右侧翼状韧带紧张，反之左侧紧张。因此，翼状韧带的主要功能为限制寰枢关节的过度旋转，此外，还能防止寰枢关节半脱位。在头部旋转时，枢椎略向上轻微移动，减少了翼状韧带的张力，使旋转运动的范围有所增加。翼状韧带在头部旋转屈曲时易受损伤，因外伤或炎症性疾病损伤后，可导致轴向旋转增加，进而可能引起椎动脉血流减少。

4. 覆膜 位于椎管内，可以看作是后纵韧带的延续，宽而坚韧，分为浅、深两层，都附着于枢椎椎体后面。浅层在向上延伸的过程中逐渐增宽，附着于枕骨斜坡。深层包括一条中央束和两条侧束，侧束行至枕骨大孔后与寰枕关节囊融合，中央束止于枕骨斜坡。覆膜覆盖了寰枢十字韧带及其他齿状突韧带，与十字韧带之间有疏松网状组织分隔。覆膜有加强寰枢关节稳定性的作用。

5. 齿突尖韧带 附着于齿突尖与枕骨大孔前正中缘之间，较短而细，与寰椎十字韧带、寰枕前膜之间有脂肪组织垫分隔。

寰枢关节的运动方式主要是旋转，并且是三个关节同时运动。寰枢关节旋转运动的中心是齿状突，旋转时枢椎略微上移，限制了寰枢侧块关节关节囊的拉伸，侧块关节的关节面较平，关节囊松弛，允许发生较大范围的旋转运动。寰枢关节旋转运动的正常范围大致是左右各40°，主动肌主要是头下斜肌、头后大直肌及对侧的胸锁乳突肌。寰枢椎融合后，头颈部的大部分旋转功能将丧失。旋转运动主要受翼状韧带的限制，其次是寰枢副韧带。寰枢关节也有一定程度的屈伸运动，总的活动范围大约为15°。

三、颈椎关节突关节

典型颈椎的关节突关节是滑膜关节，由上位颈椎的下关节突和下位颈椎的上关节突构成，与冠状面呈大约45°角。下关节突关节面朝向前下，相应的上关节突关节面朝向后上（图8-26）。

关节面较平坦，有透明软骨覆盖，透明软骨的边缘与滑膜相连，滑膜衬于关节囊的内面，关节囊薄而松弛，附着于相邻关节突关节面的周边。

颈椎关节突关节的形态特点允许颈椎做屈伸、旋转、侧屈运动，活动范围较大，外伤易导致脱位或半脱位。关节突关节与椎体、椎间盘一起承受头颅的重力，容易发生退变，尤其是下部颈椎。

关节突关节的神经支配主要是脊神经后支的内侧支。

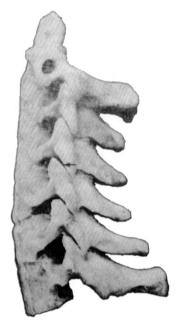

图8-26　颈椎的关节突关节（箭头）

四、颈部韧带

1. 前纵韧带 起于枕骨基底部，经寰椎前结节和枢椎椎体前方，继续向下在椎体前面走行，止于骶骨上部前面。前纵韧带较坚韧，颈段的前纵韧带较胸腰段宽且薄，其纵行纤维在椎间盘和相邻椎体边缘附着紧密，在椎体中部附着疏松。

2. 后纵韧带 起于枢椎椎体的后面，向上延续为覆膜，向下在椎体后面走行，止于骶骨后面。与下胸段和腰段后纵韧带呈齿状不同的是，颈段后纵韧带较宽，且宽度较一致。在椎体边缘及椎间盘处，后纵韧带附着紧密，椎体中部附着疏松，在后纵韧带与椎体之间有椎体静脉通过。后纵韧带的浅层纤维跨越3～4个椎体，深层纤维仅连结相邻椎体并向椎间盘外侧延伸，与椎间盘的纤维环关系密切。

3. 黄韧带 颈部黄韧带较薄、宽且长，起于上位椎弓板的前面下部，止于下位椎弓板的上缘和后面，在中线处有一缝隙，有连接椎管内静脉丛与椎骨后静脉丛的静脉通过。黄韧带主要由黄色弹性纤维组成，可限制脊柱前屈时椎板分离，通过增加屈曲阻力以防止过度屈曲。

4. 项韧带 起自枕外隆凸和枕外嵴，向下连结所有颈椎棘突，止于第7颈椎棘突，继续向下则续为棘上韧带（图8-27）。一般认为，项韧带与棘上韧带及棘间韧带同源。与棘上韧带不同的是，项韧带从颈椎棘突末端向后扩展为三角形的纤维弹性膜结构，较坚韧，后缘游离而肥厚，有斜方肌和夹肌附着，有助于维持头颈部的稳定性。

颈部的棘间韧带退化，往往被认为是项韧带的中间部分。

颈部的横突间韧带仅有少量不规则的纤维，大部分为横突间肌所取代。

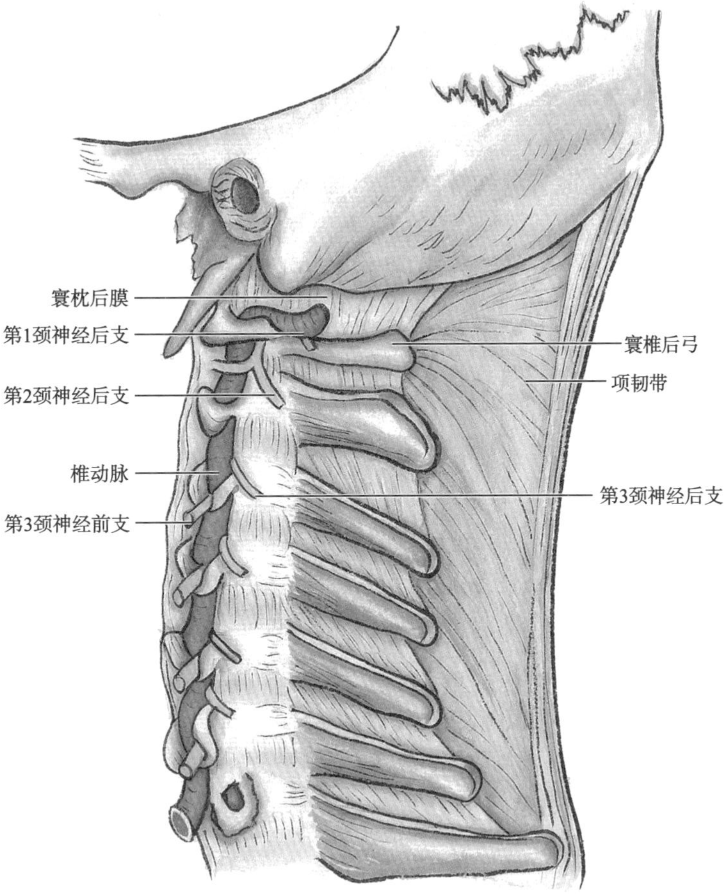

图 8-27　项韧带

五、颈椎椎间盘

椎间盘的一般特点前已述及。脊柱颈段共有 6 个椎间盘（包括第 7 颈椎与第 1 胸椎间盘），寰枢椎间盘缺如。

颈椎椎间盘前部较厚，与上、下位椎体的形态相适应，且参与保持颈椎前凸。成人颈椎间盘后外侧纤维环常不完整，可能与颈椎的生理活动有关。颈椎间盘退变后，高度减小，相应钩椎关节等对应关系紊乱，继发退变而出现骨质增生，引发相应症状。

六、颈椎椎间孔

颈椎椎间孔的上壁为上位椎体椎弓根椎下切迹，下壁为下位椎体椎弓根椎上切迹，前内壁为上位椎体下部、椎间盘及下位椎体钩突的后外侧面，后外壁为关节突关节囊和一部分关节突前内侧面。

颈椎椎间孔朝向前外侧，是进出椎管的主要通道，其内走行有与下位椎体序数相同的脊神经（如 C_4、C_5 椎间孔内走行的是第 5 颈神经）及神经鞘、2～4 支窦椎神经、数支小的动静脉，以及一些脂肪组织和淋巴管等。脂肪组织对其他结构有一定的保护作用。

在椎间孔内，脊神经是贴着椎间孔下壁走行出椎管，这一点与腰椎相反，在植入颈椎根螺钉时应注意。椎间孔长 12～14mm，上下径长约 9mm，前后径约 4mm，脊神经及神经鞘占椎间孔前后径的 1/3 ～ 1/2。颈椎间盘退变、钩椎关节或关节突关节骨质增生引起椎间孔前后径变小，往往会导致脊神经根受刺激，而椎间高度的降低导致的上下径变小，往往不会刺激到脊神经根。

颈椎椎间孔在颈椎前屈时扩大，后伸时缩小；侧屈时，同侧椎间孔缩小，对侧扩大。

七、颈椎椎管

椎管起于枕骨大孔，止于骶管裂孔。前壁为椎体后面、椎间盘及后纵韧带，后壁为椎弓板及黄韧带，侧壁为椎弓根及椎间孔。

颈椎的椎管较大，横断面呈三角形，椎管内容纳脊髓及其脊膜、神经根、血管、脂肪组织等。颈膨大位于 C_3 ～ T_1 后方，$C_{4～6}$ 椎管较大，容纳颈膨大最粗处，但颈椎椎管中最大者是寰椎。

颈椎椎管的横径大于矢径，正常 $C_{3～7}$ 椎管的矢径（椎体后面中点至椎板连结处）为 16mm 左右，横径（双侧椎弓内侧中点的连线）为 22mm 左右。若矢径小于 12mm，横径小于 17mm，可认为存在椎管狭窄。椎管狭窄在颈椎并不少见，可因颈椎退变、椎间盘突出及关节突关节骨质增生等原因导致。

颈椎正常生理前凸的情况下，脊髓位于椎管中央，也有轻度前凸。当颈椎生理前凸变小、消失甚至反曲时，脊髓贴近椎管前壁，后凸顶点或椎间盘突出即可压迫脊髓前方。因此，颈椎正常的生理弯曲对脊髓有一定的保护作用。

第六节　颈部软组织

颈部各结构间充满疏松结缔组织，形成诸多筋膜及筋膜间隙。颈部肌肉可分为颈浅肌群、颈深肌群及舌骨上、下肌群，多为纵行分布，不仅使颈部活动有较大灵活性，还参与呼吸、吞咽和发音等生理活动。颈部淋巴结丰富，多沿着血管和神经排列，肿瘤转移时容易受累。

一、颈前外侧部软组织

颈前外侧部皮肤较薄，移动性大，皮纹呈横向分布，手术时多采用横切口，有助于皮肤愈合和术后美观。颈部浅筋膜为含有脂肪的一层疏松结缔组织，内含浅部血管神经。在颈前外侧部的浅筋膜内，有一层菲薄的皮肌，称颈阔肌。在该肌深面的浅筋膜内有颈前静脉、颈外静脉、颈外侧淋巴结、颈丛的皮支及面神经的颈支等。

二、颈深筋膜和筋膜间隙

颈深筋膜位于浅筋膜和颈阔肌深面，包裹并支持颈部肌肉、咽、气管、食管、淋巴结、大血管和神经，可分为浅、中、深三层，各层之间疏松结缔组织构成筋膜间隙（图 8-28、图 8-29）。

（一）颈深筋膜

1. 颈筋膜浅层　又称封套筋膜。此层筋膜向上附于头颈交界线，向下附于颈、胸和上肢交界线，向前于颈前正中线处，左、右相延续，向两侧包绕斜方肌和胸锁乳突肌，形成肌鞘，向后附于项韧带和 C_7 棘突，形成一个完整的封套结构。部分筋膜附于舌骨大肌和舌骨全长，借此可将颈筋膜浅层分为舌骨上、下两部。舌骨上部分为深、浅两层，包裹二腹肌前腹和下颌下腺，在面后部，深、浅两层包裹腮腺。舌骨下部于甲状腺峡部附近分为深、浅两层，分别附着于颈静脉切迹的前、后缘。

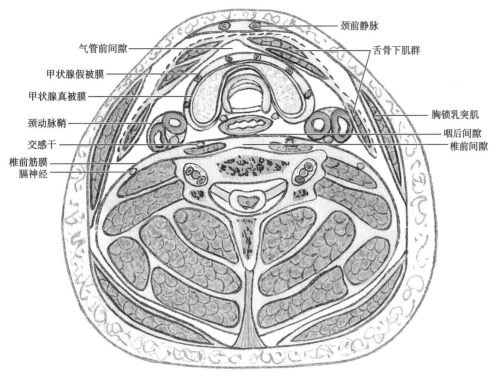

图 8-28 颈筋膜

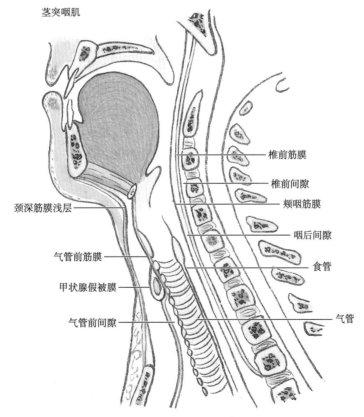

图 8-29 颈筋膜及筋膜间隙

2. 颈筋膜中层　又称内脏筋膜。此层筋膜位于舌骨下肌群深面，包裹咽、食管颈部、喉、气管颈部、甲状腺和甲状旁腺等器官。此筋膜于甲状腺两侧叶的后外方分为前、后两层包绕甲状腺，形成甲状腺鞘，又称甲状腺假被膜。此筋膜前下部覆盖于气管者为气管前筋膜；后上部覆盖颊肌、咽缩肌者为颊咽筋膜。气管前筋膜向上附于环状软骨弓、甲状软骨斜线及舌骨，向下经气管前方及两侧入胸腔与心包上部相续。颈筋膜中层向两侧包裹颈总动脉、颈内动脉、颈内静脉和迷走神经，形成颈动脉鞘。该鞘上起自颅底，下续纵隔，鞘内有纵行的纤维隔将动脉和静脉分开，迷走神经位于颈总动脉和颈内静脉之间的后方。

3. 颈筋膜深层　又称椎前筋膜。此层筋膜位于颈深肌群浅面，向上附着于颅底，向下续于前纵韧带及胸内筋膜，两侧覆盖臂丛、颈交感干、膈神经及锁骨下动、静脉。此筋膜向下外方，由斜角肌间隙开始，包裹锁骨下动、静脉及臂丛，并向腋窝走行，形成腋鞘。

（二）颈筋膜间隙

1. 胸骨上间隙　颈筋膜浅层距胸骨柄上缘约34cm处分为深、浅两层，向下分别附于胸骨柄前、后缘，两层之间为胸骨上间隙。间隙内有颈静脉弓、颈前静脉下段、胸锁乳突肌胸骨头、淋巴结及脂肪组织等。

2. 气管前间隙　气管前间隙位于气管前筋膜与气管颈部之间。内有甲状腺最下动脉、甲状腺下静脉、甲状腺奇静脉丛、头臂干及左头臂静脉。

3. 咽后间隙　咽后间隙位于椎前筋膜与颊咽筋膜之间，其延伸至咽侧壁外侧的部分为咽旁间隙，向下至后纵隔。

4. 椎前间隙　椎前间隙位于脊柱颈部与椎前筋膜之间。颈椎结核脓肿多积于此间隙，并向两侧至颈外侧区，经腋鞘扩散至腋窝。

三、颈部肌肉

（一）胸锁乳突肌

胸锁乳突肌位于颈部的两侧，作为颈前区、颈外侧区的分界，大部分为颈阔肌所覆盖，由副神经支配。它起自胸骨柄前面和锁骨的胸骨端，两头汇合斜向后上方，止于颞骨的乳突（图8-30）。其作用是一侧肌肉收缩使头向同侧倾斜，脸转向对侧，两侧收缩使头向前屈（低头动作），或当头扬起一定角度时使头继续向后仰（抬头动作）。该肌最主要的作用是维持头正常的位置，端正姿势，以及使头在水平方向上从一侧向另一侧观察物体的运动。一侧病变使肌痉挛时，可引起斜颈。

（二）斜角肌

斜角肌位于胸锁乳突肌深面（图8-31），有前、中、后3块，按位置排列命名为前、中、后斜角肌，均起自颈椎横突，纤维斜向外下，分别止于第1、2肋骨。

前斜角肌由4条肌束组成，起于$C_{3\sim6}$横突前结节，其纤维向下而微外，止于第1肋内侧缘和斜角肌结节。

中斜角肌起于$C_{1/2}\sim C_6$横突后结节，止于第1肋上面锁骨下动脉沟之后。

后斜角肌位于中斜角肌的深面，起于$C_{4\sim6}$横突后结节，止于第2肋外侧面的肋骨粗隆。两侧后斜角肌与其他结构共同作用，防止胸廓下坠。

前、中、后斜角肌皆由第 4、5 或第 6 颈神经支配，能上提第 1、2 肋，止端固定时，则能屈头至颈同侧。三块斜角肌中，以前斜角肌最为重要，它是颈部的重要标志，其浅面有膈神经自外上斜向内下走行。由斜角肌外侧缘穿出的结构，上有臂丛，下有锁骨下动脉第 3 段，前下部浅面则横过锁骨下静脉，左侧尚可见胸导管行经其下部的浅面。

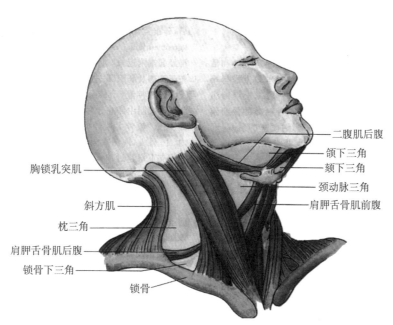

图 8-30 胸锁乳突肌

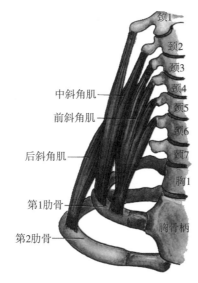

图 8-31 斜角肌

（三）舌骨上、下肌群

舌骨虽小，但其上附着众多肌肉，对于吞咽动作、下颌骨的运动及喉的支持意义重大。根据肌肉的分布位置，可以分为舌骨上、下肌群（图 8-32）。

舌骨上肌群位于下颌骨与舌骨之间，共有四块：二腹肌、茎突舌骨肌、下颌舌骨肌、颏舌骨肌。舌骨上肌群的作用是上提舌骨。如舌骨固定，二腹肌、下颌舌骨肌和颏舌肌可拉下颌骨向下而张口，与咀嚼肌的作用相对抗。

　　舌骨下肌群均位于舌骨之下，分为四块：胸骨舌骨肌、肩胛舌骨肌、胸骨甲状肌、甲状舌骨肌。它们的作用是拉舌骨向下，此为吞咽动作所必需，胸骨甲状肌尚参与降喉作用。当舌骨为舌骨上肌群固定时，甲状舌骨肌参与喉的上提。

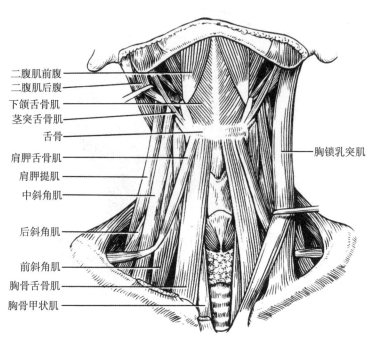

图 8-32　舌骨上、下肌

（四）颈深肌群

　　颈深肌群位于脊椎颈段前方，数量少，肌较小，均位于颈段脊椎的前面，有颈长肌、头长肌、头前直肌和头侧直肌。

四、颈部动脉

　　颈部的动脉主干即颈总动脉和锁骨下动脉，右侧发自头臂干，左侧直接发自主动脉弓。

（一）颈总动脉

　　颈总动脉位于颈内静脉内侧，在约平甲状软骨上缘处分为颈内动脉和颈外动脉。颈内动脉起始部和颈总动脉末端的膨大部分为颈动脉窦，窦壁内有压力感受器，有调节血压的作用。在颈总动脉分叉处的后方借结缔组织连有一米粒大小的扁椭圆形小体，称为颈动脉小球，是化学感受器，有调节呼吸深度的作用。

　　1. 颈外动脉　平甲状软骨上缘起自颈总动脉，于颈内动脉前内侧上行。颈外动脉从甲状软骨上缘至舌骨大角处自前壁由下向上依次发出甲状腺上动脉、舌动脉和面动脉；近二腹肌后腹下缘处，自后壁向后上发出枕动脉；自起始部内侧壁向上发出咽升动脉。

　　2. 颈内动脉　由颈总动脉发出后，自颈外动脉的后外方行至后方。颈内动脉在颈部无分支。

（二）锁骨下动脉

锁骨下动脉左侧起自主动脉弓，右侧在胸锁关节后方起自头臂干，于第 1 肋外侧缘续于腋动脉。前斜角肌将其分为三段（图 8-33）。

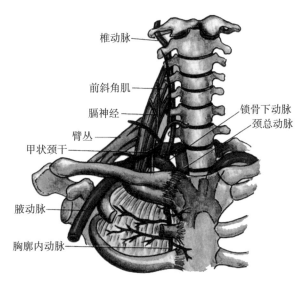

图 8-33　锁骨下动脉

1. 第 1 段　该段位于前斜角肌内侧、胸膜顶前方。该段动脉前方的两侧毗邻不同，右侧有迷走神经跨过，左侧有膈神经及胸导管跨过。该段动脉的分支如下：①椎动脉，沿前斜角肌内侧上行于胸膜顶前面，穿经上位 6 个颈椎横突孔，经枕骨大孔入颅，分布于脑、脊髓和内耳。②胸廓内动脉，位于胸膜顶前方，正对椎动脉起始处起自锁骨下动脉下壁，经锁骨下静脉之后向下入胸腔。③甲状颈干，起自锁骨下动脉上壁，发出甲状腺下动脉、肩胛上动脉及颈横动脉。④肋颈干，起自锁骨下动脉第 1 或第 2 段的后壁，分为颈深动脉和最上肋间动脉。

2. 第 2 段　该段位于前斜角肌后方，上方紧邻臂丛各干，下方跨胸膜顶。

3. 第 3 段　该段位于前斜角肌外侧、第 1 肋上面，其前下方毗邻锁骨下静脉，外上方为臂丛。此段动脉有时发出颈横动脉或肩胛上动脉。

五、颈部静脉

颈部浅静脉位于浅筋膜内、颈阔肌深面，包括颈前静脉和颈外静脉。深静脉则与动脉伴行，主要有颈内静脉及锁骨下静脉，均注入头臂静脉，经上腔静脉返回心脏。

（一）颈浅静脉

1. 颈前静脉　颈前静脉起自颏下部，在颈前正中线两侧。沿下颌舌骨肌浅面下行，至锁骨上方时转向外侧，穿入胸骨上间隙，注入颈内静脉末端或锁骨下静脉，少数汇入头静脉。左、右颈前静脉在胸骨上间隙内借一横支相吻合，称为颈静脉弓。若左、右颈前静脉合为一支，沿颈前正中线下行，则称为颈前正中静脉。颈前静脉内无静脉瓣。

2. 颈外静脉　颈外静脉由下颌后静脉后支与耳后静脉、枕静脉等汇合而成。沿胸锁乳突肌浅面斜行向下后，于锁骨中点上方 2 ～ 5cm 处穿颈深筋膜注入锁骨下静脉或静脉角。颈外静脉末端虽有一对瓣膜，但不能阻止血液反流。当上腔静脉血回心受阻时，可导致颈外静脉扩张。颈外静脉与颈深筋膜紧密结合，当静脉壁受伤破裂时，易致气体栓塞。

（二）颈深静脉

1. 颈内静脉　颈内静脉为颅内乙状窦直接向下的延续，自颅底的颈静脉孔穿出，和颅内的横窦相续，下行而略向前，全程皆被胸锁乳突肌所覆被，上段接近颈前区，下段接近颈外侧区（图8-34）。颈内静脉在颈动脉鞘内居外侧部，下行至胸锁关节深面，与锁骨下静脉汇合成头臂静脉，该汇合处称为静脉角。

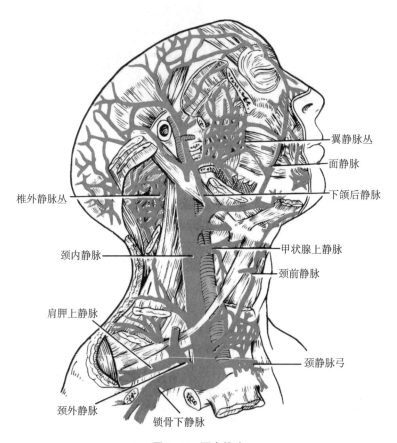

图 8-34　颈内静脉

2. 锁骨下静脉　锁骨下静脉起自第1肋外缘，续于腋静脉。沿第1肋上面，经锁骨与前斜角肌之间，向内侧与颈内静脉汇合成头臂静脉。锁骨下静脉壁与第1肋、锁骨下肌、前斜角肌的筋膜相愈着，故受伤后易致空气栓塞。临床上广泛应用锁骨下静脉插管技术进行长期输液、心导管插管及中心静脉压测定等。在行锁骨下静脉穿刺时，可将锁骨下缘内、中1/3交点处至同侧胸锁关节上缘之间的连线作为进针方向的标志，并应紧贴锁骨后面，以免损伤胸膜顶和臂丛等结构（图8-35）。

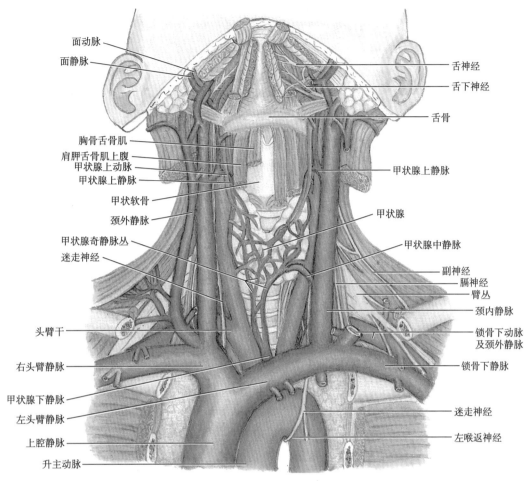

面动脉
面静脉
舌神经
舌下神经
舌骨
胸骨舌骨肌
肩胛舌骨肌上腹
甲状腺上动脉
甲状腺上静脉
甲状软骨
颈外静脉
甲状腺上静脉
甲状腺
甲状腺奇静脉丛
迷走神经
甲状腺中静脉
副神经
膈神经
臂丛
颈内静脉
头臂干
锁骨下动脉
及颈外静脉
锁骨下静脉
右头臂静脉
甲状腺下静脉
左头臂静脉
迷走神经
左喉返神经
上腔静脉
升主动脉

图 8-35　锁骨下静脉

第七节　颈后部软组织

一、颈后部的浅层结构

颈后部又称项部，属于脊柱区的上部。其上界为枕外隆凸和上项线，下界为第 7 颈椎棘突至两侧肩峰的连线。项部由浅入深有皮肤、浅筋膜、深筋膜、肌层、血管、神经等软组织和脊柱、椎管及其内容物等结构。项部的浅筋膜特别致密而坚韧。项部深筋膜可分为浅、深两层，包裹斜方肌。浅层覆盖在斜方肌表面，深层位于该肌深面，称项筋膜，包裹夹肌和半棘肌。内侧附于项韧带，上方附于上项线，向下移行为胸腰筋膜后层。

二、颈后肌群

1. 斜方肌　是位于项部和胸背部上区的扁肌，宽大且血供丰富，由副神经支配。血液供应主要来自颈浅动脉和肩胛背动脉，其次来自枕动脉和肋间后动脉。此肌可供肌瓣或肌皮瓣移植。在斜方肌的外下方，肩胛骨下角的内侧有一肌间隙，临床称听诊三角或肩胛旁三角。其内上界为斜方肌的外下缘，外侧界为肩胛骨脊柱缘，下界为背阔肌上缘。三角的底为薄层脂肪组织、深筋膜和第 6 肋间隙，表面附以皮肤和浅筋膜。斜方肌起自上项线、枕外隆凸、项韧带及全部胸椎棘突，止于锁骨外 1/3、肩峰、肩胛冈。其作用为拉肩胛骨向中线靠拢，上部纤维提肩胛骨，下部纤维降肩胛骨（图 8-36）。

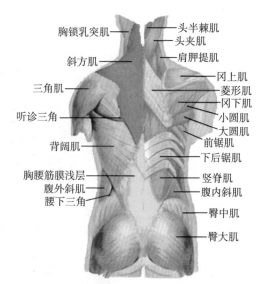

2. 肩胛提肌　位于颈项两侧，肌肉上部位于胸锁乳突肌深侧，下部位于斜方肌深面，为一对带状长肌，起自第 1～4 颈椎横突，肌纤维斜向后下稍外方，止于肩胛骨上角和肩胛骨脊柱缘的上部。肩胛提肌有上提肩胛骨并使肩胛骨下回旋的作用，是颈椎负担很重的一块肌肉。肩胛提肌不应强化。这块肌肉过分紧张会使柔韧度下降，保持引起肩带上举状态（即耸肩）。长期耸肩姿态将引起颈部不适和头部供血不畅。

3. 夹肌和半棘肌　均位于斜方肌深面。半棘肌在颈椎棘突的两侧。夹肌位于半棘肌的后外方，起自项韧带下部和上位胸椎棘突，肌纤维斜向外上方，分为头夹肌和颈夹肌。头夹肌在胸锁乳突肌上端的深面，止于乳突下部和上项线的外侧部。颈夹肌在头夹肌的外侧和下方，止于上位三个颈椎的横突。一侧夹肌收缩使头转向同侧，双侧收缩使头颈后仰。两肌均由第 2～5 颈神经后支的外侧支支配。

4. 枕下小肌群　枕下小肌群位于枕下部。枕下部的界限，上为枕骨的下项线，下为枢椎，内为枢椎的棘突和寰椎的后结节，外为乳突和寰椎的横突。枕下小肌群包括头后大、小直肌和头上、下斜肌。由头后大直肌、头上斜肌和头下斜肌三者形成的三角形区域为枕下三角，三角的底为寰枕后膜和寰椎后弓，浅面借致密结缔组织与夹肌和半棘肌相贴，枕大神经行于其间。三角内有枕下神经和椎动脉通过。

三、颈神经后支

颈神经后支自椎间孔处由颈神经分出，绕上关节突外侧向后行，至相邻横突间分为内侧支和外侧支（第 1 颈神经除外）。外侧支为感觉支或皮支，内侧支支配肌肉及邻近关节。第 1 颈神经的后支甚小或缺如，无皮支，其内侧支或肌支支配头半棘肌，头后大、小直肌，头上、下斜肌及邻近关节，并发出交通支，下行与第 8 颈神经吻合。第 2 颈神经后支较前支为大，其外侧支即枕大神经，与枕动脉伴行，为头皮后部的主要感觉支，此支也与枕小神经、耳大神经、耳后神经及第 3 颈神经相交通。第 2 颈神经的内侧支或肌支支配头、颈半棘肌，头下斜肌、多裂肌及邻近关节。第 3 颈神经后支较小，与第 2、4 颈神经相交通，外侧支即第 3 枕神经，为皮支，内侧支支配深部椎间肌及关节。第 4～6 颈神经的后支极小，外侧支支配项部靠中线的皮肤，内侧支支配邻近肌肉及关节，第 7、8 颈神经的后支无皮支，终于上背部的深层肌肉。

第八节　胸　椎

一、胸椎的结构

胸椎共 12 个，结构相似，与肋及胸骨共同构成胸廓，活动度小。胸椎及其连结构成脊柱胸段。一般将胸椎分为上胸椎（$T_{1\sim4}$）、中胸椎（$T_{5\sim10}$）和胸腰段胸椎（T_{11}、T_{12}）。椎体自上向下

图中标注（图 8-36 斜方肌）：
胸锁乳突肌、斜方肌、三角肌、听诊三角、背阔肌、胸腰筋膜浅层、腹外斜肌、腰下三角、头半棘肌、头夹肌、肩胛提肌、冈上肌、菱形肌、冈下肌、小圆肌、大圆肌、前锯肌、下后锯肌、竖脊肌、腹内斜肌、臀中肌、臀大肌

图 8-36　斜方肌

逐渐增大，横断面呈心形。其矢径较横径略长，上部胸椎体近似颈椎，下部则近似腰椎。在椎体两侧面后份的上缘和下缘处，有半圆形浅凹，称上、下肋凹，与肋头相关节。在横突末端前面，有横突肋凹与肋结节相关节。胸椎椎弓根短而细，在椎弓根最窄处做横断面，图形呈上宽下窄状。胸椎椎孔大致呈圆形，较小，骨折时容易引起脊髓损伤。关节突的关节面呈冠状位，上关节突关节面朝向后，下关节突关节面朝向前。棘突较长，向后下方倾斜，各相邻棘突呈叠瓦状排列。T$_1$棘突粗大并水平向后，椎体有一圆形的全肋凹和一半圆形的下肋凹。T$_9$可能存在下半肋凹缺如，T$_{10}$只有一个上肋凹，T$_{11}$、T$_{12}$各有一个全肋凹，横突无肋凹（图 8-37）。

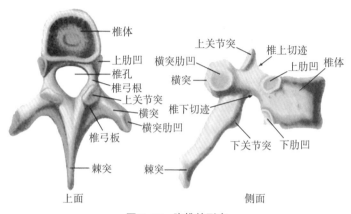

图 8-37　胸椎的形态

二、胸椎的血供

胸椎除直接或间接接受相邻肋间动脉供应外，上两个胸椎尚接受甲状腺下动脉、锁骨下动脉、肋颈干或椎动脉发出的降支，其中尤其以来自甲状腺下动脉者最多。不同节段血管在相应椎体前、后面和椎弓根内、外面分为升、降支，供应相邻椎骨，每侧相邻升、降支相连呈纵吻合，左右同名支相连呈横吻合（图 8-38）。

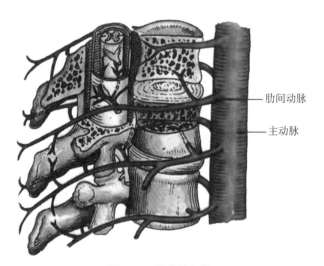

图 8-38　胸椎的血供

三、胸椎的椎管

胸椎的椎管大致呈圆形，椎孔矢状径大致相近，由 T$_{1\sim12}$ 椎孔连结而成，是胸腰段脊髓的位置所在，与脊髓硬膜的形态相适应。各节段除 $T_{1\sim3}$ 和 T_{12} 部稍大外，$T_{4\sim10}$ 椎管一致，也是最狭窄的部位。任何增加椎管内压力的病变，如骨折脱位、椎间盘突出、结核等，多产生脊髓压迫的症状。胸椎椎管前壁由椎体后面及椎间盘组成，椎管后壁由上、下关节突关节、黄韧带及椎板组成。胸椎是黄韧带骨化的好发部位，骨化的黄韧带自侧后方压迫脊髓，是造成椎管狭窄症的重要原因。胸段椎间孔由胸椎上、下切迹形成，椎下切迹浅，椎上切迹深，因此椎间孔上宽下窄，其间有脊神经及椎动、静脉通过。

四、胸部软组织

胸部软组织包括胸壁软组织和胸腔内器官。胸前部皮肤较薄，后部较厚。肌肉与上肢运动、呼吸有关，较发达。

（一）胸部浅层结构

胸前区皮肤较薄，两侧部、胸骨前面和乳头的皮肤最薄。浅筋膜在胸骨前面较薄，而前外侧部较厚。浅筋膜层内含有浅血管、淋巴管、皮神经和乳腺。

（二）胸前部肌肉

胸前部肌包括胸上肢肌和胸壁固有肌。膈位于胸、腹腔之间，因主要功能与呼吸有关，故放在胸部介绍。

1. 胸上肢肌

（1）胸大肌　贴于胸廓前面，扁阔、强厚，起于锁骨内侧半、胸骨、上6肋软骨及腹直肌鞘前层，纤维向外侧聚集，止于肱骨大结节（图8-39）。此肌可使肱骨内收、内旋并稍前移，如肱骨上举固定则可提胸廓，上引躯体。

（2）胸小肌　在胸大肌深面，三角形，起于第3～5肋，向外上方止于肩胛骨的喙突，可以下拉肩胛或上提肋骨。

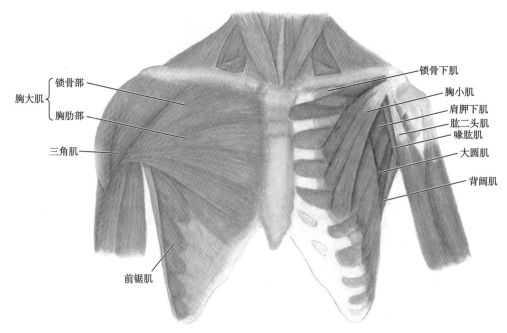

图8-39　胸大肌

2.胸壁固有肌

（1）肋间肌 肋间肌封闭肋间隙，分为三层，即肋间内肌、肋间外肌和肋间最内肌。肋间外肌在浅层，肌纤维起点附于上一肋骨的下缘，纤维向前下方，止于下一肋骨的上缘。该肌在肋软骨间的部分为腱膜性，称肋间外膜。肋间内肌贴于肋间外肌的深面，肌纤维起点附于下一肋骨的上缘，肌纤维斜向前上方，止于上一肋骨的下缘。该肌在肋角以后为腱膜性，称肋间内膜（图8-40）。肋间最内肌位于肋间隙中份，肋间内肌的深面，二者间有肋间血管、神经通过，纤维方向与肋间内肌相同。

（2）胸横肌 位于胸前壁的内面，起自胸骨下部，纤维向上外，止于第2～6肋的内面，作用是降肋助呼气。

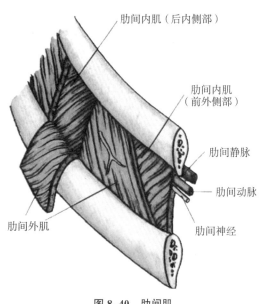

图 8-40 肋间肌

3.膈肌 为向上膨隆呈穹窿形的扁薄阔肌，位于胸、腹腔之间，构成胸腔的底和腹腔的顶（图8-41）。膈肌的周边是肌性部，中央为腱膜，称中心腱。肌性部纤维起自胸廓下口的周缘和腰椎前面，可分为三部：胸骨部起自剑突后面；肋部起自下6对肋骨和肋软骨；腰部以左、右两个膈脚起自上2～3个腰椎及内、外侧弓状韧带。膈肌上有3个裂孔：主动脉裂孔位于 T_{12} 前方，左、右两个膈脚与脊柱之间，有主动脉和胸导管通过；食管裂孔位于主动脉裂孔左前上方，约平 T_{10}，有食管和迷走神经通过；腔静脉孔位于食管裂孔右前上方的中心腱内，约平 T_8，有下腔静脉通过。

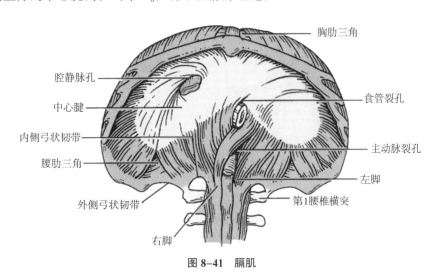

图 8-41 膈肌

膈肌为主要的呼吸肌，收缩时，膈肌穹窿下降，胸腔容积扩大，以助吸气；松弛时，膈肌穹窿上升恢复原位，胸腔容积减小，以助呼气。膈肌与腹肌同时收缩，则能增加腹压，协助排便、呕吐、咳嗽、打喷嚏及分娩等活动。

（三）胸背部肌肉

1.斜方肌和背阔肌 均属扁肌，它们从上向下主要起于背正中线。斜方肌止于肩胛冈、肩峰和锁骨，背阔肌止于肱骨上段。二肌主要运动上肢带骨和肱骨（图 8-42）。

2. 大、小菱形肌　二肌合成菱形扁肌，位于背上部斜方肌的深面。大菱形肌起自 $T_{2\sim5}$ 棘突，小菱形肌起自项韧带下部 C_7、T_1 棘突，二肌斜向下外止于肩胛骨的内侧缘。二肌收缩使肩胛骨向脊柱靠拢并稍向上，由肩胛背神经支配。

3. 竖脊肌　竖脊肌是一对强大的纵行肌，位于脊柱两旁，下端起于骶骨背面和髂嵴后部，向上延伸分为三列：外侧列为髂肋肌，中间列为最长肌，内侧列为棘肌，分别抵止于肋骨、横突和棘突等处。竖脊肌及其深面的短肌作用于脊柱、头及肋骨，引起后伸、侧屈和回旋运动，并有控制前屈和维持坐、立姿势的作用。这些肌肉的损伤、痉挛是腰背疼痛的原因之一。

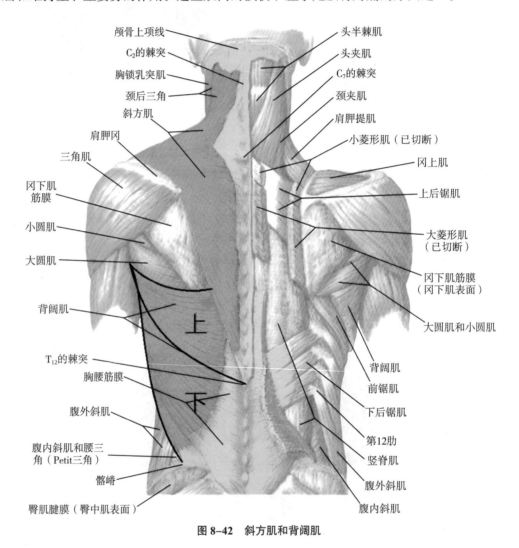

图 8-42　斜方肌和背阔肌

（四）胸壁血管和神经

1. 胸壁的动脉

（1）肋间动脉　分为肋间后动脉和肋间前动脉，前者为胸主动脉的分支，后者为胸廓内动脉在第 1～6 肋间隙的分支或肌膈动脉在第 7～9 肋间隙的分支，二者在肋间隙前部吻合。各肋间隙除前方小部分由胸廓内动脉分支分布外，主要由肋间后动脉分布。肋间后动脉在肋间隙后部行于上、下肋的中间、胸内筋膜的深面，在肋间隙中部则沿肋沟行于肋间内肌与肋间最内肌之间，向前与肋间前动脉吻合。血管和神经的排列自上而下是静脉、动脉和神经，至肋间隙前部，它们行于肋间内肌的内面。

（2）胸廓内动脉 发自锁骨下动脉第1段的下壁，沿胸骨侧缘外侧 1～2cm 处下行，居于上6 肋软骨和肋间内肌的深面，胸横肌和胸内筋膜的浅面。至第 6 肋间隙处分为腹壁上动脉和肌膈动脉两终支。前者下行进入腹直肌鞘；后者在第 7～9 肋软骨后方斜向外下方，分支至心包下部和膈。在第 1 肋附近，从胸廓内动脉发出心包膈动脉，与膈神经伴行，经肺根前方，在心包与纵隔胸膜之间下行至膈，沿途发出分支至心包和胸膜。胸廓内动脉在下行经过上 6 位肋间隙处发出肋间前支和穿支，前者向外侧走行并与肋间动脉终末支及其侧副支末端相吻合；后者分布于胸前壁浅结构。胸廓内动脉有两条静脉与之伴行，分支亦有同名静脉伴行。

2. 胸壁的静脉

（1）肋间后静脉 与同名动脉伴行，静脉位于动脉的上方。肋间后静脉向后直接注入奇静脉，或经半奇静脉、副半奇静脉间接注入奇静脉；向前经肋间前静脉注入胸廓内静脉。由于肋间后静脉与动脉伴行，由肋角向前位于肋沟内，故肋骨骨折时，常易伤及肋间血管。

（2）奇静脉和半奇静脉 奇静脉和半奇静脉分别为两侧腰升静脉向上的延续，各行于脊柱的右前方和左前方。

（3）副半奇静脉 左侧下位的几条肋间静脉，汇入沿主动脉后方上升的半奇静脉。半奇静脉在 T_8、T_9 的水平，横过脊柱注入奇静脉。左侧中间的几条合成副半奇静脉，直接注入奇静脉或半奇静脉的上段。

（4）胸廓内静脉 常为两支，与同名动脉伴行，在注入头臂静脉之前合为一干。胸廓内血管周围有胸骨旁淋巴结。

3. 胸壁的神经

（1）膈神经 左、右膈神经经胸廓上口入胸腔，伴心包膈血管越过肺根的前方，经纵隔胸膜与心包之间到达膈。

（2）肋间神经 上 11 对胸神经前支称肋间神经，第 12 对胸神经前支称肋下神经，均与同名血管伴行。下 6 对肋间神经经肋弓深面穿出肋间隙入腹壁。肋间神经由于在肋间隙的前、后部直接贴于其内面的胸内筋膜和壁胸膜，故在胸膜炎症时，可因刺激神经产生胸腹壁痛而误诊为腹部病变。

第九节 腰 椎

一、腰椎及其连结

人体有 5 个腰椎，每一个腰椎由前方的椎体和后方的附件组成。在椎骨形态和结构上，腰椎与颈椎、胸椎相比有自己的特点。腰椎椎体较大，棘突板状水平伸向后方，相邻棘突的间隙宽，便于做腰椎穿刺，关节突关节面呈矢状位。

（一）腰椎的基本结构

腰椎体积较大，具有椎骨的基本结构，包括椎体、椎弓及其突起（图 8-43）。

1. 椎体 因为负重的关系，在所有椎骨中，腰椎椎体体积最大，呈肾形，上下扁平。椎体的横径大于矢状径，且每个椎体的上、下面的横径、矢状径均大于中部的横径、矢状径。除第 5 腰椎外，椎体下面横径、矢状径皆大于椎体上面横径、矢状径。

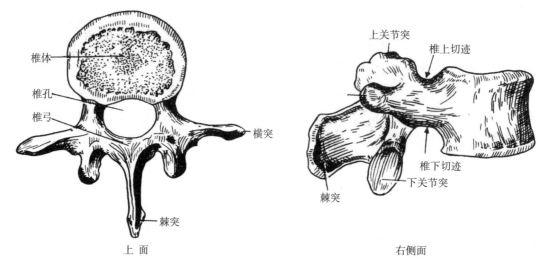

图 8-43 腰椎

2. 椎弓 腰椎椎弓呈马蹄状，由椎弓根和椎板构成。椎弓上有上、下关节突、棘突和横突。

（1）椎弓根 短而粗壮，起于椎体后面上部，向后方伸出，略向外偏斜，形成相对于矢状面的内倾角。横断面呈卵圆形或椭圆形，周围为骨密质，内部为骨松质。椎弓根后端较为致密，是最大的负荷区，由此穿椎弓根螺钉可提供牢固的三维固定。椎弓根是椎骨最坚强的部分，被喻为"力核"。

（2）椎板 椎板为宽而扁的板状结构，在中线处两椎板汇合，构成骨性椎管的后壁。由于高度不及椎体，故上、下椎板之间留有间隙，称椎板间隙，间隙内有黄韧带将椎板相连。椎板在矢状面及冠状面存在一定的倾斜度，故上、下椎板若不是有椎板间隙的存在，则几乎呈叠瓦状排列。

3. 突起分为横突、关节突、棘突等。

（1）横突 在发生上由肋部和横突部愈合而成，其前部即代表肋部，也就是所见到的横突。横突起自椎弓根后部与椎板结合处，突向外侧，略后倾。横突前后位扁平，横突基底部的背面有小结节，称副突，是真正的横突部，上关节突外上缘的突起称乳突，乳突与副突之间可形成峰，峰上有浅沟、切迹、孔或管。$L_{1\sim3}$横突逐渐增大，以L_3的横突最为宽大而长。L_4横突比L_3横突短小，且双侧上翘。L_5横突粗短，呈圆锥形，先伸向外方，后转向外上方，倾斜度较大。双侧横突对称，但也有横突不在同一平面，或不等长的情况。横突呈扁平状，且形态各异，有腰方肌、腰大肌及腹横筋膜附着。当腰椎损伤或腹肌猛烈收缩时，腰椎横突由于直接受到损伤，或附着于其上的肌肉猛烈收缩，可发生骨折。由于L_3横突最长，是腰椎活动及受力最集中的部位，所附着的肌肉最易发生损伤。慢性损伤可引起横突周围瘢痕粘连、筋膜增厚和肌肉挛缩，这是造成慢性腰痛的原因之一，称为第3腰椎横突综合征。

（2）关节突 位于椎孔的后外方，椎间孔的后方，分为上关节突和下关节突，左右对称。上关节突宽而厚，由椎弓根后上方发出，与上位腰椎的下关节突构成关节。下关节突由椎板外下方伸出，与下位腰椎的上关节突构成关节。上、下关节突构成的关节基本呈矢状位，但由上至下的关节间隙与矢状轴角度逐渐变大，即由矢状位逐渐变为偏向冠状位。

（3）棘突 位于两侧椎板在中线汇合处，向后平伸，呈长方形薄板状，后缘较厚，与椎板相连处称基底部或根部，后方末端称尾部。腰椎的棘突具有杠杆作用，肌肉、韧带附着其上，以增加脊柱的坚固性和稳定性。

（二）腰椎椎管

腰椎椎管前壁为椎体、椎间盘和后纵韧带，后壁为椎弓板及黄韧带，侧壁为椎弓根，后外侧为关节突关节。椎管可分为中央椎管和侧椎管，前者主要是指马尾神经、硬脊膜囊占据的部分，后者为神经根管。

1. 中央椎管　L_1、L_2 的中央椎管呈圆形或卵圆形，L_3、L_4 的多呈三角形，L_5 的多呈三叶形（图 8-44）。在研究椎管结构时，不仅要注意其骨性管壁，也要注意其软组织部分。在 X 线片上，中央椎管的正中矢状径（椎体后缘至棘突基底）约为 17mm（14～20mm）（图 8-45），横径（椎弓根间径）约为 24mm（19～29mm）。男性椎管横径较女性大 1mm 左右。中央椎管矢状径小于 13mm、横径小于 18mm 为腰椎管狭窄。正常的椎管，硬脊膜周围有一定空间允许神经根活动。在椎管狭窄时，硬脊膜及其马尾被紧紧包裹，一旦腰椎从屈曲位至伸展位运动时即受到影响。站立及行走时，腰椎前凸增加，神经根受到牵扯，血供减少，临床上常出现间歇性跛行，行走稍多即疼痛难忍；坐位及蹲位时，腰椎转为轻度后凸，椎管容积稍有增加，血供增加，症状也有所缓解。

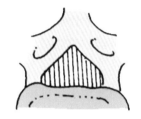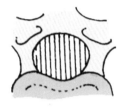

图 8-44　椎管形态

2. 侧椎管　由侧隐窝向外延续椎间孔而成，为腰神经根出入椎管的通道，故又称腰神经通道。此通道可分为两段，即神经根管（从硬膜囊穿出点至椎间管内口）和椎间管。侧椎管内有神经、血管通过，周围空间被疏松结缔组织和脂肪填充，以适应这些结构的相对运动。侧椎管呈上宽下窄的耳状形。其上、下界为椎弓根，前界为椎体和椎间盘的后外侧面，后界为椎间关节的关节囊及黄韧带外侧缘。

3. 神经根管　虽然不长，有以下几个部位比较狭窄，可能卡压神经根。

（1）盘黄间隙　即椎间盘与黄韧带之间的间隙。椎间盘退变时向四周膨出，如同时有黄韧带增厚，向前突出，将使盘黄间隙进一步狭窄。

（2）侧隐窝　为神经根管最狭窄的部分。其前面为椎体后缘，后面为上关节突前面与椎弓板和椎弓根连结处，外面为椎弓根的内面。内侧入口相当于上关节突前缘，向下外续于椎间孔。L_1 椎孔以椭圆形为主，基本上无侧隐窝。L_2、L_3 椎间孔以三角形为主，侧隐窝也不明显。L_4、L_5 椎间孔以三叶形为主，故侧隐窝较明显。上关节突增生、椎间盘突出和膨隆是造成侧隐窝狭窄的主要原因。

（3）上关节突旁沟　即腰神经向外经上关节突关节面内缘所形成的浅沟。上关节突关节面如

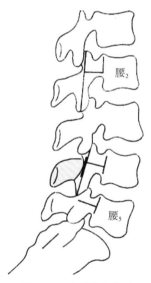

图 8-45　腰椎管矢状径

呈球形增大，并有内聚，可使神经根遭受压迫。

（4）椎弓根下沟　椎间盘明显退变缩窄时，使上一椎体连同椎弓根下降，后者与椎间盘侧方膨出形成一沟，使通过的神经根发生扭曲。

4. 椎间孔　分内、外两口。腰神经根通过椎间管，向外下倾斜，在椎间孔内走行长度比椎间孔横径要长（图8-46）。腰神经根的前、后根汇合处，一般位于椎间孔水平。

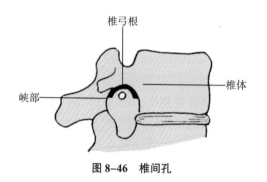

图8-46　椎间孔

（三）腰椎的连结

1. 椎间盘由软骨终板、纤维环和髓核三部分构成。

（1）软骨终板　在椎体上下面各有一个，厚约1mm，中心区更薄，呈半透明状，位于椎体骺环内。由于终板内无血供及神经组织，故损伤后不能自行修复，也无痛感。软骨终板能承受压力，保护椎体，可将水分及营养物质通过微孔渗透至椎间盘。

（2）纤维环　分外、内两层。外层由胶原纤维组成，内层由纤维软骨带组成。纤维环前部由前纵韧带加强，后部较薄。在纤维环的前部，外、内层纤维各自平行斜向两椎体，纤维相互交叉重叠。纤维环的后部纤维则以更复杂的分层方式排列。整个纤维环为同心环状多层结构，外层纤维比较垂直，越近中心纤维越倾斜，接近软骨终板时几乎呈平行纤维。纤维环的相邻纤维层的交叉排列，可能与髓核对其所受内部压力有关，也可能与来自椎体的压力和脊柱的运动有关。

（3）髓核　位于椎间盘内，两软骨板与纤维环之间，呈胶冻状，主要由水分和胶原物质构成，水分占75%～90%。髓核在承受外力时，将力均匀地传递到周围的纤维环，避免椎间盘的某一部位因过度承载而发生损伤，具有平衡应力的作用。髓核具有吸收和传递外力的作用，在突然受到外力时，通过改变形态将应力传递到纤维环的各部分，再经过纤维环的张应力将其分散。髓核的营养由软骨终板渗透获得。

2. 韧带连结

（1）前纵韧带　是椎体前面延伸的一束坚固的纤维束，宽而坚韧，上自枕骨底部及寰椎前结节，向下到骶骨的椎体。其纵行的纤维牢固地附着于椎体和椎间盘，有防止脊柱过度后伸和椎间盘向前脱出的作用。

（2）后纵韧带　在椎体的后方，窄而坚韧，起自枢椎，向下延伸到骶骨。后纵韧带与椎间盘纤维环及椎体上下缘紧密连结，与椎体结合较为疏松，有限制脊柱过度前屈的作用。

（3）棘上韧带　是连结胸椎、腰椎、骶椎各棘突之间的纵行韧带，有限制脊柱前屈的作用。

（4）棘间韧带　是连结相邻棘突间的薄层纤维，附着于棘突根部到棘突尖，向前与黄韧带、向后与棘上韧带相移行。

（5）黄韧带　连于相邻椎板之间，厚而坚实。其上方附于上一椎板前面，向外至下关节突而构成关节突关节囊的一部分，再向外附于横突的根部；下方附于下位椎板上缘背侧，向外侧延伸到此节椎体上关节突的前上侧，参与关节囊的组成。黄韧带的外侧游离，构成椎间孔的后界。一般认为，黄韧带厚度超过 5mm 为增厚。黄韧带具有限制脊柱过屈的作用。

二、腰部软组织

腰部皮肤厚，深筋膜和肌肉发达。脊柱腰段前部和侧方毗邻大血管和腰丛。在临床手术中了解这些结构非常重要。

（一）筋膜和肌层

1. 皮肤和浅筋膜　腰部有丰富的毛囊和皮脂腺。浅筋膜致密而厚，含有较多脂肪，有许多结缔组织纤维束与深筋膜相连。神经支配来自腰神经后支的分支，各支在棘突两侧浅出，上部分支几乎呈水平位向外侧行，下部分支斜向外下，分布至腰区皮肤。动脉来自腰动脉的分支，各动脉均有伴行静脉。

2. 深筋膜

（1）浅层　较薄弱，位于背阔肌表面。

（2）深层　称胸腰筋膜，在腰区较厚，分为浅、中、深三层，包裹竖脊肌和腰方肌。浅层分为前、后两层。后层覆于竖脊肌后面，向下附着于髂嵴后部和骶骨背面，内侧附着于腰、骶椎棘突和棘上韧带。中层位于第 12 肋与髂嵴之间，分隔竖脊肌和腰方肌，浅、中层筋膜在竖脊肌外侧缘愈合，构成竖脊肌鞘。深层覆盖在腰方肌前面。三层筋膜于腰方肌外侧缘汇合，成为腹内斜肌和腹横肌的起点。胸腰筋膜在腰部剧烈运动中常可扭伤，为腰背劳损病因之一（图 8-47）。

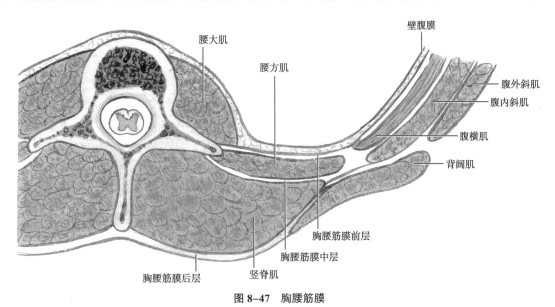

图 8-47　胸腰筋膜

3. 肌层　腰部肌按位置可分为浅、深两层，按对脊柱的作用可分为伸肌、屈肌、侧屈肌和旋肌。

（1）浅层肌

1）背阔肌　为全身最大的阔肌，位于胸背区后侧和腰区浅层。背阔肌起自下部胸椎棘突和全部腰椎棘突、骶正中嵴及髂嵴后部等，止于肱骨小结节嵴。作用为使肩关节后伸、内收、内旋，由胸背神经支配。

2）下后锯肌　部分肌束起自 L_1、L_2 棘突，止于第 9 ～ 12 肋外面。其作用为下降肋骨，以助呼气，由肋间神经支配。

（2）深层肌

1）横突间肌群　包括横突棘肌和横突间肌。

横突棘肌位于横突和棘突间椎板后面的凹中，肌纤维起于横突，向内上斜行止于棘突。根据肌纤维长短和止点远近分为三组：纤维向上跨 1 ～ 2 个椎板止于棘突者，称回旋肌，包括短旋肌及长旋肌；跨 2 ～ 4 个椎板止于棘突者称多裂肌；跨 4 ～ 6 个椎板止于棘突者称半棘肌。作用为使脊柱旋转及后伸。

横突间肌起于下位椎骨横突，止于上位椎骨横突，分为外、内两肌束。外侧肌束较大，起于两横突间；内侧肌束较小，起于横突基部的副突，向下止于下位椎骨的乳突。脊神经后支从两肌束间穿过，分支支配内侧肌束，外侧肌束由脊神经前支支配。作用为使脊柱向同侧屈，双侧收缩可使脊柱固定。

2）棘突间肌群　位于棘间韧带两侧相邻棘突间，起于下位椎骨棘突，止于上位椎骨棘突。作用为固定相邻棘突并使脊柱后伸，由腰神经后支支配。

3）腰方肌　位于脊柱两旁，略呈长方形，下端较宽。起于髂腰韧带及髂嵴内缘后部，向上内斜行止于第 12 肋内半的下缘，部分纤维止于第 1 ～ 4 腰椎横突。在腰方肌与腰大肌之间有肋下神经、髂腹下神经和髂腹股沟神经自内斜向外下穿过。一侧收缩可使躯干向同侧侧屈，两侧收缩可稳定躯干。

4）腰大肌　位于腰椎侧面，以肌纤维起于 T_{12} 下缘到 L_5 上缘的相邻椎体及椎间盘纤维环，跨越椎体中部的膜状弓及 $L_{1 \sim 5}$ 横突前下缘，肌纤维内外聚合，跨髂嵴及骶髂关节之前，在髂凹处与髂肌汇合，形成髂腰肌。腰大肌主要由第 2 ～ 4 腰神经支配，也可有第 1 或第 5 腰神经纤维参与。腰大肌可使脊柱前屈。

5）竖脊肌　位于脊柱两侧、斜方肌和背阔肌深面。起于骶骨背面、腰椎棘突、髂嵴后部和胸腰筋膜，肌束上行分为髂肋肌、最长肌和棘肌，沿途分别止于肋骨、椎骨和颞骨乳突。作用为一侧肌收缩时脊柱向同侧屈，两侧收缩时脊柱后伸和仰头。竖脊肌受颈、胸、腰神经后支支配。

（二）血管和神经

1. 血管　腰部血管主要包括腹主动脉和下腔静脉、乳糜池。

（1）腹主动脉和下腔静脉　腹主动脉为胸主动脉的延续。在 T_{12} 下缘前方偏左，经膈的主动脉裂孔进入腹膜后隙，沿脊柱的左前方下行，至 L_4 下缘水平分为左、右髂总动脉。腹主动脉全长 14 ～ 15cm，周径约 3cm。腹主动脉的前面为膈肌、十二指肠升部及小肠系膜根等，后面为 $L_{1 \sim 4}$ 及椎间盘，右侧为下腔静脉，左侧为左交感干腰部。腹主动脉周围还有腰淋巴结、腹腔淋巴结和神经丛等。腹主动脉按供血区域分为脏支和壁支，在此仅叙述与脊柱密切相关的壁支。壁支包括膈下动脉、腰动脉和骶正中动脉。

（2）乳糜池　为胸导管的起始膨大处，常位于 L_1 前方，由左、右腰干和肠干汇成。

2. 神经　腰部神经主要包括腰丛、腰部交感神经、腰神经后支。

（1）腰丛　位于腰大肌深面，由第 12 胸神经前支的一部分、第 1 ～ 3 腰神经前支和第 4 腰神经前支的一部分组成。腰丛除发出肌支支配髂腰肌和腰方肌外，还发出以下分支分布于腹股沟区及大腿的前部和内侧部。

1）髂腹下神经 出腰大肌外缘，经肾后面和腰方肌前面行向外下，在髂嵴后份上方进入腹内斜肌和腹横肌之间，继续向前由深面穿腹横肌，渐行浅出至腹内、外斜肌间，最后在腹股沟管浅环上方穿腹外斜肌筋膜至皮下，其皮支分布于臀外侧区、腹股沟区及下腹部的皮肤，肌支支配腹壁肌。

2）腹股沟神经 在腹下神经的下方出腰大肌外侧缘，斜行跨过腰方肌和髂肌上部，在髂嵴前端附近穿腹横肌浅出，续行于腹横肌与腹内斜肌之间，前行入腹股沟浅管，与精索伴行，从腹股沟管浅环穿出。其肌支沿途分布于附近的腹壁肌，皮支分布于腹股沟部、阴囊或大阴唇皮肤。

3）股外侧皮神经 自腰大肌外缘走出，向前外侧走行，横过髂肌表面至髂前上棘内侧，继而在腹股沟韧带深面越过该韧带，离开髂窝进入股部。在髂前上棘下方 5 ～ 6cm 处，该神经穿出深筋膜，分布于大腿外侧部的皮肤。

4）股神经 是腰丛中最大的神经。自腰大肌外侧缘发出后，在腰大肌与髂肌之间下行到达腹股沟区，随后在腹股沟中点稍外侧，经腹股沟韧带深面、股动脉外侧到达股三角，分为肌支与皮支。肌支支配耻骨肌、股四头肌和缝匠肌。皮支有数条，较短的前皮支分布于大腿和膝关节前面的皮肤。长的皮支称隐神经，伴随股动脉入收肌管下行，至膝关节内侧浅出至皮下后，伴随大隐静脉沿小腿内侧面下降达足内侧缘。沿途分布于髌下、小腿内侧面和足内侧缘的皮肤。

5）闭孔神经 自腰丛发出后从腰大肌内侧缘穿出，贴骨盆侧壁前行，与闭孔血管伴行穿闭膜管出盆腔，随后分为前、后两支，分别在短收肌的前、后方浅出至大腿内侧区。闭孔神经发出的肌支主要支配闭孔外肌、长收肌、短收肌、大收肌和股薄肌，偶尔发出分支至耻骨肌；其皮支主要分布于大腿内侧部皮肤。

6）生殖股神经 自腰大肌前面穿出后，在该肌的前面下行，越过输尿管的后方行至腹股沟区，在腹股沟韧带上方分为生殖支和股支。生殖支于腹股沟管深环处进入该管，随管内结构分布于提睾肌和阴囊（随子宫圆韧带分布于大阴唇）。股支穿过股鞘和阔筋膜，分布于股三角区的皮肤。

（2）腰部交感神经 约有 4 对腰交感神经节，位于椎体前外侧与腰大肌内侧缘之间。其分支有灰交通支、腰内脏神经。

（3）腰神经后支 腰神经后内侧支配横突棘肌群，后外侧支穿经竖脊肌，支配关节突以外的组织。

第九章

神经系统

第一节 神经系统概述

神经系统由脑、脊髓及其周围神经组成。神经系统是人体各系统中结构和功能最复杂的,其主导机体的一切活动,协调各个系统的功能活动,使机体成为一个有机整体,保证生命活动的正常进行。

一、神经系统的区分

神经系统是一个不可分割的整体。按照位置和功能,可以将其分为中枢神经系统和周围神经系统。中枢神经系统包括脑和脊髓,分别位于颅腔和椎管内,在神经系统的调节功能中起主导作用。周围神经系统包括脑神经(12 对,与脑相连)和脊神经(31 对,与脊髓相连)。周围神经按其功能不同又分为感觉神经和运动神经。感觉神经又称传入神经,将神经冲动从感受器传入中枢。运动神经又称传出神经,将神经冲动从中枢传出至效应器。

按照分布不同,可以将周围神经系统分为躯体神经系统和内脏神经系统。躯体神经系统主要分布于皮肤和运动系统,又可细分为躯体感觉神经和躯体运动神经。内脏神经系统主要分布在内脏、心血管和腺体,又可根据功能不同分为交感神经和副交感神经。

二、神经组织

神经系统主要由神经组织构成,神经组织主要由神经细胞(图 9-1)和神经胶质两部分组成。

(一)神经细胞

神经细胞又称神经元,是神经系统结构和功能的基本单位,具有感受刺激和传导神经冲动的作用。成熟的神经元不再分裂,所以神经的损伤往往是不可逆的。

1. 神经元的结构 虽然每个神经元的形态与大小各异,但都可分为胞体和突起两部分。

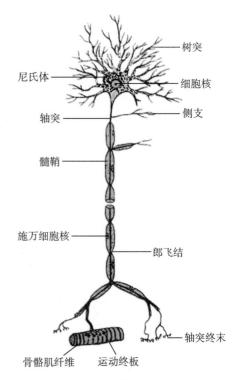

图 9-1 神经细胞

（1）胞体　即神经元的代谢中心，由细胞膜、细胞核、细胞质组成。细胞质内的尼氏体和神经元纤维是神经细胞所特有的。胞体形态各异，如椭圆形、圆形、锥形等，大小不一，直径在5～150μm之间。

（2）突起　分为树突和轴突。胞体向外伸出的较短且多的突起，因其形似树枝，称为树突。树突的功能是接受刺激或神经冲动传入胞体。轴突是胞体向外伸出的单一且长的突起，其功能是传出神经冲动至下一神经元或效应器。因此，神经冲动的传导是单向的。

神经元的长突起及包裹在外的髓鞘和神经膜构成神经纤维。神经胶质（中枢神经系统为少突胶质细胞，周围神经系统为施万细胞）构成髓鞘和神经膜。髓鞘具有绝缘作用。有髓鞘和神经膜的神经纤维称有髓纤维，无髓鞘而仅有神经膜的神经纤维称为无髓纤维。神经纤维末端的细小分支称为神经末梢。

2. 神经元的分类　神经元的分类方法有很多种（图 9-2）。

（1）根据神经元突起的数目

1）假单极神经元　胞体只发出一个突起且分成两支，形似"T"，一支进入脑或脊髓，称为中枢突，另一支走向感受器，称为周围突。

2）双极神经元　胞体向两端各发出一个突起，一个为周围突，另一个为中枢突。

3）多极神经元　具有一个轴突和多个树突。中枢内大多数为此种神经元。

（2）根据神经元的功能

1）感觉神经元（传入神经元）　将机体接受刺激引起的神经冲动传入中枢。假单极神经元和双极神经元属于此类。

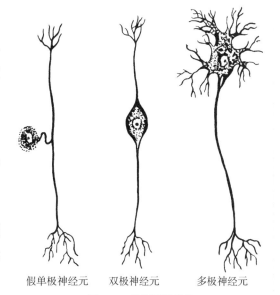

假单极神经元　　双极神经元　　多极神经元

图 9-2　神经元的分类

2）运动神经元（传出神经元）　将中枢发出的神经冲动传至身体各效应器。此神经元为多极神经元。

3）联络神经元（中间神经元）　连接感觉神经元和运动神经元，使神经冲动能够传递。此神经元为多极神经元。

（3）根据神经元分泌神经递质的化学性质　可分为肽能神经元、胆碱能神经元、氨基酸能神经元等。

3. 神经元间的联系　两个神经元之间的信息传递通过突触联系。突触包括突触前膜、突触间隙、突触后膜。神经冲动传至轴突末梢，突触小泡内的神经递质通过突触前膜释放至突触间隙，然后作用于突触后膜发生电位改变，从而产生冲动。

（二）神经胶质

神经胶质又称神经胶质细胞。神经胶质一般较小但数量众多，大量存在于中枢与周围神经系统，不具有传递神经冲动的功能，对神经元进行结构支持、营养、保护等。神经胶质细胞包括星形胶质细胞、少突胶质细胞、小胶质细胞、室管膜细胞、施万细胞等。

三、常用名词术语

1. 灰质　中枢神经系统中，神经元胞体及树突聚集部位颜色灰暗，称灰质。在大脑和小脑表层的灰质部分，分别称为大脑和小脑皮质。

2. 白质　中枢神经系统中，神经元轴突聚集部分颜色亮白，称为白质。在大脑和小脑深部的白质部分，分别称为大脑和小脑白质。

3. 神经核　中枢神经系统内，形态功能相同的胞体聚集成团状，称为神经核。

4. 神经节　周围神经系统内，形态功能相同的胞体聚集成团状，称为神经节。

5. 纤维束　中枢神经系统内，起止、行程和功能相同的神经纤维聚集成束，称为纤维束。

6. 神经　周围神经系统内，神经纤维聚集成大小、粗细不同的条索状纤维束，数条纤维束集合成神经。

7. 网状结构　中枢神经系统中，神经纤维交织成网，灰质核团分散其中。

四、神经系统的发育发生

神经系统起源于胚胎的外胚层，中枢神经系统的脑和脊髓由神经管分化而成，周围神经系统由神经嵴分化而成。

胚胎第 3 周，在脊索的诱导下，神经外胚层增殖、增厚形成神经板，神经板凹陷形成神经沟，神经沟愈合成头尾两开口的神经管。前开口称为前神经孔，后开口称为后神经孔。在胚胎第 25 ～ 27 天开口闭合，完整的神经管形成。神经管前端膨大，逐渐衍化为脑，后端较细，逐渐衍化成脊髓。神经嵴细胞在神经管背中线处起源，在神经管闭合时或稍后开始移行，逐渐分化成脑神经节、脊神经节和自主性神经系统。

第二节　脊神经

一、脊神经根

（一）脊神经根的形态和结构

脊神经根的前、后根分别依次由神经小束（根丝）→神经亚束→神经束组成。脊神经前根也称运动根，后根也称感觉根，与同一脊髓节段相连的前、后根在同一水平面上，同一节段的前、后根之间有恒定的齿状韧带相连。除 C_1 的后根可发育不良甚至缺如外，其余脊神经的后根均比前根粗大。前根主要起自灰质的前角细胞，经前外侧沟离开脊髓，后根经后外侧沟进入脊髓。每一个后根的中远部有一梭形膨大，称脊神经节，骶尾神经的神经节位于椎管内，其余的神经节位于椎孔内。颈、胸段脊神经的前、后根发出后呈水平位向外侧伸展，分别穿过硬膜囊，在硬膜囊的外侧缘处二者融合成脊神经，经相应的椎间孔离开椎管。脊神经根丝离开脊髓后，即横行或斜行于蛛网膜下腔，汇成脊神经前根和后根，穿蛛网膜和硬脊膜，行于硬膜外隙中。脊神经根在硬脊膜囊以内的一段为蛛网膜下隙段，穿出硬脊膜囊的一段为硬膜外段。

（二）脊神经根的纤维成分

脊神经根有四种纤维成分，分别是躯体传出纤维、躯体传入纤维、内脏传出纤维和内脏传入纤维。

1. 躯体传出纤维　起始于脊髓灰质前角运动细胞，经前根入脊神经，分布于横纹肌，支配骨骼肌的运动。

2. 躯体传入纤维　起始于脊神经节的假单极细胞，中枢突经脊神经后根进入脊髓，周围突加入脊神经，传导皮肤、肌肉、关节和韧带的感觉，包括深、浅感觉。

3. 内脏传出纤维　为交感神经节前纤维，起始于胸脊髓节段和上三个腰脊髓节段的侧角交感神经节前神经元胞体，经脊神经前根和白交通支至交感干上相应的交感神经节，在节内交换神经元。发出的节后纤维经灰交通支至脊神经，随脊神经分支分布于相应的血管、淋巴管、腺体及平滑肌。

副交感神经的骶部发出副交感节前纤维，经盆腔内脏神经至盆神经丛，在器官旁或器官内交换神经元，节后纤维分布于盆腔脏器。

4. 内脏传入纤维　来源于脊神经节的假单极细胞，其周围突随脊神经走行，经交感神经干或白交通支分布于内脏、腺体、脉管及平滑肌等。中枢突自脊神经后根进入脊髓，可与躯体或内脏传出神经纤维形成反射弧。

每一脊神经内均存在四种纤维成分，所以当脊神经损伤后，既可以出现躯体感觉及运动障碍，也可以出现内脏感觉及运动障碍，如皮肤干燥、无汗、血管舒缩障碍、肢体怕冷等。这种冷感自骨髓向外冷，且保暖不能缓解症状。

（三）脊神经根与脊髓被膜的关系（图9-3）

脊神经根离开脊髓时被覆以软脊膜。当神经根走出椎管时，被硬脊膜和蛛网膜囊突出的鞘所包被，称脊膜套袖。鞘内的间隙与蛛网膜下隙相通，脊神经根浸泡于脑脊液中。神经根的蛛网膜下隙可在神经根周围向外侧延伸，至脊神经节近端附近，通常是在后根神经节的水平处终止。有时可继续沿神经根延伸，如果此时进行脊柱旁注射，药液就可能由此进入蛛网膜下腔的脑脊液内。

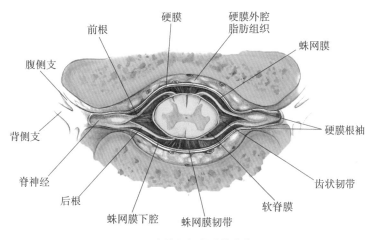

图9-3　脊神经与脊髓被膜关系

（四）脊神经根的排列（图9-4）

脊神经根的粗细与功能相适应，神经根越粗大，自此发出的神经也越粗大。$C_{5\sim8}$ 的神经根附着于脊髓颈膨大，主管上肢的感觉、运动及血管、腺体。腰、骶神经根附着于腰骶膨大，主管下肢的感觉、运动及血管舒张收缩运动。

各脊神经根自上而下排列，颈上部脊神经根以横行向外走行到达相应的硬脊膜出椎间孔，颈中部以下各神经根到达椎间孔时向外下的倾斜度也依次逐渐加大。腰骶神经根几乎呈垂直位下降，在脊髓下端以下形成一大神经束，称为马尾，这些神经根向下斜行抵达相应的硬脊膜囊侧缘穿出椎间孔。神经根在椎管内的长度（从脊髓到椎间孔）于 C_1、T_1、L_1、S_1 和尾椎平面分别为 3mm、29mm、91mm、185mm 和 266mm。

脊神经根在骶髓周围和马尾内的排列是有规律的。

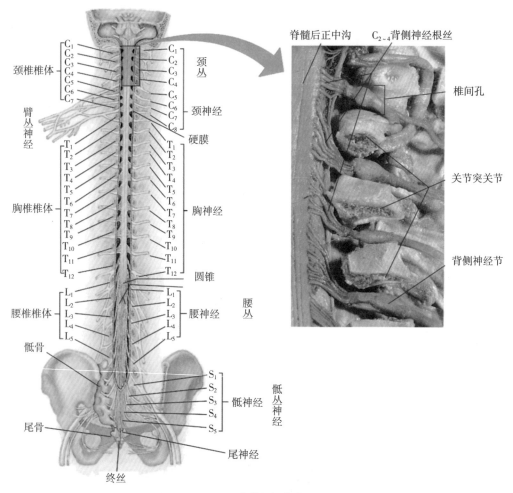

图 9-4　脊神经根的排列

1. 胸腰椎交界处　脊髓逐渐变细，被第 1 ～ 5 腰神经根包绕。腰神经根位于两侧时，腹侧及背侧的其他神经根被分开，并以交错的形式环绕脊髓的远端，有 10% ～ 15% 的脊髓背侧没有神经根覆盖。

2. 第 1、2 腰椎间盘水平　脊髓于 L_1、L_2 椎间盘终止，并延续为终丝。脊髓终末部被第 2 腰神经根至第 5 骶神经根包绕。骶神经的前支和后支也在这个水平分出，第 4、5 腰神经的运动和感觉根也在此汇合。

3. 第 2、3 腰椎间盘水平　在此平面，第 1 骶神经的前、后根汇合，它邻近于第 3 ～ 5 腰神经根。所有神经呈旋转状斜形排列成层。在每个神经根层内，运动束位于感觉束的腹侧及内侧。在此平面，低位骶神经位于马尾神经的后部。

4. 第 3、4 腰椎间盘水平　在此平面，第 3 腰神经根已从鞘内发出，第 4 腰神经根至第 5 骶神经根在椎管内，呈斜形排列成层。运动束在神经根的前内侧。

5. 第 4、5 腰椎间盘水平　在此平面，硬脊膜内有第 5 腰神经根至第 5 骶神经根，第 5 腰神经根在穿出硬膜囊前，位于低位骶神经根及马尾的前外侧。

6. 第 5 腰椎至第 1 骶椎椎间盘水平　在腰骶椎移行处，第 1 骶神经根位于椎管的前外侧，余下的低位骶神经根则分散沿硬膜囊后方排列成半月形。

（五）脊神经根与椎间孔的关系（图 9-5）

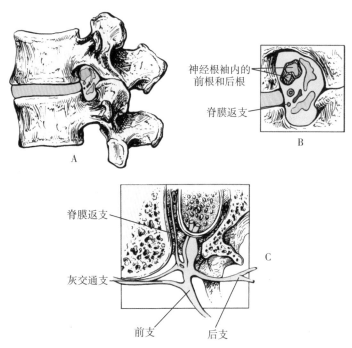

神经根袖内的
前根和后根

脊膜返支

脊膜返支

灰交通支

前支　　后支

图 9-5　脊神经根与椎间孔的关系

脊神经根穿经椎间孔时，有韧带样结构连接于神经根外膜和椎间孔侧壁的黄韧带上，此韧带样结构称为 Hoffman 韧带。分布于神经根四周的这些韧带，呈放射状将神经根固定在椎间孔四壁上。该韧带的主要作用为固定和支持神经根，从而使脊神经根和脊髓在特定位置上。脊神经根的硬膜外段较短，借硬脊膜鞘紧密连接于椎间孔周围，以固定硬脊膜囊和保护鞘内的神经根不受牵拉。

脊神经根和椎间孔的关系与年龄及孔的节段有关。胚胎时，脊神经根呈水平位，在儿童期斜行向下，随年龄增长斜度增大，颈脊神经根几乎呈水平位向外走行，而腰骶神经根须在椎管内走行一段距离后，才能从相应椎间孔穿出。下腰部的椎间孔比上腰部小，但神经根相对较粗，L_4 与 L_5 尤为明显。故在 L_4、L_5 椎间孔、L_5 与 S_1 椎间孔发生狭窄时，压迫第 4、5 腰神经的概率大。

在不同的椎间孔水平，脊神经根在椎间孔的位置不同。颈神经根走行在横突前、后结节之间的神经沟内，所以神经根对应于椎间孔下部；胸神经根则与椎间孔中部相对应；腰神经根位于椎间孔上半部分。椎间孔韧带将椎间孔分为上、下两部分，该韧带起于椎间盘后缘，止于黄韧带，起到固定神经的作用。在病理情况下，椎间孔韧带会压迫神经根，尤其当极外侧腰椎间盘突出时，其临床表现特别明显。

当脊柱屈伸运动时，神经根也随之运动而出现移位。椎间盘突出时，为了减轻受压脊神经根的刺激，患者常常处于强迫的脊柱侧弯体位。此时，脊柱侧弯的方向，取决于椎间盘突出的部位与受压脊神经根的关系。当椎间盘突出从内侧压迫脊神经根时，脊柱将弯向患侧；当椎间盘突出从外侧压迫脊神经根时，脊柱将弯向健侧。有时，椎间盘突出患者会出现左右交替性脊柱侧弯现象，其原因可能是突出椎间盘组织的顶点正巧压迫脊神经根。对于这样的患者，无论脊柱侧弯弯向何方，均可暂时缓解突出椎间盘对脊神经根的压迫。

（六）脊神经根的血供（图 9-6）

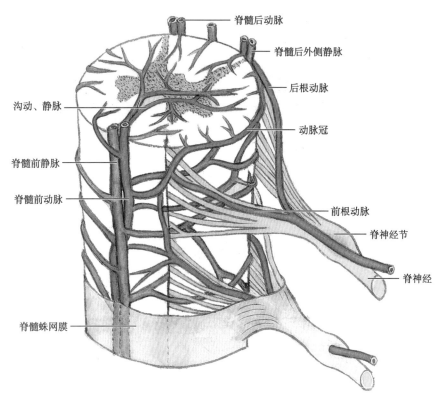

图 9-6　脊神经根和脊髓的血供

　　脊神经根有丰富的血供，其来源主要为节段性动脉发出的根动脉。颈段节段动脉来源于椎动脉和颈升动脉，胸段来源于肋间动脉，腰段来源于腰动脉，骶、尾段来源于骶外侧动脉，有的可见到多个节段动脉共干现象。节段性动脉向椎间孔走行发出脊神经根动脉，该动脉穿入硬脊膜鞘，供应脊神经根、脊神经节及脊髓。

　　前根动脉沿脊神经前根至脊髓，发出分支与脊髓前动脉吻合，并分出升、降支与相邻的前根动脉相连。前根动脉主要供应下颈节以下脊髓的腹侧 2/3 区域，较多出现在下颈节、上胸节、下胸节和上腰节，其中有两支较粗大：一支出现在颈 5～8 和胸 1～6 节，称颈膨大动脉，供应颈5～胸6节的脊髓；另一支出现在胸 8～12 和腰 1 节，以胸 11 节为多见，称腰骶膨大动脉，主要营养胸 7 节以下的脊髓。在暴露肾动脉以上的降主动脉或行肋间后动脉起始部的手术时，应注意保护这些血管，以免影响脊髓的血供。在行主动脉造影时，如造影剂进入腰骶大动脉，可能阻断该部脊髓的血液循环，有导致截瘫的可能。除根动脉外，脊髓动脉冠还发出动脉支沿神经根向远端走行，并与根动脉形成吻合，在脊神经根内形成细小血管网。后根动脉沿脊神经后根至脊髓，与脊髓后动脉吻合，分支营养脊髓侧索的后部。脊髓表面有连接脊髓前、后动脉，前、后根动脉和两条脊髓后动脉的环状动脉血管，称动脉冠，可发出分支营养脊髓的周边部。营养脊髓的动脉吻合，在胸 4 和腰 1 节常缺乏，故此二段脊髓为乏血区，易发生血液循环障碍。

由于血供丰富，正常情况下，神经根不会发生缺血。但当神经根肿胀时，神经根内压增高可影响其血供，引起神经根缺血。

脊神经根动脉襻以螺旋状走行，以代偿脊柱在运动时神经及血管被动牵拉延长以免受损伤。较大的静脉通常以螺旋状位于神经根的深部。在所有神经根内存在大量的动、静脉吻合支，使神经根内血流动力学发生变化，维持相对平衡。

（七）脊神经后根交通支

相邻两脊神经后根的交通支，颈部最多，腰骶部次之，胸部最少，其连接可分为三型。

Ⅰ型：从上一脊髓节段最下一条后根的干开始，连到下一脊髓节段最上一条后根的干上，斜向外下方或内下方。

Ⅱ型：从上一脊髓节段最下一条后根的干开始，斜向外下方，与下一脊髓节段的后根并行穿出椎间孔，或与之相反，从下一脊髓节段最上一条后根的干开始，斜向外上方，与上一脊髓节段的后根并行穿出椎间孔。

Ⅲ型：交通支的上下端与相邻脊髓节段的后根并行穿出椎间孔。

二、脊神经节

（一）脊神经节的形态与位置

脊神经节位于神经后根上，呈梭形或纺锤形，长 4 ～ 6mm，其大小与所在脊神经后根的粗细成正比。脊神经节一般位于椎间孔内，在后根硬膜鞘外，第 1 ～ 2 颈神经节位于相应颈椎椎弓的上面，骶尾神经的神经节位于椎管内。胸段及上腰段脊神经节位于椎间孔内，下腰段脊神经节大部分位于椎间孔内或侧隐窝内。

脊神经节内以假单极细胞最多，还含有神经纤维。假单极细胞在胚胎早期原为双极细胞，在发育过程中演变为假单极细胞。假单极细胞有一个胞突，在离胞体不远处分为两支，呈"T"形，即中枢突与周围突。中枢突较细，穿硬脊膜后，由单干分裂为一列根丝，这些根丝呈扇状散开，纵行排列于脊髓后外侧沟内，先组成内外两股，然后入脊髓内。周围突较粗，分布至周围感受器。当脊神经节出现病变或受到压迫时，会出现感觉障碍。由于脊神经节所传导的感觉包括温痛触觉、运动觉及振动觉等多种感觉，所以感觉障碍多种多样，但临床上以麻木和疼痛为主。

脊神经节的神经元起自神经嵴，故可以将脊神经节认为是脊髓内一级细胞移位所形成的。在发育过程中，一般腰、骶脊神经节由下至上逐渐向外侧移动，但抵达椎间孔外侧即停止向外迁移，所以第 1、2 腰神经节一般位于椎间孔外，第 3、4 腰神经节位于椎间孔内，第 5 腰神经节、第 1 骶神经节多数位于侧隐窝内，但少数位于椎管内，称为异位神经节。

异位神经节的长度及粗细均比正常者大，多位于椎管内，这种异常膨大的神经节使椎管或侧隐窝变得相对狭小。在年轻人可不出现症状，但中老年以后当黄韧带肥厚、椎间盘突出或关节突关节增生时，脊神经节即可受到压迫，产生类似于腰椎间盘突出的症状（图 9-7）。异常膨大的神经节位于侧隐窝，与椎间盘相邻，即使轻度的椎间盘突出也可能产生较严重的症状。CT 影像有时难以区别异常神经节和椎间盘组织，此时应以测量 CT 值作为鉴别方法。椎间盘组织与脊神经节的密度不同，正常情况下，椎间盘组织 CT 值为 40 ～ 50Hu，脊神经节 CT 值为 10 ～ 12Hu。

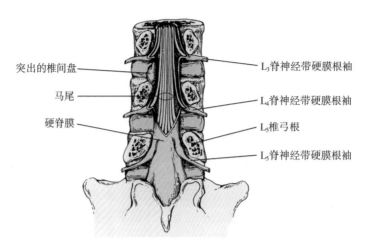

图 9-7　腰椎脊神经根走行及椎间盘突出的关系

突出的椎间盘

马尾

硬脊膜

L₃脊神经带硬膜根袖

L₄脊神经带硬膜根袖

L₅椎弓根

L₅脊神经带硬膜根袖

（二）脊神经节的血供

由于脊神经节内含有大量神经胞体，所以需氧量较周围神经大，相应的其血供更为丰富。脊神经节内神经元胞体被卫星细胞环绕，毛细血管位于卫星细胞周围。这些卫星细胞可能构成了血神经屏障，但与周围神经相比则较为薄弱。脊神经节内几乎每个神经元周围都有丰富的血管网，神经元的功能活动对血液的依赖程度较大，因此缺血时易造成神经元功能障碍。毛细血管网多位于神经元集中的脊神经节浅层，并且脊神经节的组织较致密，对压迫的缓冲作用较弱，所以受到压迫后易引起缺血。另一方面，由于脊神经节处于椎间孔这一骨性腔隙中，其内尚有脂肪、血管、骨膜、韧带等结构，这些结构因损伤、退变等因素导致炎症均可能波及神经节，引起脊神经节功能障碍。综上所述，脊神经节是血供丰富的组织，同时又是对缺血敏感的神经组织。

（三）脊神经的分支（图 9-8）

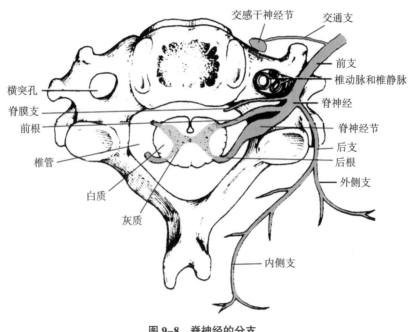

交感干神经节

交通支

前支

椎动脉和椎静脉

脊神经

脊神经节

后支

后根

外侧支

横突孔

脊膜支

前根

椎管

白质

灰质

内侧支

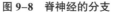

图 9-8　脊神经的分支

脊神经向远端走行，在出椎间孔处分为前支、后支和脊膜支。前支与后支均含有运动和感觉纤维，属于混合神经。前支支配躯体侧面、前面及肌肉和皮肤，后支支配躯体背侧肌肉和皮肤。

1. 脊神经前支　除第 1、2 脊神经前支较细小外，其余节段均粗大。前支发出后，除第 2～11胸神经前支和第 1、12 胸神经部分前支外，其他各前支均相互分离、结合，形成五个神经丛，分别是颈丛、臂丛、腰丛、骶丛和尾丛，然后各神经丛再发出分支分布于相应组织。胸神经前支均单独形成肋间神经和肋下神经。

脊神经前支起始部与交感干神经节之间借交通支相连（图 9-9）。白交通支由 $T_1 \sim L_2$ 前支发出，至相应交感干神经节，属节前纤维，主要由细小的有髓纤维组成。灰交通支自交感干神经节发出，至相应脊神经前支，再随其分支，分布于血管、淋巴管及立毛肌，属节后纤维，主要由无髓纤维组成。灰交通支与脊神经相连位置一般在白交通支连接的内侧，颈神经、下部腰神经及骶神经内只有灰交通支，而无白交通支。

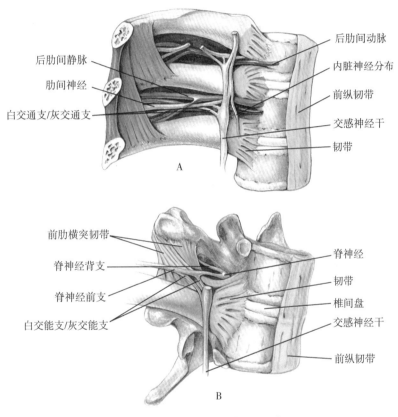

图 9-9　脊神经与交感神经交通支

2. 脊神经后支　除第 1、2 颈神经后支较为粗大外，其余均较细小。后支分出后向后绕过关节突，经相邻两横突之间进入脊柱后外侧，骶神经后支则穿经骶后孔。脊神经后支分为内侧支和外侧支，内侧支沿棘突旁走行，外侧支则向外侧斜行穿越竖脊肌等后外侧肌群，分布于附近的关节、肌肉和背部皮肤。

3. 脊膜支　脊膜支也称窦椎神经或 Luschka 神经，在脊神经分为前支和后支之前分出，返回椎管。在椎管内，脊膜支分为较大的升支和较小的降支。相邻的升、降支相互吻合，形成脊膜前丛和脊髓后丛，遍布脊柱全长，直至颅内。脊膜支有时缺如，由前根分出的脊膜纤维代替。脊膜支含有丰富的感觉纤维和交感神经纤维。

当脊神经前根病变或损伤时，只出现运动障碍或相应的肌肉无力甚至萎缩，后根病变或受累时，只出现相应部位的感觉障碍。椎管内病变，主要是硬膜外侧的肿瘤，如神经鞘瘤，若累及前根或后根，会出现相应的运动或感觉障碍。在多数情况下，硬膜外肿物可能既压迫脊髓，又压迫前根和后根，所以既有脊髓压迫症，又有神经根疼痛，如肋间神经痛和运动障碍。在胸部出现单纯肋间肌瘫痪，临床表现不明显，所以常被忽略。

当颈椎间盘突出或腰椎间盘突出时，脊神经受到压迫，会出现相应的感觉和运动障碍。单一的脊神经根受累，其症状在同侧；两侧神经根或多个神经根受累而出现症状时，应注意有无脊髓病变或多处神经根受压。由于病变所累及的神经根部位不同，所产生的症状也不相同，可以根据其临床特点推测神经根受累部位，选择适当的检查方法以明确诊断。

在脊神经（神经根）受累时，其前支和后支所支配的肌肉和皮肤均可出现症状。如腰椎间盘突出症时，腰痛和相应部位深压痛和叩击痛就与其后支有关，而坐骨神经痛则是前支受累的表现。

单纯脊神经后支受累或病变时，只出现单纯后支症状。临床上常表现为后支周围神经卡压征，如枕大神经痛、臀上皮神经卡压征和臀中皮神经卡压征。由于前支不受累，所以多不出现相应症状。脊神经前支受累也是如此，多为其组成的神经丛和神经支受压或损伤出现的临床表现，如股神经卡压征、腰丛神经损伤等。

第三节　内脏神经

内脏神经系统是整个神经系统的重要组成部分，按照分布部位的不同可分为中枢部及周围部。中枢部位于脑和脊髓中，周围部分布于内脏、心血管、平滑肌和腺体，称为内脏神经。内脏神经包括内脏运动神经和内脏感觉神经。

一、内脏运动神经

内脏运动神经系统是外周神经系统的一部分，受大脑皮质和皮质下各级中枢的管理和调节。该系统是一个控制系统，可控制和调节人体的重要生命活动（呼吸、循环、消化、体温调节、代谢等）。内脏神经不受人的意志控制和支配，是不随意的，故又称为自主神经系统；又由于它主要控制与调节动、植物共有的代谢活动，并不支配动物所特有的骨骼肌的运动，故称其为植物神经系统。

内脏运动神经系统由交感神经和副交感神经两部分组成，共同调节机体各器官、血管、平滑肌和腺体的活动。交感神经系统是一个"快速反应动员"系统，而副交感神经系统更像是缓慢激活的抑制系统。两个系统是相互拮抗的，即一个系统被激活，则另一个系统被抑制。例如，交感神经使心搏加速、胃肠运动变慢，副交感神经使心搏变慢、胃肠运动加强，但这种拮抗作用是相辅相成的。

（一）交感神经

中枢部：交感神经的低级中枢位于胸脊髓至腰脊髓第 3 节（$T_1 \sim L_3$）灰质侧柱的中间带外侧核。交感神经节前纤维即起自此核的细胞，因此交感部也叫胸腰部。它经脊神经前根和白交通支到达交感神经节。

周围部：交感神经的周围部包括交感干、交感神经节，以及由节发出的分支和交感神经丛等。

1. 交感神经节　为交感神经节后神经元胞体所在处。按其所在位置不同，分为椎旁神经节和椎前神经节。

（1）椎旁神经节　即交感干神经节，位于脊柱两旁，借节间支连成左右两条交感干。交感干分颈、胸、腰、骶、尾五部，上至颅底，下至尾骨，于尾骨的前面两干合并。各部交感神经节的数目大多与该部椎骨的数目近似，每一侧交感干神经节的总数为 19～24 个，其中颈部 3 个、胸部 10 个、腰部 4 个，骶部 3 个和尾部 1 个。椎旁神经节由多极神经元组成，大小不等，部分交感神经节后纤维即起自这些细胞。

（2）椎前神经节　呈不规则的节状团块，位于脊柱前方，腹主动脉脏支的根部，包括腹腔神经节、肠系膜上神经节及肠系膜下神经节等。

（3）交通支　每一个椎旁神经节与相应的脊神经之间由交通支相连。交通支根据纤维性质的不同，分白交通支和灰交通支。白交通支主要由具有髓鞘的节前纤维组成，呈白色，故称白交通支。交感神经的节前神经元的细胞体仅存在于脊髓胸 1～腰 3 节段的脊髓侧角，白交通支也只存在于胸 1～腰 3 各脊神经的前支与相应的椎旁神经节之间。灰交通支连于交感干与 31 对脊神经前支之间，由椎旁神经节细胞发出的节后纤维组成，多为无髓鞘，颜色灰暗，故称灰交通支。

2. 交感神经节前纤维的行程　节前纤维经白交通支进入交感干后，一般有三种去向（图 9-10）。

（1）终止于相应的椎旁神经节，并交换神经元。

（2）在交感干内上升或下降，然后终止在上方或下方的椎旁神经节交换神经元。一般认为来自脊髓上胸段（胸 1～6）中间带外侧核的节前纤维，在交感干内上升至颈部，在颈部椎旁神经节交换神经元；中胸段者（胸 6～10）在交感干内上升或下降，至其他胸部椎旁神经节交换神经元；下胸段和腰段者（胸 11～腰 3）在交感干内下降，在腰骶部椎前节交换神经元。

（3）穿椎旁神经节走出，至椎前节交换神经元。

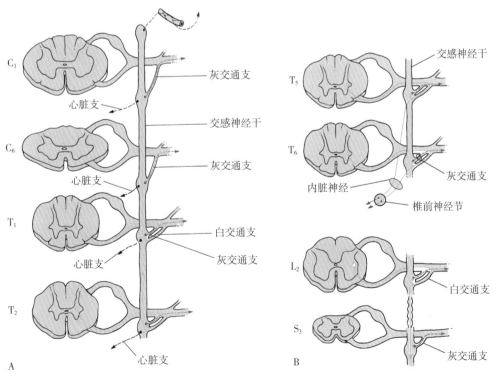

图 9-10　交感神经的行程

3. 交感神经节后纤维的行程 也有三种去向。

（1）发自交感干神经节的节后纤维经灰交通支返回脊神经，随脊神经分布至头颈部、躯干和四肢的血管、汗腺和立毛肌等。31 对脊神经与交感干之间都有灰交通支联系，其分支一般都含有交感神经节后纤维。

（2）攀附动脉走行，在动脉外膜形成相应的神经丛，并根据所攀附的动脉来命名（如颈内、外动脉丛，腹腔丛、肠系膜上丛等），随动脉分布到所支配的器官。

（3）由交感神经节直接分布到所支配的脏器。

4. 交感神经的分布 按颈、胸、腰、盆部，将交感神经在人体的分布概述如下。

（1）颈部 颈交感干位于颈血管鞘后方，颈椎横突的前方。一般每侧有三个椎旁节，分别称颈上、中、下神经节。

1）颈上神经节 最大，呈梭形，位于第 2、3 颈椎横突前方，颈内动脉后方。

2）颈中神经节 最小，有时缺如，位于第 6 颈椎横突处。

3）颈下神经节 位于第 7 颈椎处，在椎动脉的起始部后方，常与第 1 胸神经节合并成颈胸神经节或星状神经节。

颈交感干神经节发出的节后神经纤维的分布可概括如下：①经灰交通支连于 8 对颈神经，并随颈神经分支分布至头颈和上肢的血管、汗腺、立毛肌等。②由神经节发出分支至邻近的动脉，形成颈内动脉丛、颈外动脉丛、锁骨下动脉丛和椎动脉丛等，伴随动脉的分支至头颈部的腺体（泪腺、唾液腺、口腔和鼻腔黏膜内腺体、甲状腺等）、立毛肌、血管、瞳孔开大肌。③神经节发出的咽支，直接进入咽壁，与迷走神经、吞咽神经的咽支共同组成咽丛。④3 对颈交感神经节分别发出心上、心中和心下神经，下行进入胸腔，加入心丛。

（2）胸部 胸交感干位于肋骨小头的前方，每侧有 10～12 对（以 11 对最为多见）胸交感神经节。胸交感干发出下列分支。

1）经灰交通支连接 12 对胸神经，并随其分布于胸腹壁的血管、汗腺、立毛肌等。

2）从上 5 对胸交感干神经节发出许多分支，参加胸主动脉丛、食管丛、肺丛及心丛等。

3）内脏大神经，起自第 5 或第 6～9 胸交感干神经节，由穿过这些神经节的节前纤维组成，向前下方走行中合成一干，并沿椎体前面倾斜下降，穿过膈脚，主要终于腹腔神经节。

4）内脏小神经，起自第 10～12 胸交感干神经节，也由节前纤维组成，下行穿过膈脚，主要终于主动脉肾节。由腹腔节、主动脉肾节等发出的节后纤维，分布至肝、脾、肾等实质性脏器和结肠左曲以上的消化管。

（3）腰部 腰交感干位于腰椎体前外侧与腰大肌内侧缘之间，约有 4 对腰神经节，其分支如下。

1）灰交通支连接 5 对腰神经，并随腰神经分布。

2）腰内脏神经，由穿经腰神经节的节前纤维组成，终于腹主动脉丛和肠系膜下丛内的椎前神经节，并换神经元，节后纤维分布至结肠左曲以下的消化管及盆腔脏器，并有纤维伴随血管分布至下肢。当下肢血管痉挛时，可手术切除腰交感干以获得缓解。

（4）盆部 盆交感干位于骶骨前面，骶前孔内侧，有 2～3 对骶交感干神经节和 1 个奇神经节，其分支如下。

1）经过灰交通支连接骶尾神经，分布于下肢及会阴部的血管、汗腺和立毛肌。

2）一些小支加入盆丛，分布于盆腔器官。

综上所述，可见交感神经节前、节后纤维分布均有一定规律，即来自脊髓胸 1～5 节段中间带外侧核的节前纤维，更换神经元后，其节后纤维支配头、颈、胸腔脏器和上肢的血管、汗腺和立毛肌；来自脊髓胸 5 ～ 12 节段中间带外侧核的节前纤维，更换神经元后，其节后纤维支配肝、脾、肾等实质性器官和结肠左曲以上的消化管；来自脊髓上腰段中间带外侧核的节前纤维，更换神经元后，其节后纤维支配结肠左曲以下的消化管，盆腔脏器和下肢的血管、汗腺和立毛肌。

（二）副交感神经

中枢部：副交感神经的低级中枢位于脑干的副交感核和骶髓第 2 ～ 4 节段灰质的骶副交感核，节前纤维即起自这些核的细胞。

周围部：周围部的副交感神经节多位于脏器附近或脏器壁内（图 9-11），分别称器官旁神经节和器官内神经节。位于颅部的副交感神经节较大，肉眼可见，如睫状神经节、下颌下神经节、翼腭神经节和耳神经节等。颅部副交感神经节前纤维在这些神经节内换元后，发出节后纤维随相应脑神经到达所支配的器官。节内同时还有交感神经及感觉神经纤维通过（不换神经元），分别称为副交感神经节的交感根及感觉根。位于身体其他部位的副交感神经节很小，借助显微镜才能看到，如位于心丛、肺丛、膀胱丛和子宫阴道丛内的器官旁神经节，以及位于支气管和消化管壁内的器官内神经节等。

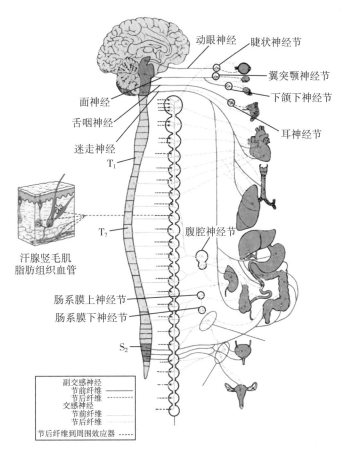

图 9-11　副交感神经和交感神经内脏分布

1. 颅部副交感神经　其节前纤维起自脑干，参与组成并随行于动眼神经、面神经、舌咽神经和迷走神经，概括介绍如下。

（1）随动眼神经走行的副交感神经节前纤维，起自中脑内的动眼神经副核，进入眶腔后到达睫状神经节内换元，其节后纤维进入眼球壁，分布于瞳孔括约肌和睫状肌。

（2）随面神经走行的副交感神经节前纤维，起自脑桥内的上泌涎核，一部分经岩大神经至翼腭窝内的翼腭神经节换元，节后纤维分布于泪腺、鼻腔、口腔及腭黏膜的腺体。另一部分节前纤维经鼓索，加入舌神经，再到下颌下神经节换元，节后纤维分布于下颌下腺和舌下腺。

（3）随舌咽神经走行的副交感节前纤维，起自延髓内的下泌涎核，经鼓室神经至鼓室丛，由丛发出岩小神经至卵圆孔下方的耳神经节换元，节后纤维经耳颞神经分布于腮腺。

（4）随迷走神经走行的副交感节前纤维，起自延髓内的迷走神经背核，随迷走神经的分支到达颈、胸、腹腔脏器附近或壁内的副交感神经节换元，节后纤维分布于颈、胸、腹腔脏器（除结肠左曲以下的消化管和盆腔脏器）。

2. 骶部副交感神经　其节前纤维起自脊髓骶部第 2～4 节段的骶副交感核，随骶神经出骶前孔，又从骶神经分出，组成盆内脏神经加入盆丛，随盆丛分支分布到盆部脏器附近或脏器壁内的副交感神经节换元，节后纤维支配结肠左曲以下的消化管和盆腔脏器。

（三）交感神经与副交感神经的主要区别

交感神经和副交感神经都是内脏运动神经，多数内脏器官受两者的双重神经支配。但在来源、形态结构、分布范围和功能上，交感与副交感神经各有其特点。

1. 低级中枢的部位不同　交感神经低级中枢位于脊髓胸腰部灰质的中间带外侧核，副交感神经的低级中枢则位于脑干和脊髓骶部的副交感核。

2. 周围部神经节的位置不同　交感神经节位于脊柱两旁和脊柱前方，分为椎旁节和椎前节。副交感神经节位于所支配的器官附近或器官壁内，分为器官旁节和器官内节。因此，副交感神经节前纤维比交感神经长，而其节后纤维则较短。

3. 节前神经元与节后神经元的比例不同　一个交感节前神经元的轴突可与许多节后神经元组成突触，而一个副交感节前神经元的轴突则与较少的节后神经元组成突触。所以交感神经的作用范围较广泛，而副交感神经的作用范围较局限。

4. 分布范围不同　交感神经在周围的分布范围较广，不仅分布于头颈部、胸、腹腔脏器，还遍及全身血管、腺体、立毛肌等。副交感神经的分布则不如交感神经广泛，一般认为大部分血管、汗腺、立毛肌、肾上腺髓质均无副交感神经支配。

5. 对同一器官所起的作用不同（图 9-12）　交感与副交感神经对同一器官的作用，既互相拮抗，又互相统一。交感神经多与应激作用有

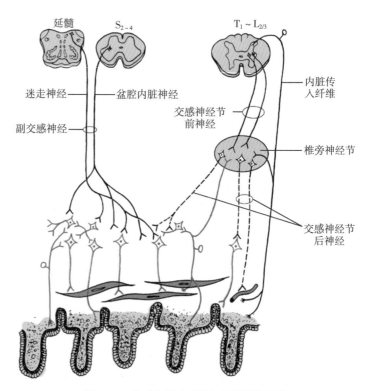

图 9-12　交感和副交感神经共同调节肠道

关，而副交感神经多与机体保存能量有关。当机体剧烈运动或处于不良环境时，交感神经的活动加强，调动许多器官的潜力，提高机体适应能力，以应付环境的急剧变化，例如出现心跳加快、血压升高、支气管扩张、瞳孔开大、消化活动受抑制等现象。当机体处于平静状态时，副交感神经的兴奋占优势，有利于营养物质的消化吸收和能量的补充，例如出现心跳减慢、血压下降、支气管收缩、瞳孔缩小、消化活动增强等现象。因此，机体在交感和副交感神经的协调统一下，得以更好地适应环境变化。

（四）内脏神经丛

交感神经、副交感神经和内脏感觉神经常互相交织，共同构成内脏神经丛（自主神经丛或植物神经丛）。这些神经丛主要随行于头、颈、胸、腹腔内动脉，或分布于脏器附近和器官之内。除颈内动脉丛、颈外动脉丛、锁骨下动脉丛和椎动脉丛等没有副交感神经参加外，其余内脏神经丛均由交感和副交感神经组成。另外，在这些丛内也有内脏感觉纤维通过。

现将胸、腹、盆部重要的神经丛记述如下。

1. 心丛　由交感干的颈上、中、下节和胸 1～4 或 5 节发出的心支及迷走神经的心支共同组成。按位置，心丛可分为心浅丛及心深丛，浅丛位于主动脉弓下方，深丛位于主动脉弓和气管之间。心丛内有心神经节（副交感节），来自迷走神经的副交感节前纤维在此交换神经元。心丛的分支又组成心房丛和左、右冠状动脉丛，随动脉分支分布于心肌。

2. 肺丛　位于肺根的前、后方，丛内亦有小的神经节。肺丛由迷走神经的支气管支和交感干的胸 2～5 节的分支组成，其分支随支气管和肺血管的分支入肺。

3. 腹腔丛　是最大的内脏神经丛，位于腹腔动脉和肠系膜上动脉根部周围。主要由腹腔神经节、肠系膜上神经节、主动脉肾神经节等及来自胸交感干的内脏大、小神经和迷走神经后干的腹腔支共同构成。来自内脏大、小神经的交感节前纤维在丛内神经节换神经元，来自迷走神经的副交感节前纤维则到所分布的器官附近或肠管壁内交换神经元。腹腔丛伴随动脉的分支可分为许多副丛，如肝丛、胃丛、脾丛、肾丛及肠系膜上丛等，各副丛则分别沿同名血管分支到达各脏器。

4. 腹主动脉丛　是腹腔丛在腹主动脉表面向下延续部分，还接受第 1～2 腰交感神经节的分支。此丛分出肠系膜下丛，沿同名动脉分支分布于结肠左曲以下至直肠上段。腹主动脉丛的一部分纤维下行入盆腔，参加腹下丛的组成；另一部分纤维沿髂总动脉和髂外动脉组成与动脉同名的神经丛，随动脉分布于下肢血管、汗腺、立毛肌。

5. 腹下丛　可分为上腹下丛和下腹下丛。

（1）上腹下丛　位于 L_5 体前面，两髂总动脉之间，是腹主动脉丛向下的延续部分，从两侧接受下位两个腰神经节发出的腰内脏神经，在肠系膜下神经节换元。

（2）下腹下丛　即盆丛，由上腹下丛延续到直肠两侧，并接受骶交感干的节后纤维和第 2～4 骶神经的副交感节前纤维。此丛伴随髂内动脉的分支组成直肠丛、膀胱丛、前列腺丛、子宫阴道丛等，并随动脉分支分布于盆腔各脏器。

二、内脏感觉神经

如同躯体感觉神经一样，内脏感觉神经元的细胞体亦位于脑神经节和脊神经节内，也是假单极神经元，其周围突是粗细不等的有髓或无髓纤维。脑神经节包括膝、舌咽神经下节、迷走神经下节，神经节细胞的周围突随同面、舌咽、迷走神经分布于内脏器官，中枢突随同面、舌咽、迷走神经进入脑干，终止于孤束核。脊神经节细胞的周围突随同交感神经和骶部副交感神经分布于内脏器官，中枢突随同交感神经和盆内脏神经进入脊髓，终于灰质后角。在中枢内，内脏感觉纤维完成内脏－内脏反射，或形成内脏－躯体反射；另一方面，可经过较复杂的传导途径将冲动传导到大脑皮层，形成内脏感觉。

（一）内脏感觉神经与躯体感觉神经的主要区别

1. 痛阈较高　内脏感觉纤维的数目较少，细纤维占多数，痛阈较高，一般的刺激不引起主观感觉。例如，在外科手术挤压、切割或烧灼内脏时，患者并不感觉疼痛。较强烈的脏器活动可产生一定的内脏感觉，如胃的饥饿收缩可引起饥饿感，直肠和膀胱的充盈等可引起膨胀感。这些感觉的传入纤维，一般认为多与副交感神经伴行进入脑干。此外，在病理条件下或极强烈刺激下，则可产生痛觉。例如，内脏器官过度膨胀受到牵张、平滑肌痉挛及缺血和代谢产物积聚等，皆可刺激神经末梢产生内脏痛。一般认为，内脏痛觉纤维多与交感神经伴行进入脊髓。

2. 弥散的内脏痛　内脏感觉的传入途径比较分散，即一个脏器的感觉纤维经过多个节段的脊神经进入中枢，而一条脊神经又包含来自几个脏器的感觉纤维。因此，内脏痛往往是弥散的，定位亦不准确。例如，心脏的痛觉纤维伴随交感神经（主要是心中、心下神经）经第 1～5 胸神经进入脊髓。内脏痛觉纤维除和交感神经伴行外，尚有盆腔部分脏器的痛觉冲动通过盆内脏神经（副交感神经）到达脊髓。气管和食管的痛觉纤维可能经迷走神经传入脑干，经脊神经进入脊髓。

（二）牵涉性痛（图 9-13）

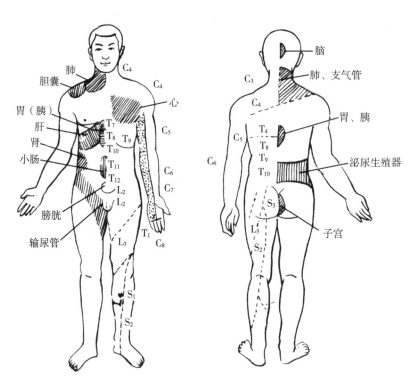

图 9-13　内脏器官体表区域

当某些内脏器官发生病变时，常在体表一定区域产生感觉过敏或痛觉，这种现象称为牵涉性痛。牵涉性痛有时发生在患病内脏邻近的皮肤区，有时发生在距患病内脏较远的皮肤区。例如，心绞痛时，常在胸前区及左臂内侧皮肤感到疼痛；肝胆疾患时，常在右肩部感到疼痛。临床上将内脏患病时体表发生感觉过敏及骨骼肌反射性僵硬和血管运动、汗腺分泌等障碍的部位称为海德带，该带有助于内脏疾病的定位诊断。

关于牵涉性痛的发生机制，现在认为，发生牵涉性痛的体表部位与病变器官的感觉神经元往往在脊髓的同一节段，并在后角内密切联系。因此，从患病内脏传来的冲动可以扩散或影响到邻近的躯体感觉神经元，从而产生牵涉性痛。

（三）一些重要器官的神经支配

1. 眼球

（1）感觉神经　眼球的感觉冲动沿睫状神经，再经眼神经、三叉神经进入脑干。

（2）交感神经　节前纤维起自脊髓 $T_{1\sim12}$ 侧角，经胸及颈交感干上升至颈上节，交换神经元后，节后纤维经颈内动脉丛、海绵丛，再穿经睫状神经节分布于瞳孔开大肌和血管，另有部分交感纤维经睫状长神经到达瞳孔开大肌。

（3）副交感神经　节前纤维起自中脑动眼神经副核，随动眼神经走行，在睫状神经节换元后，节后纤维经睫状短神经分布于瞳孔括约肌和睫状肌。

支配眼球的交感神经兴奋，引起瞳孔开大，虹膜血管收缩，切断这些纤维会导致瞳孔缩小。损伤脊髓颈段和延髓及脑桥的外侧部，亦可产生同样结果。据推测，这是因为交感神经的中枢下行束经过上述部位。临床上所见病例除有瞳孔缩小外，还可出现眼睑下垂及同侧汗腺分泌障碍等症状（称 Horner 综合征）。这是因为交感神经除司瞳孔外，也管理眼睑平滑肌即睑板肌与头部汗腺的分泌。支配眼球的副交感神经兴奋，引起瞳孔缩小，睫状肌收缩，切断这些纤维会导致瞳孔散大及调节视力的功能障碍。临床上损伤动眼神经，除有副交感神经损伤症状外，还出现大部分眼球外肌瘫痪的症状。

2. 心

（1）感觉神经　传导心脏的痛觉纤维，沿交感神经行走（颈心上神经除外），至脊髓胸 1 ～ 4 或 5 节段。与心脏反射有关的感觉纤维，沿迷走神经行走，进入脑干。

（2）交感神经　节前纤维起自脊髓 $T_1 \sim T_{4/5}$ 节段的侧角，至交感干颈上、中、下节和上胸节交换神经元，自节发出颈上、中、下心支及胸心支，到主动脉弓后方和下方，与来自迷走神经的副交感纤维一起构成心丛，心丛再分支分布于心脏。

（3）副交感神经　节前纤维由迷走神经背核和疑核发出，沿迷走神经心支走行，在心神经节交换神经元后，分布于心脏。

刺激支配心脏的交感神经，引起心动过速，冠状血管舒张；刺激副交感迷走神经，引起心动过缓，冠状血管收缩。

三、膀胱功能障碍的临床解剖学

膀胱是储存尿液的肌性囊状器官，成人正常容积为 300 ～ 500mL，最大可达 800mL。一般情况下，膀胱内均储存少量尿液。在神经系统管理下，当膀胱储存的尿液达到一定量时会产生尿意，使膀胱壁逼尿肌收缩，尿道括约肌舒张，将尿液排出。尿液在 500mL 以上时，膀胱因过度膨胀会产生胀痛感。因为腹前壁、会阴及阴茎皮肤和膀胱为同一脊髓节段相连的神经所支配，所以有时也会产生疼痛感。

（一）膀胱的神经支配（图 9-14）

膀胱由交感神经、副交感神经和脊神经支配。

1. 交感神经 支配膀胱的交感神经纤维起自胸 10 ～腰 2 脊髓节段，经腰部椎旁节、肠系膜神经丛、上腹下丛和下腹下丛到达下腹下神经节，换元后，节后纤维经膀胱丛沿膀胱的血管走行，支配膀胱平滑肌。交感神经兴奋时使膀胱平滑肌松弛，以储存尿液。此外，交感神经纤维还支配膀胱三角、膀胱括约肌和尿道近膀胱部分的平滑肌。交感神经兴奋使这些平滑肌收缩，尿道口关闭，从而储存尿液。内脏感觉神经则主要传达膀胱的充盈感和痛觉。由位于第 5 腰椎椎体与骶岬前面的骶前神经（即上腹下丛）发出，向下分成左、右腹下神经丛，连接盆丛（下腹下丛），经骶前神经与围绕直肠侧壁的盆神经丛到达膀胱壁。当 T_{10} ～ L_2 骨折时，支配膀胱的脊髓节段可能受损，造成膀胱排尿功能障碍。在紧张、情绪激动及不适合排尿的情况下，交感神经兴奋，可使膀胱平滑肌松弛，尿道括约肌收缩，从而推迟排尿或抑制排尿。

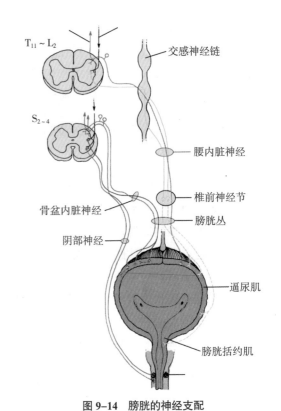

图 9-14 膀胱的神经支配
副交感（红色）支配逼尿肌
交感（黄色）支配膀胱壁的收缩，同时支配膀胱颈部括约肌

2. 副交感神经 副交感神经的节前纤维起自第 2 ～ 4 骶神经前根，经盆神经传出至膀胱丛，与膀胱壁旁及膀胱壁内的神经元换元后，节后纤维直接分布到膀胱壁的平滑肌。副交感神经兴奋使膀胱平滑肌收缩，膀胱排空。骶部排尿中枢通过皮质脊髓束接受上级中枢的控制。副交感神经传出纤维与传入纤维伴行，传入纤维传导本体感觉及温痛觉，经脊髓丘脑侧束上行传导，排尿意识和胀满感经薄束上传。

3. 躯体神经 躯体神经来自骶丛，组成阴部神经，其内的传入神经传达尿道前列腺部的感觉，传出纤维至尿道外括约肌及尿道海绵体肌。阴部神经支配尿道外括约肌，排尿时该肌松弛，排尿完毕时则收缩，并协助尿道内括约肌收缩关闭膀胱出口，以储存尿液。由于尿道外括约肌及尿道海绵体肌是随意肌，故可控制排尿。膀胱感觉终末装置在膀胱的外膜和肌层内，其传入纤维经盆神经和腹下神经走行。膀胱的触觉、痛觉及充盈觉主要由盆内脏神经传导。

（二）膀胱的排尿机制

膀胱的排尿包括储尿和排尿，既互为依存，又在一定程度上相互转化，是矛盾而又对立统一的两方面。在正常情况下，膀胱内压不超过 100kPa，膀胱平滑肌在副交感神经的支配下处于轻度收缩状态。因膀胱壁具有适应能力，膀胱内尿量增加到 400mL 前，膀胱内压调节在相对平衡状态，仅有所增高。直到膀胱内尿量达到 400mL 以上时，膀胱内压才明显升高，此时产生胀满感及尿意。如果尿量达到 700mL 以上，膀胱就会产生痛觉，难以抑制排尿反射。此时膀胱的平滑肌纤维被伸张，膀胱壁内的压力感受器受到刺激，冲动沿传入纤维经盆神经内的感觉纤维至脊髓的排尿中枢以后，一部分终止于膀胱的下运动神经元，其他则沿薄束传达到脑干的排尿中枢及大脑皮质的排尿意识控制中枢。当膀胱充盈到一定程度后，若大脑皮质及脑干排尿中枢不处于抑制状态，则引起副交感神经兴奋、交感神经抑制，使得膀胱平滑肌收缩，尿道内括约肌松弛，排尿开始。尿液经过后尿道时，又刺激后尿道的感受器，冲动经盆神经再次传入脊髓排尿中枢，反射性抑制阴部神经，使尿道外括约肌松弛，尿道开放，尿液则随增高的膀胱内压排出。在排尿末期，尿道海绵体肌收缩，可将残留于尿道的尿液排出。

虽然支配膀胱的下运动神经元不断收到本体感觉器传导的冲动，但并不发出相应的反应冲动，不产生排尿动作和意识，是因为上位皮质束对膀胱神经元有抑制作用，这样可使储尿过程顺利进行。如果上运动神经元发出冲动，启动排尿程序，可在中枢控制下随时排尿，这就要根据环境及需要决定是否排尿，这是人类功能奇妙之处。

脊髓内排尿反射的低级中枢受高级中枢（脑干和大脑皮质的旁中央小叶）的控制和调节。膀胱的痛、温度觉经脊髓丘脑束传导，膀胱的胀满感觉经薄束上行达脑干及大脑皮质。自中枢的下行纤维经锥体及锥体外系下行到达脊髓排尿低级中枢。

膀胱排尿开始后，膀胱内压持续下降，在脑干排尿中枢作用下，即使压力刺激已降至维持排尿反射所需阈值以下，仍可维持和促进膀胱平滑肌继续收缩，尿道内括约肌松弛，使膀胱完全排空。同时，由于脑干的排尿中枢亦可使排尿反射受抑制，膀胱维持一定程度的充盈。大脑皮质的膀胱功能区可对膀胱充盈程度，排尿时的轻度烧灼感，膀胱过度膨胀和痉挛引起的疼痛，产生对脊髓排尿中枢的控制，进行意识性排尿。这样在大脑皮质调节下，阴部神经支配尿道外括约肌及尿道海绵体肌。婴幼儿因大脑皮质发育尚未完善，对脊髓排尿中枢的抑制较弱，所以容易遗尿且排尿次数多，在成长过程中逐渐发育成熟而能控制排尿。

（三）膀胱功能障碍

神经源性膀胱指控制排尿功能的中枢或周围神经系统受到部分或完全损害，造成膀胱尿道储尿或（和）排尿功能障碍。对神经源性膀胱尿道功能障碍的分类有多种方法。

1. Hald-Bradley 分类法 以病变部位来反映功能变化。

（1）脊髓上病变者逼尿肌收缩与尿道括约肌舒张协调，多有逼尿肌反射亢进，感觉功能正常。

（2）骶髓上病变者大多有逼尿肌反射亢进，逼尿肌与尿道括约肌活动不协调，感觉功能与神经损害的程度有关，可为部分丧失或完全丧失。

（3）骶髓下病变包括骶髓的传入和传出神经病变，由于逼尿肌运动神经损害，可产生逼尿肌无反射，感觉神经损害可致感觉功能丧失。

（4）周围自主神经病变绝大多数见于糖尿病患者，特点是膀胱感觉功能不全，剩余尿量增加，最后失代偿，逼尿肌收缩无力。

（5）肌肉病变包括逼尿肌自身、平滑肌性括约肌、全部或部分横纹肌性括约肌。逼尿肌功能障碍最为常见，多继发于长期膀胱出口梗阻后的失代偿。

2. Lapides 分类法 根据神经损害后感觉和运动功能改变分类。

（1）感觉神经麻痹性膀胱 是由于膀胱和脊髓间或脊髓和大脑间的感觉纤维传导受阻所致，较常见于糖尿病、运动性共济失调、恶性贫血等。尿动力学改变为膀胱容量大、高顺应性、低压充盈曲线，可有大量剩余尿。

（2）运动神经麻痹性膀胱 由于膀胱的副交感运动神经受损所致，常见原因为盆腔手术或损伤。早期表现为排尿困难、疼痛性尿潴留等，膀胱测压显示膀胱充盈可正常，但达到最大膀胱容量时难以启动自主膀胱收缩。后期表现为膀胱感觉功能改变和大量剩余尿，膀胱测压显示膀胱容量增大，高顺应性膀胱，不能启动逼尿肌收缩。

（3）无抑制性膀胱　是由于能对骶髓排尿中枢发挥抑制作用的神经中枢或神经传导纤维被破坏，失去了对骶髓排尿中枢的抑制作用，常见于脑血管疾病、脑或脊髓肿瘤、帕金森病、脱髓鞘疾病等。大多表现为尿频、尿急、急迫性尿失禁，尿动力学上表现为储尿期膀胱不自主收缩，可以自主启动逼尿肌收缩排尿，一般无排尿困难和剩余尿。

（4）反射性膀胱　源于骶髓与脑干间完全性感觉和运动通路损害。最常见于外伤性脊髓损伤及横断性髓鞘炎，也可发生在脱髓鞘疾病，以及任何可能引起明显的脊髓损伤的过程。典型表现为膀胱失去感觉，失去自主启动收缩的能力，但在膀胱充盈期可出现自发性逼尿肌收缩，有逼尿肌与括约肌协同失调。

（5）自主性膀胱　是由于骶髓、骶神经根或盆神经损害，造成膀胱的感觉和运动完全分离。患者不能自主启动排尿，没有膀胱反射活动。膀胱测压显示无自主或自发的逼尿肌收缩，膀胱压力低、容量增大。

3. Krane-Siroky 分类法　根据尿动力学检查所示的异常进行分类。

（1）逼尿肌反射亢进　逼尿肌在储尿期出现自发或诱发的收缩即称为逼尿肌不稳定，如果合并有中枢神经系统的异常，则称为逼尿肌反射亢进。诊断标准为在储尿期出现幅度超过1.47kPa的逼尿肌不自主性收缩。分为以下亚型：①括约肌协调正常，指逼尿肌收缩排尿时尿道括约肌能协调性松弛。②外括约肌协同失调，指逼尿肌收缩排尿时，尿道外括约肌仍处于收缩状态，导致尿道开放不全。③内括约肌协同失调，指逼尿肌收缩排尿时，尿道内括约肌不松弛。

（2）逼尿肌无反射　指在排尿期，逼尿肌不能收缩或收缩无力。可进一步分为以下亚型：①括约肌协调正常，指排尿时尿道括约肌能协调性松弛。②外括约肌痉挛或失弛缓，表现为排尿时尿道外括约肌处于持续的收缩状态。③内括约肌痉挛或失弛缓，表现为排尿时尿道内口不开放。④外括约肌去神经，指尿道外括约肌及盆底肌失去神经支配后肌肉萎缩、松弛，致使膀胱尿道下垂，尿道成角产生排尿困难。

四、大小便及性功能障碍的临床解剖学

（一）男性生殖器的神经支配（图 9-15）

1. 睾丸的神经支配　分布于睾丸的神经来自睾丸丛，是由肾丛及腹主动脉丛中的许多细小纤维形成的，这些神经纤维随睾丸血管下行进入睾丸实质。睾丸的传入神经经过随精索内动脉走行的神经丛内，一般认为此为痛觉纤维。睾丸的传入纤维经此交感神经丛及交感干进入胸10～12脊髓节段，也有人认为该纤维可向上至胸3脊髓节段。

阴部神经的阴囊后神经及生殖股神经或髂腹股沟神经也支配睾丸及其鞘膜，主要传导痛觉，为躯体感觉神经。当腰部出现病变导致腰2脊髓节段受损或腹膜后病变如胰腺炎时，可出现睾丸痛，这是由于生殖股神经来源于腰2脊髓节段，此为牵涉痛的一种。

2. 附睾的神经支配　附睾的神经纤维起自上腹下丛，经腹股沟腹环至精索，分布于输精管并沿之下降至附睾。除此之外，还有来自下腹下丛及盆丛的纤维至附睾。进入附睾的神经纤维围绕附睾形成丛，支配平滑肌。附睾受交感神经和副交感神经的双重支配，其交感神经是主要的传出神经，副交感神经纤维来自盆丛的副交感神经及膀胱丛。起自附睾的传入纤维大部分经上腹下丛、腹主动脉丛及交感干腰部，至胸10～腰1神经后根进入脊髓。

3. 输精管、精囊腺、射精管及前列腺的神经支配　输精管的神经支配来源与附睾相同，以交

感神经纤维成分为主。有资料报道，切除上腹下丛后便不能射精，当刺激上腹下丛时可发生射精。这可以解释前路腰椎间盘切除椎间盘置换术后出现射精障碍并发症。输精管的传入神经纤维与睾丸的传入神经同源，但在盆内段由伴随副交感神经的传入纤维分布。膀胱丛及前列腺丛的纤维分布至前列腺、尿道前列腺部、精囊及射精管，这些纤维支配管理射精活动的平滑肌。当射精时，平滑肌的收缩与交感神经作用相关。与射精有关的交感神经纤维，经交感干、腹主动脉丛到达上腹下丛，分布至输精管，在输精管丛内交换神经元，节后纤维组成精索神经，离开上腹下丛到达输精管，支配平滑肌。到前列腺、精囊及射精管的节前纤维继续下降至盆丛（下腹下丛）、膀胱丛及前列腺丛，在这些神经丛内换元，发出节后纤维至各器官。交感神经纤维与副交感神经纤维在丛内共同缠绕走行。前列腺及精囊的传入纤维一般认为伴随副交感纤维在盆丛内走行，至第2～4骶神经后根进入脊髓。

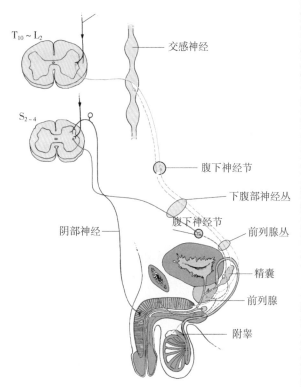

图 9-15　男性生殖系统的神经支配

4. 阴茎的神经支配　阴茎的神经支配包括躯体神经和植物性神经。

躯体神经为阴茎背神经，该神经为感觉神经，在阴茎头的上皮、包皮及尿道黏膜内有多种形式的神经末梢。此神经由阴部神经分出后，经阴部管向前穿过尿生殖膈到达阴茎背部，走行于阴茎深筋膜和白膜之间，在阴茎背动脉的外侧向前走行，末梢分布于阴茎头，在阴茎背部发出侧支至尿道。在阴茎根部及阴囊前部有髂腹股沟神经和生殖股神经。阴部神经分支支配坐骨海绵体肌和球海绵体肌。坐骨海绵体肌收缩时可使阴茎勃起，球海绵体肌使尿道海绵体勃起，并对射精、排尿起作用。

植物性神经主要来自盆丛，支配阴茎的海绵体。盆丛经前列腺丛至海绵体形成阴茎海绵体丛，此丛随尿道膜部穿经尿生殖膈，至阴茎背侧与阴茎背神经连接，并发出大、小分支。大支向前行，分布于阴茎海绵体及尿道海绵体的勃起组织，小支进入尿道海绵体后部的勃起组织。至勃起组织的神经引起血管扩张，使阴茎勃起，故盆神经也称为勃起神经。会阴神经使球海绵体肌及坐骨海绵体肌收缩，可压迫阴茎静脉，使血液回流受阻，从而有协助勃起的作用，但并不起主要作用。阴茎勃起组织的血管也受交感神经的支配，交感神经兴奋使血管收缩，促使阴茎疲软。男性性生理反射是由中枢和周围神经调节控制全身系统有节奏的、协调一致的生理反应过程。正常性生活过程依赖于正常神经系统、泌尿生殖系统、内分泌系统和血管系统来实现，同时与精神状况密切相关。阴茎勃起既受大脑皮质控制，兴奋时可以产生，又可以由阴茎的局部刺激而产生。副交感神经离开脊髓前根，经盆神经支配阴茎，交感神经经上腹下丛支配阴茎，阴部神经则主要是感觉神经，同时发出分支，支配球海绵体肌及坐骨海绵体肌。

（二）女性生殖器的神经支配

卵巢的神经来自卵巢丛，大部分与肾丛相延续。卵巢的传入纤维经第 10 ～ 11 胸神经后根传入脊髓。支配输卵管的神经来自子宫丛，子宫丛内多为副交感神经，其传入纤维经第 12 胸神经～第 2 腰神经后根入脊髓。子宫的神经来自子宫丛，子宫丛来自腹下丛的交感神经节前纤维和盆丛的副交感纤维，也有直接来自腰部交感干和骶部的纤维。来自子宫的传入纤维，经子宫阴道丛与交感神经伴行，经腹下丛及交感干，由第 11、12 胸神经后根入脊髓。交感神经兴奋引起子宫收缩，副交感神经的作用则可能抑制子宫收缩，使血管扩张。阴道的神经支配以来自盆丛的副交感神经较多，也有来自腹下丛交感神经纤维。子宫阴道丛在阴道壁内形成网状结构。阴道黏膜内有许多环层小体等终末装置。阴蒂的神经来自阴部神经的阴蒂背神经和植物性阴蒂海绵体丛的神经。阴唇的神经则来自髂腹股沟神经、阴部神经、股后皮神经的会阴支等躯体神经。另外，也有来源于阴道丛的自主神经纤维。阴唇及阴蒂上有丰富的感受器，刺激冲动经阴部神经进入脊髓。脊髓受损后，子宫等感觉传入受阻，所以分娩过程被破坏，可能无前兆且无痛感。

（三）直肠及肛门的神经支配

直肠的交感神经来源于上腹下丛，副交感神经来自盆神经。交感神经抑制直肠蠕动，并使肛门内括约肌收缩，副交感神经增加直肠蠕动，促进分泌和内括约肌松弛，其中副交感神经对直肠调节起主要作用。直肠下段直肠壁内分布有较多感受器，其纤维经盆丛传入 $S_{2～4}$ 脊髓节段。肛门及肛周受阴部神经的肛门神经支配，传导肛周温、痛觉，运动支中枢在 S_2 节段，支配肛门外括约肌。因此，齿线以上直肠黏膜一般无痛感，肛管和肛周皮肤则感觉敏锐，炎症或手术后刺激可引起剧痛。正常情况下，直肠内无粪便，肛管呈关闭状态，当结肠蠕动时，储存于乙状结肠内的粪便下行进入直肠，使直肠壶腹膨胀，感受器向上传导冲动兴奋引起便意，此时肛门内括约肌反射性松弛，肛门外括约肌则需接受大脑指令而松弛，则肛管开放而排便。脊髓损伤越重，排便反射保留越完整，则形成反射性排便的可能性就越大，但此时由于大脑皮质与排便中枢联系被中断，所以难以控制排便。如果骶部脊髓节段受损，则排便反射传导受损，肛门内、外括约肌瘫痪，可致大便失禁。

第四节　脊髓的解剖及应用

脊髓起源于神经管的尾部，是中枢神经的低级部分。自脊髓发出的 31 对脊神经分布到躯体和四肢。脊髓与脑的各级中枢之间有着广泛的联系，来自躯干和四肢的各种刺激，只有通过脊髓传导到脑才能感受，脑也要通过脊髓来完成复杂的活动，但脊髓本身也可以完成许多反射活动。当脊髓病损时，主要表现为躯干、四肢的躯体运动和感觉障碍，以及部分内脏功能紊乱。

一、脊髓的位置和外形

（一）脊髓的位置

脊髓位于椎管内，外包被膜，长约 45cm，占据椎管的上 2/3 部分，与脊柱的弯曲一致。脊髓重约 35g。脊髓的上端在枕骨大孔处与延髓相连，下端逐渐变细呈圆锥状，叫脊髓圆锥。圆锥向下伸出一根细丝，称为终丝。终丝已无神经组织，在 S_2 水平以下为硬脊膜包裹，向下止于尾骨的背面（图 9-16）。

（二）脊髓的外形

脊髓呈前后扁的圆柱形，全长粗细不等，有两个膨大部。上方的称颈膨大，为自颈髓第 4 节段到胸髓第 1 节段的部分。下方的称腰骶膨大，为自腰髓第 2 节段到骶髓第 1 节段。颈膨大、腰骶膨大的形成，是因内部的细胞和纤维数目增多所致，与四肢的出现有关。

脊髓的表面有六条平行的纵沟，前面正中的沟较深，称为前正中裂，后面正中的沟较浅，称为后正中沟。脊髓可借这两条纵沟分成大致对称的左、右两半。此外，在脊髓的后外侧，脊神经后根根丝穿入处有浅沟，称后外侧沟。同样在前根根丝穿出的地方，有前外侧沟。在颈髓和胸髓上部，后正中沟和后外侧沟之间，还有一条浅的后中间沟，此沟是薄束和楔束之间的分界。出前外侧沟的根丝形成 31 对前根，入后外侧沟的根丝形成 31 对后根，后根在近椎间孔处有膨大的神经节，称为脊神经节，内含感觉性假单极神经元。后根一般比前根粗，前、后根在椎间孔处汇合，构成脊神经。

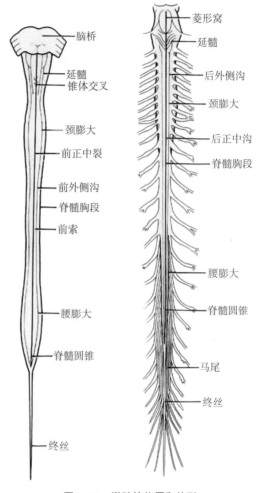

图 9-16　脊髓的位置和外形

胚胎 3 个月以前，脊髓与脊柱等长，所有脊神经根呈直角自脊髓发出，进入相应的椎间孔。胚胎 3 个月后，脊髓的生长速度比脊柱缓慢，而脊髓上端与脑连接，位置固定，所以脊髓在椎管内相对上升。至出生时，脊髓下端已平齐第 3 腰椎，随着年龄的增长，脊髓下端逐渐相对上移，至成人则达第 1 腰椎下缘。正因为脊髓下部与脊柱的相应关系不一致，腰、骶、尾部的神经根，在未合成脊神经穿出相应的椎间孔之前，在椎管几乎垂直下降，这些神经根在脊髓圆锥下方，围绕终丝，集聚成束，形似马尾，故称马尾。由于下四个腰椎和骶骨这段椎管内没有脊髓，只有马尾和终丝，故临床常在 L_3、L_4 或 L_4、L_5 椎间隙进行穿刺。

（三）脊髓与脊柱的对应关系

脊髓在外形上无明显的节段，但是每一对脊神经根的根丝所附着的那一段脊髓就是脊髓的一个节段（图 9-17）。由于脊神经有 31 对，因此，脊髓分为 31 个节段，即 8 个颈段（C）、12 个胸段（T）、5 个腰段（L）、5 个骶段（S）和 1 个尾段（C_0）。成人脊髓的长度仅占脊柱长度的 2/3，所以脊髓的各个节段与椎骨的平面不相对应。每个脊髓节段通过一对脊神经，支配相应的一对体节。人体的皮肤、肌肉等器官是由胚胎时期的体节发育而来的，所以每一个脊髓节段与相对应节段的皮肤（皮节）和肌肉（肌节）等躯体性器官及内脏器官之间具有一定的神经支配关系（图 9-18、表 9-1）。

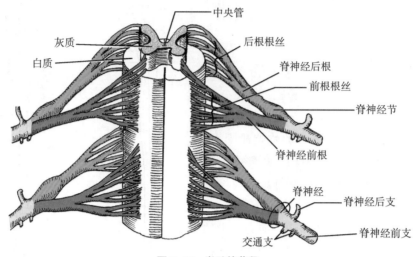

图 9-17　脊髓的节段

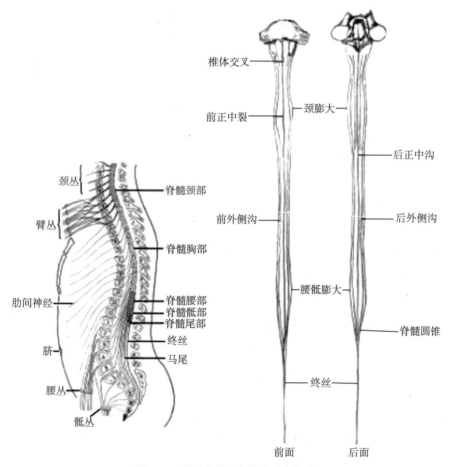

图 9-18　脊髓的节段与椎骨对应关系

表 9-1　脊髓节与椎骨的对应关系

脊髓节	相对椎骨	推算举例
上颈髓 $C_{1\sim4}$	与相应椎骨同高	如第 2 颈节对第 2 颈椎
下颈髓 $C_{5\sim8}$	较相应椎骨高 1 个椎骨	如第 5 颈节对第 4 颈椎
上胸髓 $T_{1\sim4}$	较相应椎骨高 1 个椎骨	如第 2 胸节对第 1 胸椎
中胸髓 $T_{5\sim8}$	较相应椎骨高 2 个椎骨	如第 6 胸节对第 4 胸椎
下胸髓 $T_{9\sim12}$	较相应椎骨高 3 个椎骨	如第 11 胸节对第 8 胸椎
腰髓 $L_{1\sim5}$	平对 $T_{10\sim12}$ 胸椎	如第 3 腰节对第 11 胸椎
骶、尾髓 $S_{1\sim5}$、C_0	平对 T_{12} 和 L_4 椎骨	如第 1 骶节对第 12 胸椎

二、脊髓的内部结构

脊髓由灰质和白质构成。灰质在内部,白质在周围(图 9-19)。

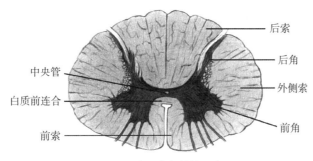

图 9-19　脊髓内部结构示意图

(一)灰质

在横切面上呈"H"形,其中间横行部分,称灰质连合,其中央有中央管,纵贯脊髓全长。每侧灰质前部扩大,称为前角,后部狭细,称为后角。前、后角之间称为中间带。从第 1 胸节段到第 3 腰节段,中间带向外侧突出,称为侧角。前、后、侧角在脊髓内上下连续纵贯成柱,分别称为前柱、后柱和侧柱(图 9-20)。

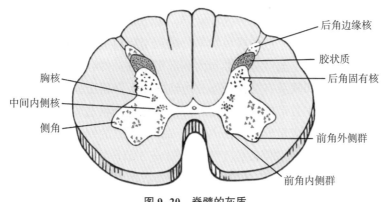

图 9-20　脊髓的灰质

1. 前角　除有些小型中间神经元外，主要为运动神经元，通称为前角运动细胞。它们成群排列，其轴突经前根和脊神经直达躯干和四肢的骨骼肌。

前角运动神经元可区分为大型的 α 运动神经元和小型的 γ 运动神经元。前者支配肌梭外的肌纤维，引起骨骼肌的收缩。后者支配肌梭内肌纤维，调节肌纤维的张力。前角内还有一些中型和小型的神经元，它们属于中间神经元。小型的中间神经元中，有一些名叫闰绍细胞，它们接受前角 α 运动神经元轴突的侧支，而它们的轴突反过来与同一个或其他的 α 运动神经元形成突触联系。闰绍细胞释放甘氨酸，对前角 α 运动神经元有抑制作用（反馈抑制）。

前角运动神经元可大致分为内、外两大群。内侧群也叫内侧核，位于前角内侧部，支配运动脊柱的长短肌，此核还可进一步分为前内侧核和后内侧核。前内侧核几乎在脊髓全长都能看到，并向上接续延髓的舌下神经核，后内侧核则于颈膨大和腰骶膨大处较清楚。前角外侧群又叫外侧核，主要存在于颈膨大和腰骶膨大处，支配四肢的肌肉。在脊髓胸段，此核较小，支配肋间肌和腹前外侧群肌肉。在颈、腰骶膨大处，外侧核可进一步分为前核、前外侧核、后外侧核和后外侧后核，分别支配肩肌或髋肌、臂肌或大腿肌、前臂肌或小腿肌、手肌或足肌。支配肢体伸肌和展肌的神经元沿前角外周排列，而支配屈肌和收肌的神经元排列在深部。

脊髓前角运动神经元是锥体系传导路的下运动神经元，也是一部分下行传导束及由后根进入的部分纤维终止的地方，因此有"最后运动公路"之称。所以，当前角病变时，由于肌失去了来自 α 运动神经元和 γ 运动神经元的冲动，失去随意运动和反射活动，临床上称为弛缓性瘫痪或软瘫。此外，前角运动神经元对其所支配的肌肉纤维有营养作用，当前角被破坏时，肌纤维就会发生代谢障碍，一般在受损后两周，肌肉出现萎缩。

2. 中间带　位于前、后角之间。在第 1 胸节段到第 3 腰节段，中间带向外侧突出的部分称为侧角。侧角内含中、小型多极神经元，通称侧角细胞，是交感神经的低位中枢。其胞体发出的轴突，构成交感神经节前纤维，经前根到脊神经，再通过白交通支进入或穿过交感干。在骶髓第 2～4 节的相应部位，有骶中间外侧核，是副交感神经节前纤维骶部的起始核，又称骶副交感核，内含与中间外侧核同类的神经元，其轴突经前根进入盆内脏神经。在中央管的后外方还有中间内侧核，存在于脊髓全长，此核的界限不及中间外侧核清楚。

3. 后角　内含多极神经元，组成较复杂，分群较多，统称后角细胞。后角细胞主要接受后根的各种感觉纤维，其轴突主要有两种去向：一些后角细胞的轴突进入对侧或同侧的白质形成上行纤维束，将后根传入的神经冲动传导到脑；一些后角细胞的轴突在脊髓内起节段内或节段间的联络作用。

后角稍扩大的末端称尖，其前方膨大呈卵圆形的头，头的前方为缩窄的颈，再向前又变宽称底，与中间带相连。后角尖最表层的弧形区称缘层，由不同类型的细胞构成，因被纤维贯穿，外观呈海绵状。缘层中的大型细胞呈梭形或星状平行排列于后角尖，称为后角边缘核，见于脊髓全长，接受来自后根外侧部的痛、温度觉纤维和内侧部粗略触觉的纤维，边缘核的轴突主要进入侧索，分为升、降支，与节段间联系有关，一部分的轴突加入脊髓丘脑束。

在缘层的前方，有一个半月形的区域，在新鲜标本上呈胶状透明，不易染色，称胶状质，存在于脊髓全长，细胞呈小卵形或星形。后根内粗、细传入纤维的侧支终于胶状质。由胶状质发出的轴突进入背外侧束，分为升支和降支终于上和下 2～3 节段内的胶状质，以实现节段间联系。后根内的粗、细传入纤维进入胶状质，可视为多方面传入信息的整合场所。胶状质内含有与致痛和镇痛机制有关的神经活性物质及受体。

胶状质的前方，占据后角头的后角固有核细胞形体较大，有大多角形细胞和中型梭形细胞，接受后根内的粗、细传入纤维，以及胶状质发出的纤维。后角固有核发出的纤维束参与组成脊髓丘脑侧束和前束，此核内的部分神经元起中间联络作用。在后角固有核外侧的网状结构内，可以看到由中、小型细胞组成的网状核，其轴突进入同侧和对侧的侧索内。

胸核，又称背核，在后角底的内侧部分，由大型多极或圆形神经元组成，此核仅见于 $C_8 \sim L_3$，在脊髓横切面上，为一界限分明的卵圆形区，接受后根内侧部的侧支和终支，其轴突形成脊髓小脑后束。

从后角的第Ⅵ层内侧部到灰质后连合，有一个后连合核，系一些中、小型的中间神经元组成。随交感神经传入的内脏感觉纤维在后外侧束内升降，一部分沿后角外侧缘向前达中间外侧核和网状核，另一部分纤维沿后角内侧缘向前到达后连合核。骶、尾髓部的后连合核接受盆腔内脏器的传入信息，也接受躯体传入粗纤维的投射。骶髓的胶状质内，未发现有内脏传入纤维的投射。一部分盆腔脏器的传入纤维终于骶副交感核。

4. 脊髓灰质的板层构筑　Rexed 依据猫脊髓灰质的细胞构筑，将灰质分为 10 个板层。在人的脊髓中，也观察到相应的情况（图 9-21）。目前已发现人的脊髓灰质也可分为 10 层，见表 9-2。

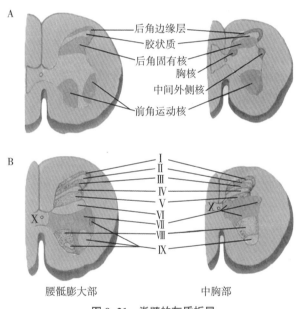

图 9-21　脊髓的灰质板层

表 9-2　脊髓灰质的分层与核团的对应关系

层次	对应的核团或部位
Ⅰ层	后角尖，后角边缘核
Ⅱ层	后角头，胶状质
Ⅲ、Ⅳ层	后角头，后角固有核
Ⅴ层	后角颈，网状核
Ⅵ层	后角底，胸核
Ⅶ层	中间带
Ⅷ层	前角底部
Ⅸ层	前角
Ⅹ层	中央灰质

Ⅰ层内含后角边缘核，位于后角尖最表层，有的细胞较大，该层细胞主要接受后根来的细纤维，传递皮肤伤害性信息。Ⅱ层相当于胶状质，内含密集的小细胞，接受后根的细纤维，发出短的节段间纤维，行于缘层背外方的背外侧束，最后仍进入胶状质，对来自周围的伤害性信息起调控作用。Ⅲ和Ⅳ层含有后角固有核。Ⅴ和Ⅵ层相当于后角颈和后角基底部。Ⅶ层相当于中间带，胸核（背核）位于中间带内侧份，只见于 $C_8 \sim L_2$ 节段，中间外侧核占 $T_1 \sim L_3$ 节段的侧角细胞和骶副交感核，位于中间带外侧份、中间内侧核，与内脏感觉有关。Ⅷ层相当于前角后部。Ⅸ层包括前角内大型 α 运动神经元和小型 γ 运动神经元。Ⅹ层相当于中央管周围的灰质。

脊髓灰质的分层不仅有细胞构筑上的依据，还有纤维联系的不同，所以灰质分层并不与分核群相矛盾，相反，分层与功能结合得更紧密。

Ⅰ～Ⅳ层接受后根来的痛、温度觉和触压觉的纤维，故属于外感受区。此外，大脑皮质感觉中枢也投射纤维到Ⅳ层，以影响其感觉传递。Wall 还发现，Ⅳ层的皮肤传入冲动，被来自胶状质的突触前控制所调节。由Ⅳ层发出许多纤维到Ⅴ、Ⅵ、Ⅶ层，还发出长上行纤维束，例如脊髓丘脑束。

Ⅴ、Ⅵ层主要接受后根的本体感觉纤维，还有来自大脑皮质运动区和感觉区的投射纤维和其他下行纤维，如红核脊髓束，它和皮质运动区的下行纤维终于同一区域。因此，这两层在调节运动中颇为重要。

Ⅶ层主要与中脑和小脑相联系，这种联系借助于脊髓小脑束、脊髓顶盖束、脊髓网状束、顶盖脊髓束和红核脊髓束，故Ⅶ层在调节运动和姿势反射中甚为重要。此外，Ⅶ层还是自主神经反射中枢，中间内侧核接受内脏传入纤维，并与中间外侧核有纤维联系。

Ⅷ层内的细胞为运动系统的中间神经元，它们接受Ⅶ层来的纤维及网状脊髓束、前庭脊髓束和内侧纵束的纤维，其轴突走到同侧和对侧的Ⅸ层。

Ⅸ层是运动区，它接受多处传来的纤维，有的来自Ⅴ、Ⅶ和Ⅷ层，有的是后根传入纤维，也有的来自大脑皮质。

脊髓灰质板层内不同类型的神经元释放不同的神经递质，产生不同的生理效应。如释放乙酰胆碱的称胆碱能神经元，Ⅱ、Ⅲ层内一些中小型神经元，Ⅶ层的中间外侧核的神经元和Ⅸ层内的 α、γ 运动神经元都属于胆碱能神经元。另有一些神经元释放氨基酸类物质，如Ⅶ层内的闰绍细胞释放甘氨酸，对 α 运动神经元起抑制作用，还有 γ-氨基丁酸能神经元广泛散布在除Ⅸ层外的其他各灰质板层内。尚有一些释放肽类的神经元，如脊髓内一部分中间神经元能释放 P 物质，位于Ⅰ、Ⅱ、Ⅲ、Ⅳ、Ⅶ层内的一些神经元能释放脑啡肽，Ⅱ层胶状质细胞和Ⅹ层的少量神经元能释放神经降压素。脊髓内尚未发现单胺类神经元。

（二）白质

每侧白质借脊髓的纵沟分成三个索。前正中裂与前外侧沟之间称为前索；前、后外侧沟之间称为外侧索；后外侧沟与后正中沟之间称为后索。灰质连合与前正中裂之间的白质，称为白质前连合，由左右交叉纤维组成。脊髓白质主要由根纤维、固有束及长距离的上、下行纤维束（传导束）组成（图 9-22）。

1. 固有束　固有束是一层紧贴灰质的上行和下行短纤维，由灰质各层中间神经元轴突形成，它们沿着灰质周围升、降一段距离后，又返回脊髓灰质内。在白质三个索内，分别形成前固有束、外侧固有束和后固有束。它们都具有联系不同脊髓节段的功能，完成脊髓节段内反射或节段间反射。

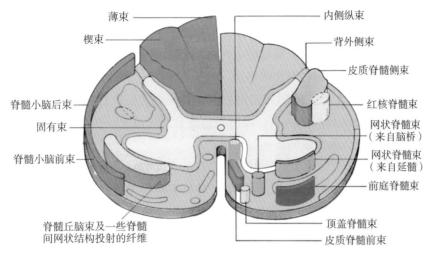

图 9-22 脊髓的纤维束

2. 上行传导束 上行传导束又称感觉传导束,将躯干和四肢接受的各种感觉,向上传到脑的不同部位。后根进入脊髓时,分成内、外侧两部分。内侧部较大,纤维粗,沿后角内侧进入后索。外侧部较小,纤维细,从后角的后方进入背外侧束。此束位于后角尖与脊髓周边之间。经由脊神经后根来的感觉大致可分为浅、深感觉和内脏感觉三种。浅感觉主要是由皮肤传来的温度觉、痛觉、触觉和压觉;深感觉来自肌肉、肌腱和关节等器官,主要是一些关于位置、运动和振动觉,故又称为本体感觉,但骨、关节、肌肉等深部器官也有痛觉存在;内脏感觉则来自内脏和心血管等器官,在正常情况下,内脏感觉比较模糊、迟钝,一般不易意识到,但当内脏器官过度膨胀或活动比较强烈时,则能引起明显的感觉。后根外侧部纤维传导痛觉和温度觉。后根内侧部纤维传导触、压觉和本体感觉。它们的升支在后索上升组成薄束和楔束,其降支较短,与来自后角的某些纤维共同组成若干下行的短纤维束,这些纤维束在脊髓不同部位,有不同的位置、形状和名称。这些下行束以终支和侧支,直接或间接地与前角运动神经元构成突触。

(1)薄束和楔束 位于后索内,薄束在后正中沟两旁,纵贯脊髓全长,楔束在薄束的外侧,仅见于第 4 胸节以上。两束都由脊神经节内假单极神经元中枢突经后根入同侧后索上延而成。这些脊神经节细胞的周围突,随脊神经到肌、腱、关节和皮肤等处的感受器。薄、楔束传导来自肢体同侧的本体觉和精细触觉的神经冲动,到脑内经过两次中继,传入对侧大脑皮质,引起本体觉(包括位置觉、运动觉及振动觉)和精细触觉(两点辨别觉和实体觉)。薄束起自同侧第 4 胸节以下的脊神经节细胞,主要传导下半身来的冲动;楔束起自同侧第 4 胸节以上的脊神经节细胞,主要传导上半身来的冲动。

后索薄、楔束来自各节段的纤维有明显的定位,由内向外,依次由来自骶、腰、胸和颈段的纤维排列而成。

薄束和楔束受损后,损伤平面以下的同侧本体感觉和精细辨别觉消失。患者闭眼后不能确定患肢各关节的位置和运动方向,同时由于维持肌张力的反射弧中断,牵张反射减弱,肌张力减退,触摸时感到肌松软。肌张力减退加上运动觉丧失,导致随意运动紊乱、动作笨拙,称为感觉性共济失调,患者立正闭眼或走路时摇摆不稳。另外,患者对于手中所握物体的大小、重量、质地和表面性状的分辨能力也丧失。如果用两脚规同时接触患者皮肤,患者虽感到碰触和压迫,但不能辨别出是两点。如果把一个振动的音叉放在接触骨面的皮肤上,患者也感受不到音叉的振动。

（2）脊髓小脑束　自肌和腱感受器起始的许多冲动和自皮肤和皮下组织起始的一部分冲动，经后根内侧部纤维的升、降支和侧支进入灰质的第二级神经元形成突触，再由第二级神经元的轴突组成脊髓小脑束抵达小脑。小脑依据这些上传的信息来调节肌张力和协调运动。

脊髓小脑束可以分成前束、后束和吻侧束。

1）脊髓小脑后束　位于脊髓侧索周边的后部，其深部为皮质脊髓侧束。此束主要起自同侧的胸核，但也有少数纤维起自对侧胸核，经白质前连合交叉过来。由于胸核位于胸髓和上腰髓，所以此束初见于上部腰节，至脊髓胸段明显可见。

2）脊髓小脑前束　位于脊髓小脑后束的前方，其深部为脊髓丘脑侧束。此束一般认为起自腰骶膨大节段Ⅴ～Ⅶ层的外侧部，相当于后角底部和中间带的外侧部。大部分纤维交叉至对侧上升，小部分在同侧上升。此束和后束一样，只传递下肢和躯干下部的本体感觉和触压觉至小脑，但后束传递的信息可能与个别肢体肌的精细运动和姿势的协调有关，而前束所传递的信息则与整个肢体的运动和姿势有关。

3）脊髓小脑吻侧束　与小脑前束相当，传递同侧上肢冲动至小脑。此束的起始细胞位于颈膨大部Ⅵ层，为胸核的上延部分。纤维束走在同侧侧索前部上升至小脑。与脊髓小脑后束相当，而传递上肢冲动至小脑的是楔小脑束，它起自延髓的楔外侧核，纤维经小脑下脚入小脑。

（3）脊髓橄榄束和脊髓网状束　除脊髓小脑束以外，尚有间接传递信息给小脑的纤维束，如脊髓橄榄束和脊髓网状束，它们都传递皮肤感觉和本体感觉。

1）脊髓橄榄束　起始于脊髓各节段内的后角和中间带。纤维大部分交叉至对侧，在脊髓小脑前束的前方上升，主要终于背侧副橄榄核和内侧副橄榄核。由这两个橄榄副核发出的纤维多半交叉至对侧小脑下脚进入小脑。

2）脊髓网状束　起始于脊髓各节段内的后角细胞。由此发出的纤维大部分不交叉，于前外侧索内上行到达延髓网状外侧核。上传的冲动在此中继后，经小脑下脚到达小脑。脊髓网状束中有相当一部分分散终于脑干网状结构内的核团，如延髓巨细胞网状核、脑桥尾侧网状核等，这些纤维是种系发生上的古老部分，与维持意识和觉醒状态有关，还可能是外感冲动传向丘脑的途径之一。

（4）脊髓丘脑束　脊髓丘脑束常被分为传递痛、温度觉的脊髓丘脑侧束和传递粗浅触觉、压觉的脊髓丘脑前束。其实这两束在断面上看是连成一片的，前者位于侧索的前部、脊髓小脑前束的内侧，后者位于前索。

此束主要起自Ⅰ层和Ⅳ～Ⅵ层中的神经元，这些细胞发出的轴突经白质前连合交叉到对侧外侧索及前索上行，经脑干止于背侧丘脑，中继后上行止于大脑皮质。此束的起始细胞接受后根来的纤维，后者属于脊神经节细胞的中枢突，该脊神经节细胞的周围突连于皮肤内的痛觉、温度觉及触觉感受器。所以脊髓丘脑束属于传导躯干、四肢痛觉、温度觉及触觉传导路的第2级神经元的纤维。

脊髓丘脑束的纤维在脊髓内亦有明确的定位，从背外侧向腹内侧，依次为来自骶、腰、胸、颈的纤维。

如一侧脊髓丘脑侧束受损后，身体对侧损伤节段平面以下痛、温度觉在一段时间内完全丧失，但以后痛、温度觉可有一定程度的恢复，这可能就是这些不交叉的纤维所起的代偿作用。脊髓丘脑侧束可分层定位，即由外向内依次为骶、腰、胸、颈节的纤维，而传递内脏感觉的纤维可能位于最内侧，贴近固有束。临床上就按这种定位来施行纤维切断手术，以消除难以忍受的疼痛。这种手术适用于皮肤痛、肌肉痛、关节痛和内脏痛，但由于内脏感觉是双侧传导的，所以必须同时切断两侧纤维束。脊髓丘脑前束含有一部分不交叉的纤维，所以损伤一侧的纤维束，往往对感觉的传递影响较小，即粗触觉、压觉可以存在或较迟钝。有人认为痒觉的传递可能也通过此束，如切断此束（双侧切断），则痒觉消失。

（5）脊髓顶盖束 是一小束，位于脊髓丘脑侧束的前方，位置表浅，其起始与脊髓丘脑束相似，纤维穿至对侧，与脊髓丘脑侧束伴行，止于中脑上丘和下丘，把痛觉、温度觉和触觉冲动传至与视、听反射有关的中脑四叠体。由此束上传的冲动可引起头颈转向刺激。

（6）脊髓皮质束 始于脊髓后角，沿皮质脊髓束上升，大部分纤维经锥体交叉走到对侧，通过内囊终于大脑皮质。此束可能是浅反射的传入途径。

（7）内脏感觉束 通过交感神经和盆内脏神经传入脊髓的内脏感觉纤维，沿后根通过背外侧束，终于Ⅰ、Ⅴ、Ⅶ层和后连合核。由此发出的二级纤维的一部分可沿同侧和对侧脊髓丘脑束上升，另一部分纤维可在固有束内上行，经多次中继，也可经灰质后连合交叉到对侧上升，进入脑干后，再经脑干网状结构内的短轴突神经元中继上行。有人认为传递膀胱和直肠等脏器痛觉的二级纤维走在后索内上行。进入脊髓的内脏感觉，可借中间神经元与内脏运动神经元联系，以完成内脏-内脏反射，也可与躯体运动神经元联系，形成内脏-躯体反射。

3. 下行传导束 脊髓下行传导束又叫运动传导束，它们起自脑的不同部分，直接或间接地止于脊髓前角或侧角（图9-22）。

（1）皮质脊髓束 是最大和最重要的运动传导束，主要起自大脑皮质中央前回和其他一些皮质区域。全部纤维约有100万条，大部分纤维直径为1～4μm，约10%为5～10μm，小部分为11～22μm的粗纤维，这些粗纤维起自中央前回的巨型锥体细胞或称Betz细胞。锥体束下降经过内囊、大脑脚底、脑桥基底部和延髓锥体，在锥体下端，通常有75%～90%，甚或更多的纤维，交叉行向后外方下行，构成皮质脊髓侧束。不交叉的纤维沿同侧前索下降，称为皮质脊髓前束，另有一小束不交叉的纤维沿同侧侧索下降，称为Barne前外侧束。

1）皮质脊髓侧束 位于侧索后部，脊髓小脑后束的深方，在腰下部节段和骶髓处。因脊髓小脑后束尚未出现，此束则紧靠侧索浅表。束内纤维由内向外，依次为到颈、胸、腰、骶部去的纤维。皮质脊髓侧束的纤维有以下几种终止方式。

①直接终于前角的大多极运动神经元，如发自Betz细胞的粗纤维直接终于支配肢体远端肌的前角运动神经元。

②通过Ⅴ、Ⅵ、Ⅶ、Ⅷ层内的中间神经元，间接联系前角运动神经元。

③部分纤维投射到胶状质，这部分纤维的作用可能是调控脊髓的传入活动。

皮质脊髓侧束中尚含有从脊髓到脑桥的脊髓脑桥束和从脊髓到大脑皮质的脊髓皮质束。脊髓脑桥束终于脑桥核，外感冲动可经此束传至小脑。脊髓皮质束起始于脊髓各节段，纤维交叉后在对侧上升，最后经内囊到大脑皮质，此束可能是浅反射的上传路径。

2）皮质脊髓前束 位于前索前正中裂两侧，通常此束只能追踪到中胸部。大部分纤维经白质前连合终于对侧前角，少许纤维终于同侧前角，支配上肢肌和颈肌的运动核。

3）Barne前外侧束 由不交叉纤维组成，沿侧索的前外侧部下降，大部分纤维终于颈髓前角，小部分纤维到达腰骶髓前角。

从上述三种纤维束的行径和终止情况来看，脊髓前角运动神经元主要接受来自对侧大脑半球的纤维，但也接受少量来自同侧大脑半球的纤维。支配躯干肌的运动神经元是受双侧皮质脊髓束控制的，而支配上、下肢远侧端肌肉的前角运动神经元只接受交叉纤维的分布。所以脊髓一侧的皮质脊髓侧束受损后，并不出现躯干肌的瘫痪，但同侧肢体远侧端的肌肉瘫痪明显。

（2）红核脊髓束　位于外侧索，皮质脊髓侧束的前方。此束起自中脑的红核，纤维发出后立即交叉下行至脊髓，经灰质（Ⅴ～Ⅶ）内中间神经元中继至前角运动细胞。其功能主要是兴奋屈肌运动神经元，抑制伸肌运动神经元。

（3）网状脊髓束　位于外侧索和前索，起自脑干网状结构，下行终止于Ⅶ、Ⅷ层及Ⅸ层的神经元，对 α 、γ 运动神经元产生易化或抑制影响。

（4）顶盖脊髓束　主要起自中脑上丘的深层细胞，纤维束发出后即绕中脑导水管灰质走向腹侧，在内侧纵束前方形成被盖背侧交叉，在脑干内，内侧纵束前方下降，至脊髓沿前索前内侧部下行，大部分纤维终止于颈髓上部节段，分布于灰质Ⅵ～Ⅷ层，神经冲动通过这些层内的中间神经元传递给前角运动神经元，使头颈转向对侧以完成对视觉、听觉的反射活动。

（5）前庭脊髓束　起自脑干前庭外侧核，沿同侧下降，进入脊髓前索，一直下行到腰骶髓。前庭脊髓束的纤维终于Ⅶ、Ⅷ层，经过中间神经元中继后，再与 α 、γ 运动神经元形成轴体型或轴树型突触，后者更为多见。此束能把前庭和小脑的冲动传至脊髓前角，以调节躯干和四肢肌肉的张力，维持体位和平衡。虽然对屈、伸肌的张力均有增强作用，但对伸肌张力的作用更显著。因此，当脊髓横断性病变时，如皮质脊髓束和前庭脊髓束同时受损，可表现出屈曲型截瘫。如只损伤皮质脊髓束，而前庭脊髓束功能完整，则可出现伸展型截瘫。前庭脊髓束和网状脊髓束都与肌张力的调节和去大脑僵直的形成有关。

（6）内侧纵束　位于前索、前正中裂底的两侧，皮质脊髓前束的背侧。此束起源复杂，有些纤维起自中脑 Cajal 间位核、后连合核和 Darkschewitsch 核及网状结构，大部分纤维来自前庭神经核。内侧纵束的纤维主要来自同侧，也有来自对侧，在前索中下行，在脊髓颈段为明显的一束，终于灰质Ⅶ～Ⅷ层，经中继后再到达前角运动神经元。此束的主要作用是把眼球的运动和头颈部的运动协调起来。

（7）橄榄脊髓束　由一些细纤维组成，自下橄榄核起始，出橄榄门后越过中线至对侧，下行于颈髓侧索前份内，位于脊髓表面。此束纤维与脊髓橄榄束纤维混杂，其轴突终于颈髓前角。在作用上可能是传递苍白球、红核等的冲动到脊髓前角运动神经元，参与颈肌的反射活动。

（8）内脏运动传导束　可能散在网状脊髓束中下降，与呼吸、呕吐有关的孤束脊髓束也行于网状脊髓内侧束中。下丘脑室旁核、外侧区的背侧份和乳头体背侧的下丘脑后部均有纤维直接投射到脊髓，它们主要是不交叉的纤维，走在脊髓侧索内，终于中间外侧核。这些纤维可能弥散在网状脊髓束、皮质脊髓侧束或固有束中。脑干网状结构中一些内脏活动中枢也有纤维到达脊髓，它们走在网状脊髓束中或紧靠侧固有束。

三、脊髓的生理功能

脊髓的主要生理功能有传导功能、反射功能、躯体营养功能及支配内脏活动。

（一）传导功能

1. 感觉的传导　是指将来自周围神经的各种感觉冲动传达到脑。

（1）浅感觉的传导　浅感觉包括痛觉、温度觉和触觉。

（2）深感觉的传导　深感觉，又称本体感觉，包括意识性深部感觉（如位置觉、运动觉及振动觉）及非意识性深部感觉等。

（3）内脏感觉的传导　内脏感觉指胃肠道、膀胱等脏器的痛、胀感等。传入纤维经后根进入脊髓，绝大部分沿脊髓丘脑束上升，终止于脑干各水平，最后经丘脑达旁中央小叶。

（4）复合感觉的传导　又称皮层感觉、立体感觉，即闭目后能凭手摸而察知物体的形态、大小、质量等。这是依赖深浅感觉的一种复合感觉，它与大脑顶叶的功能完整有关。

2. 运动的传导　脊髓前角中的 α 运动神经元支配四肢、躯干骨骼肌的运动，每一个运动神经细胞的轴突与其所支配的肌纤维组成一个运动单位。这些细胞接受锥体束的支配及锥体外系纤维束的影响，使其活动受到抑制或加强，从而使随意运动准确协调。

（二）反射功能

脊髓反射是指在脊髓的低级中枢与脑的高级中枢脱离联系的条件下所实现的反射，包括躯体反射和内脏反射。脊髓各种反射都是通过脊髓节内和节间的反射弧完成的，但脊髓反射却受脑下行至脊髓的纤维控制，所以无论是脊髓本身的疾病，还是脑或其下行纤维的病变，均可影响脊髓的反射。

1. 躯体反射

（1）牵张反射　为牵拉肌肉而引起被牵拉肌的反射性收缩，包括深反射和肌张力两类。

深反射是刺激肌、腱感受器，引起骨骼肌收缩的反射。因为这一刺激，使肌、腱受到突然的牵拉而引起被牵拉肌的反射性收缩，其反射弧主要是由感觉和运动两个神经元组成。如肱二头肌反射、膝反射等（图 9-23、表 9-3）。

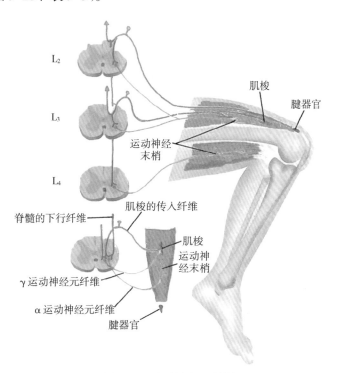

图 9-23　膝反射（深反射）

人体在安静状态时，骨骼肌不是完全松弛，而始终有肌纤维轻度收缩，使肌保持一定的紧张度，称肌张力。肌张力可通过脊髓反射活动来维持，也属牵张反射（深反射）。如当人体直立时，由于躯体的重力作用，使主要持重关节屈曲，持续地牵拉相应的伸肌，从而使伸肌的张力反射性地增强，以抵抗各持重关节屈曲，保持人体的直立姿势。因此，在维持人体的直立作用中，伸肌的张力较屈肌的张力更为重要。肌张力的重要意义在于抗地心引力作用，维持人体的正常姿势。由此可知，肌张力由于缓慢而持久地牵拉肌肉，使肌肉做持久而轻度的收缩反应，以维持人体的一定姿势，即牵张反射的姿势性反应。在临床上常以手扪捏肢体的肌肉，或给患者肢体做被动运动时，均可了解肌张力的状态。

表 9-3　深反射

反射名称	检查法	反应	传入神经	中枢	传出神经	效应器
肱二头肌反射	叩击肱二头肌腱	屈肘	肌皮神经	$C_{5\sim6}$	肌皮神经	肱二头肌
肱三头肌反射	叩击肱三头肌腱	伸肘	桡神经	$C_{6\sim8}$	桡神经	肱三头肌
膝反射	叩击髌韧带	伸小腿	股神经	$L_{2\sim4}$	股神经	股四头肌
跟腱反射	叩击跟腱	足跖屈	胫神经和坐骨神经	$L_5\sim S_2$	坐骨神经和胫神经	小腿三头肌

浅反射为刺激皮肤或黏膜的一定区域，使相应的肌肉发生反射性收缩。其中刺激皮肤引起的反射，称为皮肤反射；刺激黏膜所产生的反射，称为黏膜反射。脊髓的浅反射只有皮肤反射，而无黏膜反射（表 9-4）。

表 9-4　浅反射

反射名称	检查法	反应	传入神经	中枢	传出神经	效应器
腹壁反射	划腹壁皮肤	腹肌收缩	肋间神经和肋下神经	$T_{7\sim12}$	肋间神经和肋下神经	腹肌
提睾反射	划大腿内侧皮肤	睾丸上提	闭孔神经	$L_{1\sim2}$	生殖股神经	提睾肌
足底反射	划足底皮肤	足趾跖屈	胫神经和坐骨神经	$S_{1\sim2}$	坐骨神经和胫神经	趾屈肌

（2）屈肌反射　当四肢的远端皮肤受到刺激时，被刺激肢体的屈肌便发生强烈的收缩。借缩回肢体以离开刺激物，这种反射叫做屈肌反射。经典的脊髓屈肌反射通常是由痛觉末梢的刺激，如针刺、热或其他痛刺激所引起的，因此它也常被称为伤害感受性反射。一般而论，屈肌反射具有防御性意义。

2. 内脏反射　脊髓的中间带内有交感神经和副交感神经的低级中枢，如瞳孔开大中枢（$T_{1\sim2}$），血管运动和发汗中枢（$T_1\sim L_3$），以及排尿、排便中枢（$S_{2\sim4}$）等。这些中枢执行的内脏反射活动，也是通过脊髓反射弧，并受到大脑皮质的控制。如排尿反射，当排尿反射弧任一部分被中断时，可出现尿潴留；当脊髓颈、胸段横贯性损伤后，可引起反射性排尿亢进而出现尿失禁。

（三）躯体营养功能

脊髓前角细胞对其所支配的肌肉具有营养功能，对躯体骨骼也有营养作用。当前角细胞损害时，可使其所支配的肌肉发生萎缩，常在损害后 10 天左右出现支配肌的电变性反应。在前角细胞损害的节段内有明显的骨质疏松等现象。

（四）支配内脏活动

脊髓通过交感及副交感神经对血管的舒张、腺体的分泌、立毛肌的收缩发生作用。

四、脊髓病变的定位诊断

掌握脊髓各传导束的解剖和功能后，便能根据临床表现来讨论脊髓病变的定位。由于脊髓是脑和脊髓反射之间各种运动、感觉、自主神经传导的连接枢纽，也是各种脊髓反射的中枢，脊髓的损害可引起病变水平以下的各种运动、感觉、自主神经的功能障碍及各种脊髓反射改变。这些功能障碍可以是全部的，也可以是部分的。在临床诊断时应确定脊髓的损害是在脊髓的哪一个节段水平（即脊髓的水平定位），是脊髓横断面上的哪一部分（即脊髓的横断面定位），是在脊髓内（脊髓本身损害），还是在脊髓外。脊髓的水平定位必须根据感觉障碍的节段水平，运动、反射和自主神经节段性支配的功能障碍来推断。脊髓的横断面定位必须根据脊髓内各部分灰质细胞的解剖和功能，前根、前索、后索和侧索内的主要传入、传出路受损表现来确定。

脊髓某一节段的完全性横贯性损害，表现为该节段水平以下部位的完全性痉挛性截瘫、各种感觉丧失、大小便障碍和脊髓反射改变，其定位诊断无论是脊髓水平或是脊髓断面都不困难，但是这种情况已属于病程的晚期。为了早期明确诊断，应掌握脊髓早期病变的临床症状，首先应掌握脊髓病变的一般症状，其次是关于脊髓病变的定位症状。

（一）脊髓病变的一般临床症状

根据脊髓的功能，脊髓损害时的临床表现可以分为感觉障碍、运动障碍、反射改变和自主神经功能障碍。

1. 感觉障碍

（1）疼痛 常为脊髓压迫症的早期症状，根据其病变发生的解剖部位不同，可分为根性疼痛、传导束性疼痛及脊柱性疼痛等。

1）根性疼痛 最常见也最重要，是由后根受刺激所致，一般局限于该神经根所支配的皮节区域，也可以放射至肢体远端而类似局部皮肤、肌肉、骨骼、关节或韧带的刺激症状。疼痛多很剧烈，常在夜间加重而致患者痛醒或不能入睡，当咳嗽、喷嚏、用力等，可以使病变区的疼痛加剧。一般将此称之为冲击痛。

2）传导束性疼痛 比较少见，系由脊髓丘脑束受刺激所致，多为弥漫性烧灼样痛或钻痛。

3）脊柱性疼痛 当病变累及脊柱时，可以发生脊柱性疼痛，疼痛多位于脊背深部肌肉，往往与躯干的姿势有关，可伴有局部肌紧张、棘突压痛、叩痛等症状。

（2）感觉异常 亦为脊髓病变，尤其是脊髓压迫症的早期症状，可呈麻木、蚁走感、凉感等。可出现于病变部位的神经根所支配的皮节，也可以出现于病变水平以下的部位。胸髓病变刺激神经根可引起束带感。单侧的感觉异常可由对侧髓外肿瘤压迫对侧脊髓丘脑束引起，此时的感觉异常常呈向心形式，即自下肢逐渐向上发展，自远侧向压迫水平发展，叫做上升性感觉异常。髓内压迫者，感觉异常常呈离心形式，即自受压水平向下向远侧发展，叫做下降性感觉异常。

（3）感觉丧失 感觉缺失不易被患者所察觉，甚至在皮肤被划破或烧伤而不感觉疼痛时才引起患者的注意。触觉丧失常发现较早，此时患者多感觉到麻木。深感觉障碍常因走路有踩棉花样感或在黑暗行走不稳而被发现。

感觉减退或消失的水平是确定脊髓损害节段的重要依据。为了确定感觉障碍水平，必须仔细检查肢体各部位的各种感觉。一般而论，感觉障碍常常是最下端的感觉减退或消失最明显，在感觉减退或消失的水平上方可有一条感觉减退较轻的带，最上方为一狭窄的感觉过敏带，感觉过敏与感觉减退之间的界限为接近病变脊髓节段的上缘。脊髓两个邻近感觉神经根所支配的皮节之间有相互重叠分布，故神经根损害引起的节段性感觉障碍以部分性的较常见，完全性感觉丧失则罕见，如果出现则提示两个以上神经根的损害。

（4）感觉分离 在临床上以浅感觉分离为常见，大都表现为痛觉、温度觉障碍，而其他感觉如触觉及深部感觉正常。此系脊髓内的损害所引起，是由于脊髓中央的病变损害了交叉的脊髓丘脑束，而未影响一部分未交叉的触觉及深感觉纤维所致。这种典型的体征常见于脊髓空洞症及髓内肿瘤等。如果出现一侧局限性感觉障碍，而其上、下方的皮节感觉正常，则往往是神经根或周围神经损害所致。脊髓中央管及后角病变亦可见到一侧局限性感觉障碍。

2. 运动障碍　脊髓病变可损害下运动神经元的前角细胞和前根，更重要的是损害上运动神经元的运动传导束，主要是皮质脊髓束，引起无力或瘫痪。在病变的初期，患者仅感觉无力，可无明显的客观体征。

下运动神经元损害所致的肌张力降低和肌无力，常使患者不能完成某些动作，表现为上肢无力而不能牢固握物，扣衣困难及举臂乏力等，下肢无力表现为脚尖拖地，上下楼梯及起坐困难等。上运动神经元损害所致的痉挛性无力常使患者容易疲劳，行走时两下肢僵硬或行动笨拙。

当病变损害所在脊髓节段的前角细胞或前根时，则出现节段性下运动神经元性瘫痪，其表现为瘫痪的肌肉张力降低、腱反射消失，伴有肌萎缩及肌束震颤。当病变损害所在脊髓节段的锥体束时，如脊髓前方的占位性病变可较早地发生肌无力，出现上运动神经元性痉挛性瘫痪，其部位常在压迫以下的数个节段开始，具有肌张力增高、腱反射亢进、锥体束征阳性等特点。当病变高于支配腹肌的节段时，可引起腹壁反射减弱或消失，高于骶髓的锥体束损害则出现病理反射。当病变同时损害前角细胞及锥体束时则出现受损节段的下运动神经元瘫痪及病变水平以下的上运动神经元瘫痪。

3. 反射的改变　脊髓各种反射的改变对于脊髓疾患的定位诊断具有重要意义。脊髓各节段及其相应的神经根受损时，该髓节的深反射减弱或消失，尤其两侧的深反射不对称时更具有意义。在病变水平以下的深反射亢进，而浅反射减弱或消失。骶髓以上的上运动神经元损害时出现锥体束征，并且对病变的定位有意义。腰髓以上的严重脊髓损害，特别是完全性或近乎完全的横贯脊髓病变，可以发生屈曲性脊髓防御反射，能够引起这种反射的刺激部位，其上缘往往相当于脊髓病变节段的下缘。

4. 自主神经功能障碍

（1）霍纳综合征。支配瞳孔扩大肌的交感神经麻痹时，发生同侧霍纳综合征。自丘脑下部以下至眶内整个交感神经通路中任何部位（包括脊髓睫状体中枢）的损害均可产生该综合征。

（2）膀胱反射和排尿功能障碍。

（3）直肠反射和排便功能障碍。

（4）性反射及性功能障碍。

（二）脊髓不同部位病变的临床表现

1. 脊髓水平面上的病变定位　当脊髓的某一节段受到病变损害时，该脊髓节所支配的肌肉发生弛缓性瘫痪和萎缩，所支配的区域出现根痛或根性分布的感觉减退或感觉丧失，与该节段有关的反射消失。这些症状称为节段性症状，对病变的定位诊断具有重要价值。而在病变节段以下，则出现上运动神经元性瘫痪，表现为肌张力增高、腱反射亢进、病理征阳性伴感觉减退或消失。这些症状为传导性症状，不能借此确定病变的确切部位。节段性体征即感觉障碍的平面及反射改变，才是对病变节段做定位诊断的最重要体征。因此，应熟悉皮肤感觉的节段性分布及各种反射的脊髓节段。为便于说明脊髓水平面上各节病变的特征，将脊髓分为颈、胸、腰、圆锥、马尾5个部分叙述如下。

（1）颈髓损害的临床表现　颈髓损害的主要特点是颈及上肢的疼痛、四肢瘫痪、颈部或上肢水平以下的感觉障碍及大小便功能障碍，可伴有呼吸困难、霍纳综合征及高热。根据临床表现可以分为上颈髓（高颈段，颈 1 ～ 4）和下颈髓（颈膨大，颈 5 ～胸 1）两个水平。

1）上颈髓（颈 1 ～ 4）损害的临床表现　上颈髓与枕大孔附近的结构有密切联系，故其常见的病因为寰枕畸形及该部位的肿瘤、外伤及炎症等。损害时的临床表现：四肢呈上运动神经元性瘫痪，损害平面以下各种感觉丧失，大小便功能障碍，四肢及躯干无汗；枕、颈后部及肩部常有自发性神经根痛，转动头位、咳嗽、喷嚏、用力时可引起疼痛加重，因此常出现强迫头位。颈髓 3 ～ 5 节双侧前角细胞或其发出的两侧膈神经损害时，可致呼吸困难、腹式呼吸减弱、咳嗽无力。若为刺激性病变，则发生呃逆；病变损害脊髓后索，在患者屈颈时，可有沿脊柱向下放射至躯干或四肢的触电样刺痛感，称为 Lhermitte 综合征；病变损害三叉神经脊髓束（该束可达颈 2 水平）可有面部感觉障碍。若累及副神经（脊髓根起自颈髓 1 ～ 5 前角的副神经核）则出现胸锁乳突肌和斜方肌瘫痪、萎缩。当病变在枕大孔处损害皮质脊髓束的交叉部位时，可以发生病变同侧上肢和病变对侧下肢的合并瘫痪，由于颈髓接近枕大孔，故病变时可出现后颅窝损害的症状，如眩晕、眼球震颤、共济失调、发音及吞咽困难、舌肌萎缩和运动障碍。颈髓上端接近延髓的血管运动和呼吸等生命中枢，当病变波及该处时可导致死亡。此处占位性病变可以因小脑延髓池梗阻，妨碍脑脊液循环而出现颅内压增高。上颈髓病变常伴发高热。

2）颈膨大（颈 5 ～胸 1）损害的临床表现　四肢瘫痪，其特点为上肢呈弛缓性瘫痪，下肢呈痉挛性瘫痪。病灶平面以下的各种感觉丧失，上肢有节段性感觉减退或消失，可有向肩及上肢放射的神经根痛。中枢性膀胱、直肠功能障碍。位于颈 8 及胸 1 脊髓节的病变损害侧角细胞（睫状体脊髓中枢）时，产生同侧霍纳综合征。上肢腱反射的改变对于受损节段的定位诊断具有重要意义。例如肱二头肌腱反射减弱或消失，肱三头肌腱反射亢进，提示病变在颈髓 5 或 6 节段；肱二头肌腱反射正常，肱三头肌腱反射减弱或消失，提示病变位于颈髓 7 节段。

（2）胸髓（胸 3 ～ 12）损害的临床表现

1）胸髓是脊髓中最长而血液供应较差、最易发生病变的部位。胸髓横贯性损害时，两上肢正常，两下肢呈上运动神经元瘫痪，病灶平面以下各种感觉丧失，中枢性膀胱、直肠功能障碍，出汗异常。

2）感觉障碍的平面是确定脊髓损害节段的重要依据。在受损节段常伴有环绕躯干的神经根痛或（和）束带感，上胸髓（胸 1 ～ 4）损害常位于上胸部和背部，中胸髓（胸 5 ～ 8）损害位于下胸部或上腹部，下胸髓（胸 9 ～ 12）损害常位于下腹部。中下胸髓有神经根痛易误诊为腹部疾患。

3）病变在胸 8 以下胸 11 以上时，可以引起胸 10 ～ 11 节段支配的腹直肌之下半部无力，而腹直肌之上半部肌力正常。故令患者仰卧，检查者以手压其前额，再令患者用力抬头，则可见脐孔向上移动，称为比弗征阳性。

4）腹壁反射的分离性改变有助于胸髓损害的定位诊断。上、中、下腹壁反射的脊髓中枢分别在胸 7 ～ 8、胸 9 ～ 10、胸 11 ～ 12，因此上、中、下腹壁反射的减弱或消失对胸髓病变的定位诊断具有意义。例如，上、中、下腹壁反射均减弱或消失，提示病变在胸 7 以上；上腹壁反射正常而中腹壁反射减弱或消失，提示病变在胸 9 ～ 10；上、中、下腹壁反射均正常，而提睾反射（腰 1 ～ 2）减弱或消失，提示病变在胸 12 ～腰 1。

（3）腰膨大（腰 1 ～骶 2）损害的临床表现

1）高位腰髓（腰 1 ～ 2）病变引起双下肢痉挛性瘫痪，表现为膝、踝反射亢进，巴宾斯基征阳性，提睾反射消失；中枢性排尿障碍；下背部、腹股沟区域或股部的前侧有根痛或感觉减退。

2）腰膨大下段（腰 3～骶 2）的病变损及支配下肢运动的前角细胞，出现双下肢下运动神经元性瘫痪，表现为肌张力降低，膝、踝反射减弱或消失，病理征阴性；双下肢及会阴部各种感觉减退或消失；大小便功能障碍，亦可有坐骨神经痛的症状。

（4）脊髓圆锥（骶 3～5 和尾节）损害的临床表现　脊髓圆锥损害时，其症状特点为大小便及性功能障碍较重而感觉障碍较轻，双下肢无瘫痪，并且感觉障碍多为双侧对称性。

1）排尿障碍。急性病变的初期，因膀胱逼尿肌失去张力，尿道内口关闭，出现尿潴留，膀胱过度充盈后出现尿液溢出。急性期过后，膀胱可能发生频繁的收缩及出现自动反射性排尿。

2）感觉障碍。圆锥支配肛门和生殖器周围的皮肤感觉，损害时出现该部位的感觉减退或消失，呈鞍状分布，可出现感觉分离。

3）可发生阳痿或射精不能。

4）双下肢无瘫痪，亦无膝反射及踝反射障碍。

（5）马尾损害的临床表现　脊髓下端位于腰椎 1～2 水平，在此水平以下的椎管内包含着腰 2 至尾髓诸节的神经根，即马尾。损害时，下肢发生周围性瘫痪，周围性排尿障碍，下肢会阴各部感觉障碍，发病初期及中期有剧烈的根痛。双侧症状及体征不对称。马尾由腰、骶神经根组成，因而马尾的病变症状类似腰膨大和脊髓圆锥联合的病变症状，但马尾在腰椎管内的行程较长，故由于病变部位的不同，其临床表现也有差异。

1）上部马尾综合征（腰 2 以下）　运动障碍：整个下肢及会阴部均出现下运动神经元性瘫痪，膝反射、跟腱反射、跖反射及肛门反射均消失，但提睾反射及下腹壁反射均正常。感觉障碍：整个下肢及会阴部均有感觉缺失，根痛极为明显，多从腹股沟开始扩散到整个下肢及会阴部、臀部、肛门、骶骨部等。内脏反射障碍：由于破坏了膀胱、直肠的传入、传出神经，因而发生尿、便潴留，并可产生阳痿。

2）中部马尾综合征（腰 5 以下）　运动障碍：坐骨神经支配的肌肉发生瘫痪，小腿屈曲及足的运动均不可能，但大腿内转和小腿伸展不受影响，患者不能起立步行，跟腱反射、跖反射和肛门反射消失，而下腹壁反射、提睾反射和膝反射均正常。感觉障碍：臀部后面、大腿及小腿后面感觉缺失，根痛多沿坐骨神经走行放散。内脏反射障碍：膀胱、直肠及性功能障碍。

3）下部马尾综合征（骶 3 以下）　运动障碍：仅损害会阴部肌肉，因而下肢无瘫痪，患者可以起立步行，肛门反射消失，而下腹壁反射、提睾反射、膝反射、跟腱反射及跖反射均正常。感觉障碍：臀部内侧、肛门部、会阴部等处感觉缺失，即所谓马鞍状感觉缺失，根痛也表现在这些部位。内脏反射障碍：膀胱、直肠及性功能障碍。

2. 脊髓横断面上的病变定位　脊髓在横断面上可以分为灰质和白质两部分。灰质为节段性结构，损害时产生节段性感觉、运动和自主神经功能障碍。白质为传导性结构，损害时产生传导束性感觉、运动和自主神经功能障碍，现分述如下。

（1）灰质病变

1）前角细胞病变　急性病变可迅速使其所支配的肌肉完全麻痹，例如急性前角灰质炎。慢性病变则多为部分损害，其所支配的肌肉发生部分性瘫痪，例如进行性脊髓性肌萎缩症。前角细胞病变很少使一个肢体全部肌肉瘫痪，因为一方面，在脊髓任何水平的前角细胞都包括许多细胞群，这些细胞群分布在一个相当大的面积上，每群细胞又各有其所支配的肌群，任何病变都不可能毁坏所有的细胞群；另一方面，支配一个肢体的细胞群在水平面上延伸约数厘米，脊髓病变则很少有这样广泛者。

前角细胞病变所致肌肉麻痹的特点为节段性下运动神经元性瘫痪，表现为肌张力低下，腱反射减弱或消失，肌肉萎缩、肌束震颤，无感觉障碍，无病理反射。

2）后角细胞病变　产生病灶同侧节段性痛觉、温度觉障碍及轻度的触觉障碍或触觉正常，称为浅感觉分离或节段性分离性感觉障碍。刺激性病变可有自发性疼痛，伴有感觉过敏。相应节段的反射减弱或消失。

3）侧角细胞病变　脊髓侧角是交感神经的低级中枢。自颈 8～腰 2 前角的背侧部均存在交感神经细胞核群。根据这种解剖特点，交感神经在体表的分布与躯体神经大不相同。交感神经的脊髓细胞群集中在颈 8～腰 2，颈 8 以上与腰 2 以下没有侧角细胞。头面部皮肤的交感神经来自胸 1～4 的侧角，上肢来自胸 4～7 的侧角，躯干来自胸 1～10 的侧角，下肢来自胸 10～腰 2 的侧角。

侧角不同于前角和后角，从一个侧角发出的交感神经纤维在皮肤的分布范围要大得多，上下分布常相当于后角的数个髓节。因此，当侧角病变时，一方面其表现部位不同，如胸 1～4 侧角病变表现于头部及面部，另一方面是病变范围广，境界不明显。侧角病变时出现血管舒缩障碍、皮肤潮红或青紫，还有排汗障碍、营养障碍等。颈 8 和胸 1～2 节段的侧角中尚有睫状体脊髓中枢，此部病变时产生霍纳综合征。骶髓 2～4 节段前后角间有排尿和排便中枢，该中枢受双侧大脑皮层的支配，故当一侧上运动神经元病变时，往往不出现症状，当两侧上运动神经元病变或脊髓中枢病变时，则发生排尿与排便功能障碍。

4）灰质前连合病变　来自两侧脊髓后角传导痛觉与温度觉的纤维均在灰质前连合处交叉，故在灰质前连合处发生病变时，产生两侧对称性痛、温度觉减退或丧失，而精细触觉不受影响，出现与后角近似的分离性感觉障碍，所不同的是呈双侧对称性分布。

（2）白质病变

1）薄束及楔束损害　产生病变水平以下的四肢及躯干的深感觉障碍，表现为位置觉、运动觉、振动觉、压迫觉及重量觉障碍。薄束损害产生胸 5 以下的深感觉障碍，楔束病变产生胸 4 以上的深感觉障碍。由于深感觉障碍，患者在步行时躯体平衡不稳，尤其在夜晚或闭目时步履更加不稳，称为感觉性共济失调。由于深感觉障碍，患者站立时躯体虽有不稳，但可借视觉维持平衡，但令患者闭目时，由于去除了视觉的平衡作用，患者的躯体即发生晃动而不能维持平衡，称为闭目难立征。后索损害使深感觉及识别触觉发生障碍，患者不能识别皮肤上书写的字、几何图形，而原始触觉、痛觉、温度觉正常，称为后索型感觉分离，也叫做脊髓痨性感觉分离。后索刺激性病变在相应的支配区出现电击样剧痛或刺痛、带状痛。

2）皮质脊髓束损害　皮质脊髓束包括皮质脊髓侧束及皮质脊髓前束。前者位于侧索后方靠近后角部，是已交叉的锥体束纤维，占锥体束的 85%～90%；后者是未交叉的锥体束纤维，只占锥体束的 10%～15%。皮质脊髓侧束的损害产生病灶以下同侧上运动神经元性瘫痪，多见于脊髓外伤、髓外压迫性病变、侧索硬化症、脊髓血管病等。

3）脊髓丘脑束损害　脊髓丘脑束包括脊髓丘脑侧束与脊髓丘脑前束。前者位于脊髓侧索，司痛觉及温度觉的传导，该束损害时出现病灶以下对侧肢体痛觉及温度觉的减退与消失。后者位于脊髓前索，司一部分触觉（粗略触觉）的传导，该束损害后只出现病灶水平以下对侧肢体触觉减退，因为一部分触觉（粗细触觉）纤维经后索随深部感觉上行之故。

4）脊髓小脑束损害　脊髓小脑束包括脊髓小脑前束及脊髓小脑后束，位于脊髓侧索的周缘部，损害时出现肌张力降低、共济失调等小脑症状。

5）皮质脊髓束–后索联合损害　出现损害水平以下同侧肢体运动神经元性瘫痪，同侧肢体深感觉障碍，感觉性共济失调及闭目难立征阳性，多见于髓外压迫性疾病及后侧索硬化症。

6）皮质脊髓束 – 脊髓小脑束 – 后索损害　常以后索症状为主（见前述），小脑性共济失调，损害平面以下肢体呈现程度不同的上运动神经元性瘫痪，见于家族遗传性共济失调。

7）前角 – 皮质脊髓束损害　出现损害水平支配的肢体呈下运动神经元性瘫痪，但腱反射亢进；损害水平以下肢体呈现上运动神经元性瘫痪。多见于肌萎缩性侧索硬化症、环枕压迫性和炎性疾病。

8）后索 – 侧索 – 末梢神经损害　出现损害平面以下肢体的深感觉障碍、痉挛性瘫痪及四肢远端呈末梢型感觉、运动和自主神经功能障碍。见于恶性贫血。

9）脊髓半侧损害　在临床上典型的即恰好损害脊髓一半的患者极为罕见，而以不典型的损害的患者为多见。

典型的脊髓半侧损害：脊髓半侧损害时，在病灶侧有两方面的症状，即传导束性症状与节段性症状，现分述如下。

传导束性症状：常突出表现为两个传导束的损害，即皮质脊髓侧束及后索。皮质脊髓侧束损害出现损害水平以下的上运动神经元性瘫痪。后索损害在下胸髓时仅有薄束损害，在上胸髓与颈髓时，则薄束与楔束都受损，出现病灶水平以下同侧肢体的深部感觉与精细触觉（识别触觉）障碍。脊髓小脑前、后束损害出现小脑性共济失调。

病灶髓节症状：病灶水平脊髓节的前、后角及后根纤维损害，出现损害髓节支配区的下运动神经元性瘫痪及各种感觉障碍，同时在病灶水平上位的后根由于受病灶刺激而出现痛觉过敏，即在病灶侧上缘出现节段性痛觉过敏带。由于病灶侧侧角及其发出的纤维损害，使同侧肢体相应体节皮肤发红、发热，后期发绀、发冷及泌汗障碍。

病灶对侧症状：由于一侧脊髓丘脑侧束受损，使病灶平面一、二节段以下的对侧肢体痛、温度觉消失。在痛、温度觉缺失区的上方有一狭窄的感觉过敏带。而传导粗略触觉的脊髓丘脑前束来自两侧后角，故一侧损害，粗略触觉迟钝或接近正常。

不典型的脊髓半侧损害：此型在临床上多见，其实此时脊髓损害并非恰好脊髓的一半，而是不足一半或者越过对侧的一部分。因此，其症状、体征与典型的脊髓半侧损害不同。例如，当脊髓半侧损害偏于后半侧且又越过对侧后索时，则在病灶侧肢体有上运动神经元性瘫痪及病灶水平以下双侧传导束性深感觉障碍与精细触觉障碍。由于脊髓丘脑束位置偏前，故痛觉和温度觉障碍可以不明显。如病变在腰髓以下诸节或骶髓的一侧，由于这些髓节紧密相接，很少能有任何感觉纤维在病变以下到达脊髓的对侧，故感觉与运动障碍都发生在病灶的同侧。

10）脊髓完全横贯性损害　分述如下。

瘫痪：病变的部位不同，所引起的瘫痪类型也不一样。高位颈髓病变引起四肢痉挛性瘫痪；颈膨大病变引起上肢弛缓性瘫痪，下肢痉挛性瘫痪；胸髓病变双上肢正常，双下肢出现痉挛性瘫痪；腰膨大病变引起双下肢弛缓性瘫痪。

感觉障碍：引起病灶水平以下双侧传导束性各种感觉障碍。

尿便功能障碍：初期多为尿潴留，后期多为尿失禁。

血管运动障碍和营养障碍：病变以下肢体出现血管的运动障碍及营养障碍。

第十章

人体的主要断层解剖

第一节 概 述

断层解剖学是用断层方法研究和表达人体正常形态结构及其基本功能的科学，其基本任务是探索各种结构在连续断层内的形态、位置和毗邻等的变化规律，为临床学科提供形态学依据。

一、头部断层解剖的常用基线

（一）头部横断层的常用基线

头部横断层所用基线由于应用目的不同，存在多种基线，因而以不同基线进行的同一高度的横断层标本或断层影像，其层面结构存在差异。此外，横断层标本或影像，均观察其下面。

1. 眦耳线（CML） 又称眶耳线，为眼外眦与外耳门中点的连线，为颅脑横断层扫描的常用基线（图10-1）。

2. Reid 基线（RBL） 为眶下缘与外耳门中点的连线，是颅脑横断层标本制作的常用基线（图10-1）。

3. 上眶耳线（SML） 为眶上缘中点与外耳门中点的连线，其所在平面接近颅底平面。以上眶耳线为基线进行颅脑底部扫描，能最大限度减少颅骨伪影，有利于显示颅脑底部结构，如大脑动脉环（图10-1）。

4. 连合间线 为前连合后缘中点和后连合前缘中点的连线，又称 AC-PC 线。脑功能成像研究、脑立体定位手术等多以此线为基准进行精确定位，因而亦是脑立体定位断层解剖基线（图10-2）。

5. Frankfort 平面 为眶下缘与外耳门上缘的连线所在平面，接近 Reid 基线平面。常用于颅骨头面的测量，为国际人类学研究所采用的统一标准平面，又称为人类学平面。

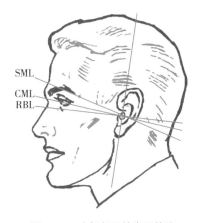

图 10-1 头部断层的常用基线

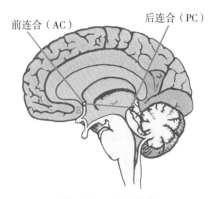

图 10-2 AC-PC 线

（二）头部冠状断层的常用基线

头部冠状断层常用基线为过外耳门中点眦耳线的垂线（图 10-1）。冠状断层标本或影像，均观察其前面。

头部冠状扫描多以与眦耳线垂直的两侧外耳门中点的连线层面，分别向前、后以一定的层厚进行，取其前面观察。脑立体定位术和脑冠状断层解剖研究多采用经 AC-PC 连线中点所做的垂线为冠状断层基线。

（三）头部矢状断层的常用基线

头部矢状断层常用基线为正中矢状线。矢状断层标本或影像均观察其左侧面。

头部矢状断层标本的制作和矢状扫描是以正中矢状面为基线层面，分别向左、右以一定的层厚进行。

二、人体断层解剖的特点

与系统解剖学和局部解剖学相比，断层解剖学有以下特点。

1. 在人体的断层内，能保持相应结构在机体的原位，并通过连续断层的观察，有利于把握其断面形态变化与位置的改变，尤其是观察影像断层内无法观察到的细小结构，从而为影像断层提供科学的形态学结构基础。

2. 将连续断层结构数字化并借助计算机技术，可由断层重塑整体，或对某一结构进行三维重建和定量分析。

3. 断层解剖学是与临床结合密切、应用性很强的学科，可为影像诊断学、介入放射学等提供应用和理论指导。

第二节　人体各部的主要断层解剖

一、头颈部的主要断层解剖

脑位于颅腔内，由端脑、间脑、小脑、中脑、脑桥和延髓六部分组成，其中延髓、脑桥和中脑合称脑干。颅腔的颅底部位呈阶梯状，由前向后依次为承托额叶的颅前窝、容纳颞叶及脑垂体的颅中窝和容纳脑干及小脑的颅后窝。两侧大脑半球之间的大脑纵裂内有大脑镰，抵达胼胝体背侧，大脑镰上缘有上矢状窦向后走行。大脑和小脑之间有小脑幕伸入，小脑幕后缘有横窦行向前外。

颅脑胼胝体以上横断层中，左右大脑半球之间为连续的大脑镰，大脑半球内部均为大脑髓质。在胼胝体以下横断层中，大脑镰前部向下连至鸡冠，后部向下连至小脑幕；大脑半球内部出现基底核与侧脑室；随着间脑的出现，第三脑室及位于背侧丘脑与豆状核、尾状核之间的内囊出现。随着胼胝体消失，颅脑横断层接近颅底，由于颅前窝、颅中窝和颅后窝呈阶梯状，大脑底部结构逐渐显露，大脑半球的断面逐步前移，颅内结构逐渐以位居颅后窝的脑干和小脑为主。

颈部浅层的颈阔肌、胸锁乳突肌、舌骨下肌群及项部浅层的斜方肌均由颈深筋膜浅层包裹。

在横断面上，颈部深层结构一般分为四个格，分别是前方的内脏格，后方的支持格和两侧的血管神经格。内脏格内的主要结构是咽、食管、喉、气管和甲状腺，由颈深筋膜中层包裹。支持格主要由颈深肌群、颈椎、颈椎间盘、臂丛和交感干等组成，上述结构均有颈深筋膜深层即椎前筋膜覆盖。血管神经格位于内脏格和支持格之间的外侧，为包绕于颈动脉鞘内的颈总动脉、颈内静脉和迷走神经。位于颈深部外侧、颈椎两侧的肌，由前向后依次为前斜角肌、中斜角肌和后斜角肌。项部肌肉浅层为斜方肌，中层内侧部为头夹肌，中层外侧部为肩胛提肌，深层主要为头半棘肌和颈半棘肌等。

头颈部主要横断层面如下。

（一）头部半卵圆中心层面

此层面位于胼胝体上方，大脑镰位居两侧大脑半球之间，其前后端可见上矢状窦的三角形断面。两侧大脑半球内广泛髓质称为半卵圆中心，此处大脑髓质内有三种神经纤维，分别是联络纤维、连合纤维和投射纤维。联络纤维为联系同侧半球内部邻近脑回和各叶皮质的神经纤维；连合纤维为联系两侧大脑半球相应皮质区的神经纤维；投射纤维为联系大脑皮质和皮质下中枢的上、下行神经纤维。半卵圆中心的神经纤维主要为有髓神经纤维，磁共振T1加权图像（MRI T1）呈灰白色高信号表现，在CT图像为低密度影。脑内的脱髓鞘病变多于此区呈现单发或多发病灶（图10-3）。

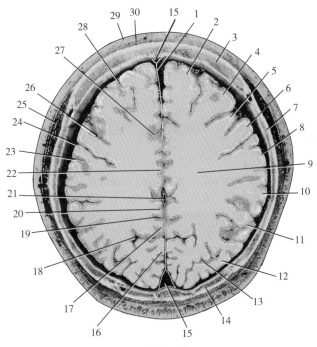

图10-3 半卵圆中心层面

1. 大脑镰　2. 额上回　3. 额骨　4. 额中回　5. 额下回　6. 中央前回　7. 顶骨　8. 中央后回　9. 半卵圆中心　10. 缘上回　11. 角回　12. 顶下小叶　13. 顶内沟　14. 枕骨　15. 上矢状窦　16. 楔叶　17. 楔前叶　18. 顶枕沟　19. 距状沟　20. 扣带回峡　21. 下矢状窦　22. 扣带回　23. 中央后沟　24. 中央沟　25. 颞肌　26. 中央前沟　27. 扣带沟　28. 额上沟　29. 头皮　30. 帽状腱膜

（二）头部第三脑室上部横断层

在该断层内，胼胝体膝位于两侧大脑半球之间，后连穹窿，与尾状核头之间为呈倒"八"字形的侧脑室前角。大脑半球外侧缘中部为呈横"Y"形的外侧沟，其深部岛叶皮质的深面可见豆状核的壳。背侧丘脑呈卵圆形，两侧背侧丘脑之间为第三脑室。豆状核与尾状核、背侧丘脑之间为内囊。背侧丘脑之后可见胼胝体压部的下缘，在胼胝体压部后方，小脑幕与后方的大脑镰相连，呈高脚酒杯状，其外侧为距状沟，距状沟外侧形成一弧形隆起，称为禽距，构成侧脑室三角部的后内侧壁，是识别距状沟的标志（图10-4）。

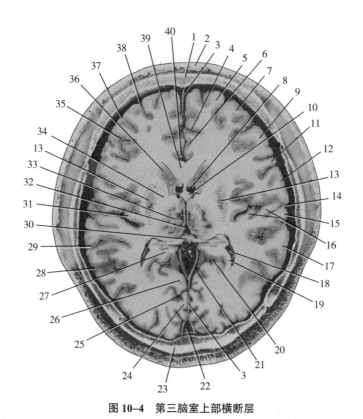

图 10-4　第三脑室上部横断层

1. 额骨　2. 头皮　3. 大脑镰　4. 扣带沟　5. 额上回　6. 扣带回　7. 额中回　8. 侧脑室前角 9. 额下回　10. 穹窿
11. 中央前回　12. 中央后回　13. 壳　14. 外侧沟　15. 颞上回 16. 颞横回　17. 颞中回　18. 侧脑室三角部
19. 禽距　20. 距状沟前部　21. 小脑幕　22. 上矢状窦　23. 枕骨　24. 舌回　25. 距状沟后部　26. 楔叶
27. 海马旁回　28. 颞下回 29. 颞上沟　30. 胼胝体压部　31. 岛叶　32. 第三脑室　33. 背侧丘脑　34. 内囊
35. 中央前沟　36. 尾状核头　37. 额下沟　38. 额上沟　39. 胼胝体膝　40. 大脑前动脉

（三）头部中脑上丘层面

该断层通过中脑上丘，两大脑半球之间，胼胝体膝前方的大脑纵裂内，可见大脑镰和大脑前动脉。位于岛叶皮质深部的豆状核分为外侧的壳和内侧的苍白球两部分。内囊位于豆状核与尾状核、背侧丘脑之间，分为内囊前肢、内囊膝和内囊后肢。侧脑室前角依然呈倒"八"字形，以室间孔通向两侧背侧丘脑之间的第三脑室。中脑下丘的后外侧可见大脑后动脉的断面，其外侧为海马皮质伸入侧脑室下角。小脑幕断面向两侧扩展，其间为小脑，后方有直窦向后至窦汇（图10-5）。

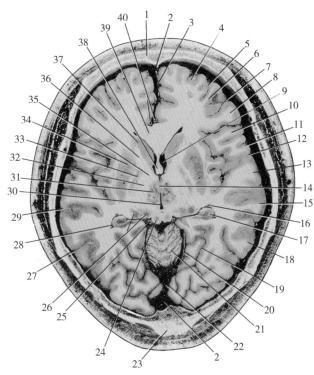

图 10-5　中脑上丘层面

1. 额骨　2. 上矢状窦　3. 大脑镰　4. 额上回　5. 额上沟　6. 额中回　7. 额下沟　8. 额下回　9. 侧脑室前角
10. 中央前回　11. 中央后回　12. 外侧沟　13. 颞上回　14. 丘脑间黏合 15. 颞中回　16. 尾状核尾　17. 海马
18. 颞下回　19. 侧副沟　20. 小脑幕　21. 小脑 22. 直窦　23. 枕骨　24. 上丘　25. 大脑后动脉
26. 内、外侧膝状体　27. 颞下沟　28. 侧脑室下角　29. 颞上沟　30. 第三脑室　31. 背侧丘脑　32. 内囊后肢
33. 苍白球　34. 壳　35. 内囊膝　36. 内囊前肢　37. 尾状核头　38. 穹窿　39. 胼胝体膝　40. 大脑前动脉

（四）头部红核与黑质层面

该断层已接近颅底，颅前窝、颅中窝和颅后窝分界渐趋明显，大脑半球断面前移，枕叶消失。小脑幕呈"八"字形，后方为小脑。中脑位于断面中央，在两侧大脑半球之间小脑的前方，在中脑的前外侧部，有黑质斜行贯穿大脑脚底，红核位于黑质的后内侧。前连合位于第三脑室与大脑纵裂之间，伸入两侧大脑半球内，并向前、后分开，整体呈"H"形。前连合前方的大脑纵裂内可见大脑前动脉，外侧沟内、岛叶表面可见大脑中动脉断面，中脑两侧的环池内有大脑后动脉后行（图 10-6）。

（五）头部小脑上脚层面

颅前窝内为额叶的底部，颅中窝外侧部为颞叶，颅后窝位于颞骨岩部与小脑幕后方，其内为小脑和脑桥的断面。在断层中央，是位于额叶、颞叶和脑桥之间的乳头体和视交叉。在视交叉和乳头体周围为鞍上池，视交叉前方有大脑前动脉行向前内，经鞍上池前角进入大脑纵裂池；视交叉外侧有大脑中动脉经鞍上池前外侧角进入大脑外侧窝池；乳头体后方为基底动脉，其两侧有小脑上动脉经环池后行。位于小脑半球髓质内的弯曲灰质条带为齿状核。起自齿状核，行向内上方连向中脑的白质是小脑上脚（图 10-7）。

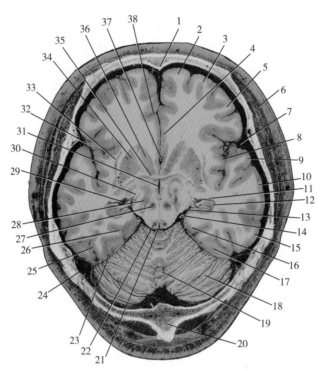

图 10-6 红核与黑质层面

1.额嵴 2.额上回 3.额中回 4.胼胝体下区 5.额下回 6.颞肌 7.外侧沟 8.岛叶 9.颞上回 10.颞中回 11.尾状核尾 12.海马 13.环池 14.大脑后动脉 15.颞下回 16.海马旁回 17.枕颞内侧回 18.小脑 19.小脑蚓 20.枕骨 21.中脑水管 22.下丘 23.小脑幕 24.横窦 25.枕颞沟 26.侧副沟 27.红核 28.黑质 29.侧脑室下角 30.视束 31.第三脑室 32.大脑中动脉 33.屏状核 34.壳 35.前连合 36.尾状核头 37.大脑前动脉 38.扣带沟

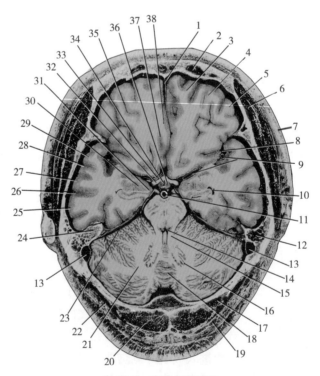

图 10-7 小脑上脚层面

1.大脑镰 2.额窦 3.额上回 4.额中回 5.额下回 6.颞肌 7.头皮 8.外侧沟 9.大脑中动脉 10.侧脑室下角 11.基底动脉 12.乳突小房 13乙状窦 14.第四脑室 15.小脑上脚 16.齿状核 17.枕骨 18.小脑蚓 19.斜方肌 20.头夹肌 21.小脑半球 22.头半棘肌 23.小脑幕 24.颞骨岩部 25.颞下回 26.颞下沟 27.颞中回 28.颞上沟 29.颞上回 30.杏仁核 31.钩 32.视交叉 33.大脑前动脉 34.第三脑室 35.眶沟 36.乳头体 37.嗅束沟 38.直回

（六）颈部甲状软骨上份层面

该断层经过甲状软骨上部，内脏格前部为喉前庭，后部为喉咽。后方的支持格主要为第5颈椎及周围结构，颈椎管内为颈髓及硬膜囊，第5颈神经穿颈椎间孔斜向前外，椎体外侧可见椎动脉。血管神经格位于喉咽的外后方，胸锁乳突肌深面，右侧的血管神经格内为颈总动脉、颈内静脉和迷走神经，颈内静脉前后方可见颈外侧上深淋巴结；左侧的血管神经格内颈总动脉已分为颈内动脉和颈外动脉，颈内动脉暂位于颈外动脉的外后方，继续上行时，于颈外动脉后方交叉至其内后方（图10-8）。

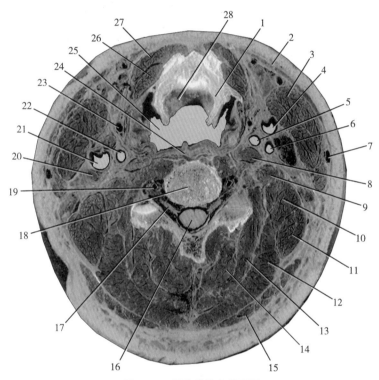

图 10-8　甲状软骨上份层面

1. 甲状软骨　2. 颈阔肌　3. 胸锁乳突肌　4. 颈内静脉　5. 颈内动脉　6. 颈外动脉　7. 颈外静脉　8. 前斜角肌　9. 中斜角肌　10. 后斜角肌　11. 肩胛提肌　12. 头夹肌　13. 头半棘肌　14. 颈半棘肌　15. 斜方肌　16. 颈髓　17. 颈神经　18. 第5颈椎体　19. 椎动脉　20. 颈外侧上深淋巴结　21. 颈内静脉　22. 颈总动脉　23. 甲状腺上血管　24. 咽后间隙　25. 喉咽　26. 甲状舌骨肌　27. 胸骨舌骨肌　28. 喉前庭

（七）颈部甲状软骨下份层面

该断层经过甲状软骨下部和环状软骨板上部，内脏格前部为喉的声门下腔，后部为喉咽，两侧部为甲状腺侧叶。后方的支持格主要为第4颈椎椎间盘及第6颈椎体，椎体钩外侧为颈神经和椎动脉，颈椎管内为颈髓及硬膜囊。血管神经格位于喉咽的外方，胸锁乳突肌深面，内有颈总动脉、颈内静脉和迷走神经（图10-9）。

（八）颈部环状软骨弓层面

该断层经过环状软骨弓，内脏格前部为喉的声门下腔，下续气管，后部的喉咽已缩窄，下续食管，两侧部为甲状腺侧叶。后方的支持格主要为第6颈椎及周围结构，椎体外侧有椎动脉向上穿横突孔，颈椎管内为颈髓及硬膜囊。血管神经格位于喉咽的外侧、甲状腺侧叶的后方，胸锁乳突肌深面，内有颈总动脉、颈内静脉和迷走神经（图 10-10）。

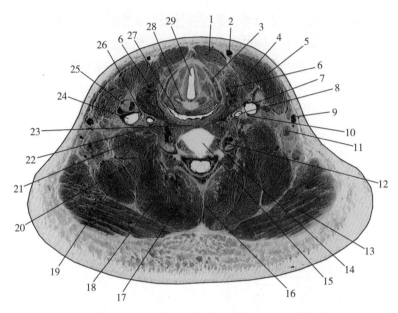

图 10-9　甲状软骨下份层面

1.胸骨舌骨肌　2.颈前浅静脉　3.甲状软骨　4.肩胛舌骨肌　5.胸锁乳突肌　6.甲状腺　7.左颈内静脉　8.左颈总动脉
9.颈外静脉　10.左迷走神经　11.颈外侧浅淋巴结　12.颈神经和椎血管　13.斜方肌　14.第 6 颈椎体钩
15.第 4 颈椎椎间盘　16.项韧带　17.头半棘肌和颈半棘肌　18.头夹肌　19.肩胛提肌　20.后斜角肌　21.中斜角肌
22.前斜角肌　23.咽后间隙　24.右颈内静脉　25.颈外侧深淋巴结　26.右迷走神经　27.喉咽　28.环状软骨板　29.声门下腔

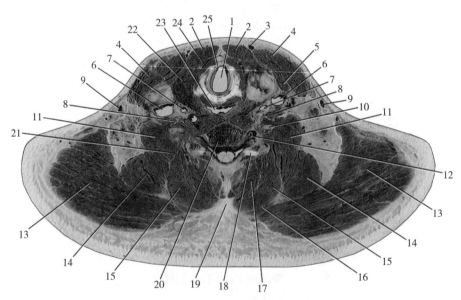

图 10-10　环状软骨弓层面

1.声门下腔　2.胸骨舌骨肌　3.颈前浅静脉　4.胸锁乳突肌　5.肩胛舌骨肌　6.颈内静脉 7.颈总动脉　8.前斜角肌
9.颈外静脉　10.臂丛　11.中斜角肌　12.椎动脉　13.斜方肌　14.肩胛提肌　15.头夹肌　16.菱形肌
17.头半棘肌和颈半棘肌　18.关节突关节　19.棘上韧带　20.第 6 颈椎体　21.后斜角肌　22.甲状腺　23.喉咽
24.甲状舌骨肌　25.环状软骨弓

二、胸部的主要断层解剖

肺位于胸腔内，纵隔的两侧。纵隔以胸骨角平面为界，分为上纵隔和下纵隔。

胸骨角以上断面均为上纵隔结构，由前向后主要为胸腺、左右头臂静脉和上腔静脉、主动脉弓及其三大分支、气管胸部和食管。胸骨角以下断面为下纵隔结构，由前向后主要为心及与心相连的大血管、左右主支气管、食管和胸主动脉。

心的断面出现以前，纵隔断面形态多呈三角形，断面结构主要为大血管、气管和食管。

心的断面出现以后，纵隔断面形态多为卵圆形，断面结构主要为各心腔结构。在心与脊柱之间出现食管和胸主动脉。

胸部主要横断层面如下。

（一）主动脉弓上部、上腔静脉合成处层面

该层面内左、右两肺均为上叶，位于胸腔内，纵隔的两侧。纵隔前部为位于胸骨柄之后与大血管之间的血管前间隙，其内主要为胸腺。左头臂静脉斜向右下与右头臂静脉汇合形成上腔静脉，左头臂静脉后方为行向左后方的主动脉弓，其上缘由右前向左后依次发出头臂干、左颈总动脉和左锁骨下动脉，主动弓右侧为食管和气管，主动脉弓左前缘与左侧纵隔胸膜之间有左心包膈血管、左膈神经和左迷走神经下行。头臂静脉之后、主动脉弓右侧和气管前方之间为气管前间隙，此间隙向上经胸廓上口至颈部，向下至气管隆嵴层面（图10-11）。

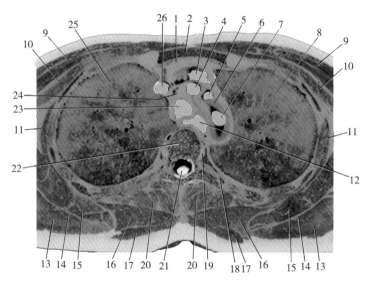

图10-11　主动脉弓上部、上腔静脉合成处层面

1. 血管前间隙　2. 胸骨柄　3. 左头臂静脉　4. 头臂干　5. 左颈总动脉　6. 主动脉弓　7. 左锁骨下动脉　8. 左肺上叶　9. 胸大肌　10. 胸小肌　11. 前锯肌　12. 食管　13. 冈下肌　14. 肩胛骨　15. 肩胛下肌　16. 菱形肌　17. 斜方肌　18. 肋横突关节　19. 肋头关节　20. 竖脊肌　21. 胸髓　22. 第4胸椎体　23. 气管胸部　24. 气管前间隙　25. 右肺上叶　26. 右头臂静脉

（二）主动脉肺动脉窗层面

该层面经过胸骨角，胸腔内左、右两肺斜裂出现，斜裂前方为两肺上叶，后方为两肺下叶。纵隔的断面形态呈三角形，其前部为胸腺，胸腺后方为升主动脉，有心包上隐窝包绕其两侧面及前面。升主动脉右侧为上腔静脉，有奇静脉跨右肺根向前汇入。气管横径增宽，形成气管杈。第

5 胸椎体左前方为胸主动脉，与气管之间为食管。在主动脉弓下缘与肺动脉权上缘之间 1 ～ 2cm 的狭小区域，在 CT 图像上呈低密度阴影区，影像学上称为主动脉肺动脉窗，在该断层内，主动脉肺动脉窗的前界为升主动脉，后界为胸主动脉，右侧界为气管和食管，左侧界为左侧的纵隔胸膜。此区内含动脉韧带、左喉返神经和左下气管旁淋巴结。肺癌向此区淋巴结的转移，可压迫左喉返神经导致声音嘶哑。气管前间隙内可见气管前淋巴结（图 10-12）。

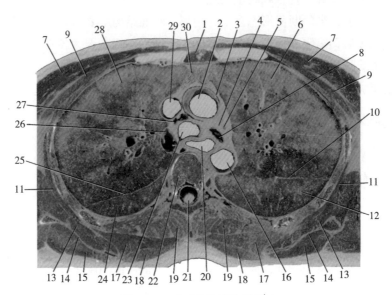

图 10-12　主动脉肺动脉窗层面

1. 胸骨角　2. 升主动脉　3. 心包上隐窝　4. 主动脉肺动脉窗　5. 动脉韧带　6. 左肺上叶　7. 胸大肌　8. 气管旁淋巴结
9. 胸小肌　10. 左肺斜裂　11. 前锯肌　12. 左肺下叶　13. 肩胛下肌　14. 肩胛骨　15. 冈下肌　16. 胸主动脉　17. 菱形肌
18. 斜方肌　19. 竖脊肌　20. 食管　21. 胸髓　22. 第 5 胸椎体　23. 气管胸部　24. 右肺下叶　25. 右肺斜裂　26. 奇静脉弓
27. 气管前淋巴结　28. 右肺上叶　29. 上腔静脉　30. 胸腺

（三）肺动脉权层面

该层面内左、右两肺斜裂前移，斜裂前方为两肺上叶，后方两肺下叶的断面明显增大。纵隔的断面形态呈三角形，其前部为胸腺，胸腺后方的大血管从右向左依次为上腔静脉、升主动脉和肺动脉，心包上隐窝从主动脉右侧面起始，贴主动脉和肺动脉前面至肺动脉左侧面。肺动脉呈"人"字形分出左、右肺动脉，右肺动脉于升主动脉和上腔静脉后方至右肺门，左肺动脉斜向左后至左肺门。气管已分为左、右主支气管，右主支气管至右肺门处分出右肺上叶支气管。左、右主支气管之间为隆嵴下间隙，内有隆嵴下淋巴结。胸椎左前方为食管和胸主动脉（图 10-13）。

（四）主动脉口及主动脉瓣层面

该层面内右肺斜裂近冠状位，左肺斜裂已明显前移，肺下叶增大。纵隔的断面形态呈卵圆形，其长轴由右后斜向左前。断层内，左心房扩张明显，主动脉口及主动脉瓣位于心断面的中央，其左前为右心室，右侧为右心耳，后方为左心房。心室左侧可见明显的弧形间隙，为心包腔。左心房之后，脊柱左前方为食管和胸主动脉（图 10-14）。

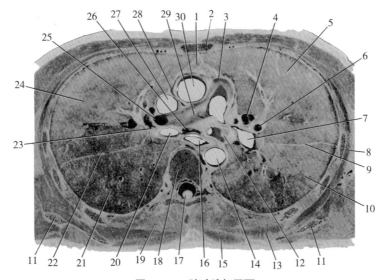

图 10-13　肺动脉杈层面

1.胸腺　2.胸骨体　2.肺动脉干（末端）　3.心包上隐窝　4.左肺上叶静脉　5.左肺上叶　6.左肺上叶支气管　7.左肺动脉　8.前锯肌　9.左肺斜裂　10.左肺下叶　11.肩胛骨　12.左主支气管　13.菱形肌　14.胸主动脉　15.斜方肌　16.食管　17.胸髓　18.第5胸椎体　19.竖脊肌　20.右主支气管　21.右肺下叶　22.右肺斜裂　23.右肺上叶支气管　24.右肺上叶　25.右肺上叶动脉　26.隆嵴下淋巴结　27.上腔静脉　28.心包上隐窝　29.右肺动脉　30.升主动脉

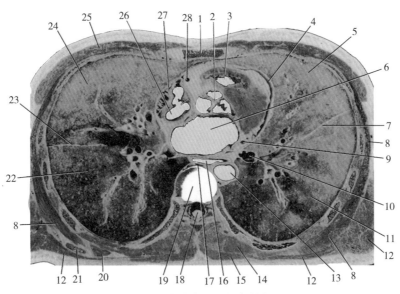

图 10-14　主动脉口及主动脉瓣层面

1.胸骨体　2.主动脉瓣　3.右心室　4.心包腔　5.左肺上叶　6.左心房　7.左肺斜裂　8.前锯肌　9.左冠状动脉旋支　10.左肺下叶动脉　11.左肺下叶　12.背阔肌　13.胸主动脉　14.菱形肌　15.竖脊肌　16.斜方肌　17.食管　18.奇静脉　19.胸髓　20.第6胸椎椎间盘　21.菱形肌　22.肩胛骨下角　23.右肺下叶　24.右肺斜裂　25.右肺上叶　26.胸大肌　27.上腔静脉　28.右心耳

（五）第 7 胸椎层面

该层面内右肺斜裂近冠状位，右肺水平裂已切，故右肺的分叶为右肺中叶和右肺下叶，左肺斜裂明显前移，左肺上叶缩小，左肺下叶明显增大。纵隔的断面形态呈卵圆形，其长轴由右后斜向左前。断层内，可见房间隔和室间隔分隔于左、右半心之间，右心室壁较薄，左心室壁较厚，左、右心室内可见房室瓣。脊柱左前方为食管和胸主动脉。左心房后壁与食管之间的间隙为心包斜窦（图 10-15）。

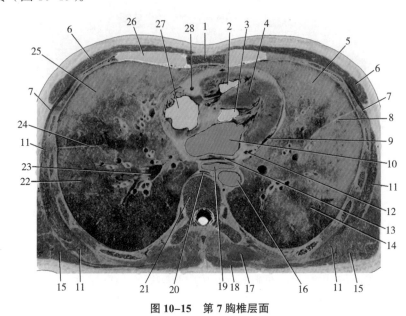

图 10-15　第 7 胸椎层面

1.胸骨体　2.右心室　3.左心室　4.室间隔　5.左肺上叶　6.胸大肌　7.腹外斜肌　8.左肺斜裂　9.心包腔　10.左心房
11.前锯肌　12.左冠状动脉旋支及心大静脉　13.心包斜窦　14.左肺下叶　15.背阔肌　16.胸主动脉　17.竖脊肌　18.斜方肌
19.食管　20.奇静脉　21.第 7 胸椎体　22.右肺下叶　23.右下肺动脉　24.右肺斜裂　25.右肺中叶　26.第 4 肋软骨
27.右心房　28.右冠状动脉

（六）冠状窦层面

　　该层面内左、右肺斜裂前移，肺下叶继续增大。纵隔的断面形态呈卵圆形，其长轴由右后斜向左前。断层内，左心房消失，可见左、右心室和右心房，左心室与下腔静脉之间可见冠状窦向前开口于右心房。脊柱左前方为食管和胸主动脉，胸主动脉右侧、脊柱和食管之间为奇静脉（图10-16）。

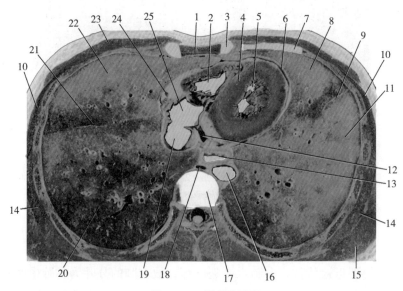

图 10-16　冠状窦层面

1.胸骨体　2.右心室　3.第 5 肋软骨　4.室间隔　5.左心室　6.心包腔　7.第 4 肋软骨　8.左肺上叶　9.左肺斜裂
10.腹外斜肌　11.左肺下叶　12.冠状窦　13.食管　14.前锯肌　15.背阔肌　16.胸主动脉　17.第 6 胸椎间盘　18.奇静脉
19.下腔静脉　20.右肺下叶　21.右肺斜裂　22.右肺中叶　23.胸大肌　24.右冠状动脉　25.右心房

三、腹部的主要断层解剖

腹部以横结肠及其系膜为界，分为结肠上区和结肠下区两部分。

结肠上区主要是肝、胆囊、胃和脾，结肠下区主要是胃以下的消化管。

近腹后壁的腹膜与腹后壁之间的间隙为腹膜后间隙，其内的主要结构是肾、肾上腺、输尿管、胰腺、十二指肠大部分、腹主动脉和下腔静脉。

腹部横断层标本中，因为右侧膈穹窿较高，所以一般右侧膈穹窿首先出现。

肝的体积较大，肝门以上横断层，肝的断面呈楔形，从右向左越过脊柱至左季肋区；肝门以下横断层，左侧半肝的断面快速消失，右侧半肝亦逐渐缩小，直至消失。

左季肋区首先出现胃的断面。此后，随着断层下移，于胃的后方出现脾。

在腹后壁外侧、腹膜后间隙内，一般左肾及左肾上腺首先出现。

胰腺一般于 $L_{1\sim2}$ 腰椎高度贴腹后壁。

消化管各部的断面表现是首先出现胃底，随着断层下移，逐渐出现胃体、幽门部和十二指肠。胃体与乙状结肠多与腹前壁相贴；升、降结肠出现在腹后壁两侧；空、回肠断面较多，断面多为不规则形状，一般于结肠下区断面出现。

腹部主要横断层面如下。

（一）第二肝门层面

该层面切及左右膈穹窿，因此在断层内，被膈包绕的部分为腹部内脏器官，主要为肝和胃；膈与胸壁之间的部位，仍然属于胸部的左右两肺和胸膜腔，肺已接近肺的下缘；位于膈与胸前壁之间的，主要是心和心包腔；位于膈与脊柱之间的是胸主动脉、食管和奇静脉。肝脏为较致密的实质性器官，被右侧膈穹窿围绕，其后缘内侧部有下腔静脉向上通过肝的腔静脉沟，有左、中、右肝静脉出肝，并汇入下腔静脉。左侧膈穹窿较低，被其围绕的是向左上方膨隆的胃底（图 10-17）。

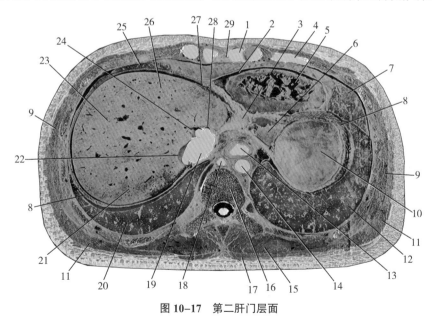

图 10-17　第二肝门层面

1.第7肋软骨　2.心包腔　3.肝左三角韧带　4.第5肋软骨　5.右心室　6.肝左外叶　7.左肺上叶　8.膈　9.前锯肌　10.胃底　11.背阔肌　12.左肺下叶　13.食管　14.胸主动脉　15.竖脊肌　16.第9胸椎体　17.斜方肌　18.奇静脉　19.下腔静脉　20.右肺下叶　21.肝右后叶　22.肝右静脉　23.肝前叶　24.肝中静脉　25.右肺下叶　26.肝左内叶　27.肝镰状韧带　28.肝右静脉　29.胸骨体

（二）胃贲门层面

该层面内，食管下穿膈的食管裂孔连胃的贲门，食管后方为胸主动脉，胸主动脉右侧有奇静脉和胸导管。右肺下缘已消失，膈与右侧胸后壁之间为右侧肋膈隐窝，膈与左侧胸后壁之间为左肺下缘和肋膈隐窝。肝和胃的断面显著增大，肝脏断面内，左、中、右肝静脉远离下腔静脉，肝前缘与腹前壁之间有矢状位腹膜皱襞，为肝镰状韧带（图10-18）。

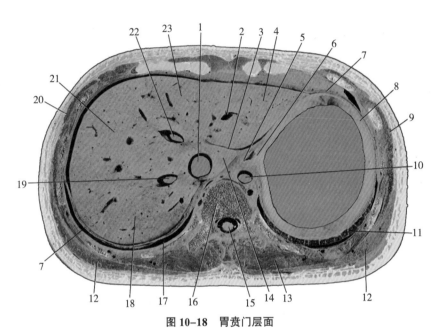

图 10-18 胃贲门层面
1. 下腔静脉 2. 肝左静脉 3. 静脉韧带裂 4. 肝左外叶 5. 食管 6. 贲门 7. 膈 8. 胃体 9. 前锯肌 10. 胸主动脉
11. 左肺下缘 12. 背阔肌 13. 竖脊肌 14. 肝尾状叶 15. 脊髓 16. 第 10 胸椎体 17. 肋膈隐窝

（三）肝门静脉左支矢状部层面

该层面经过第 12 胸椎体上份，两肺下缘均已消失。两侧胸壁之内为肋膈隐窝。左、右膈脚与椎体前方之间为膈脚后间隙，其内的主要结构为胸主动脉、奇静脉和胸导管。在肝的断面内，肝静脉均为其属支。肝门静脉左支矢状部为本断层的主要特征，位于肝左外叶和左内叶之间。肝后缘中部有下腔静脉上穿腔静脉沟（图 10-19）。

（四）肝门层面

该层面经过第 12 胸椎体下份，可见肝门，肝门静脉于此处分为左、右两支，左支为其横部，右支较粗而长，并分为右前和右后两支。肝圆韧带裂出现，内有肝圆韧带。肝门静脉右支前方出现胆囊。左、右膈脚与椎体前方之间是膈脚后间隙，其内的主要结构为胸主动脉、奇静脉和胸导管（图 10-20）。

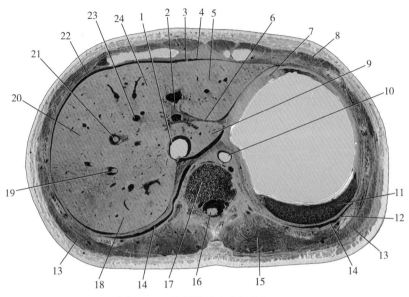

图 10-19　肝门静脉左支矢状部层面

1.下腔静脉　2.肝门静脉左支矢状部　3.肝镰状韧带　4.左肝上前间隙　5.肝左外叶　6.静脉韧带裂　7.胃体　8.腹外斜肌
9.肝尾状叶　10.胸主动脉　11.脾　12.膈 13.背阔肌　14.肋膈隐窝　15.竖脊肌　16.脊髓　17.第 12 胸椎体上份
18.肝右后叶　19.肝右静脉　20.肝右前叶　21.肝门静脉右前上支　22.右肝上前间隙　23.肝中静脉　24.肝左内叶

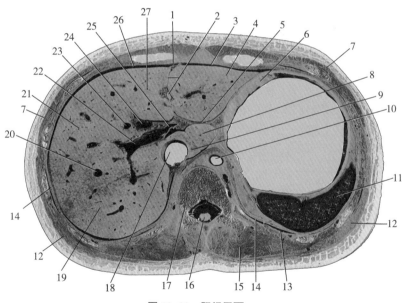

图 10-20　肝门层面

1.肝镰状韧带　2.肝圆韧带和肝圆韧带裂　3.左肝上前间隙　4.肝左外叶　5.静脉韧带裂　6.胃体　7.腹外斜肌
8.尾状叶乳头突　9.尾状叶尾状突　10.胸主动脉　11.脾 12 背阔肌　13.肋膈隐窝　14.膈　15.竖脊肌　16.脊髓
17.第 12 胸椎体　18.下腔静脉　19.肝右后叶　20.肝右静脉　21.肝右前叶　22.肝门静脉右支　23.肝中静脉　24.胆囊
25.肝门静脉左支　26.右肝上前间隙　27.肝左内叶

（五）主动脉裂孔层面

　　该层面经过第 1 腰椎体上份，胸主动脉已穿主动脉裂孔至腹腔，其前壁向前发出腹腔干。在
腰椎体两侧、腹膜后间隙内，有左侧肾脏及两侧肾上腺出现。肝脏断面已至肝门下，断面缩小，

尤其是肝左叶缩小明显。下腔静脉与门静脉之间的间隙称为门腔间隙，该间隙上界为肝门静脉分叉处，下界为肝门静脉合成处。间隙内结构自上而下依次有肝尾状突、乳头突、网膜孔、门腔淋巴结和胰钩突等，门腔间隙结构复杂，变异较多，是影像学诊断中易误诊的部位。在该层面内，门腔间隙部位为网膜孔。胃与脾之间连有胃脾韧带，胃脾韧带内有脾血管。胃和脾之间的腹膜间隙被胃脾韧带分为内侧的网膜囊脾隐窝和外侧的胃脾隐窝（图 10-21）。

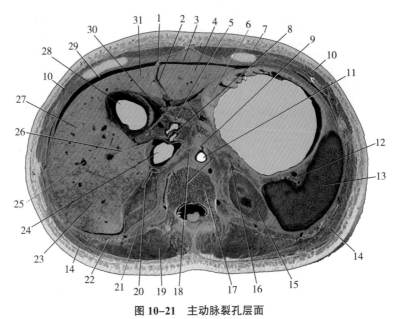

图 10-21 主动脉裂孔层面

1. 肝镰状韧带 2. 肝圆韧带裂 3. 左肝上前间隙 4. 肝左外叶 5 肝固有动脉 6. 胃体 7. 腹直肌 8. 网膜孔 9. 腹腔干
10. 腹外斜肌 11. 腹主动脉 12. 胃脾韧带和脾血管 13. 脾 14. 背阔肌 15. 右肾 16. 右肾上腺 17. 第 1 胸椎体
18. 左、右膈脚 19. 竖脊肌 20. 左肾上腺 21. 腰大肌 22. 腰方肌 23. 肝右后叶 24. 下腔静脉 25. 肝右静脉
26. 肝门右切迹 27. 肝右前叶 28. 胆囊 29. 右肝上前间隙 30. 肝门静脉

（六）第 1 腰椎间盘层面

该层面经过第 1 腰椎间盘，肝的断面出现在右季肋区，脾位于左季肋区，胃与腹前壁相贴，胰腺位于胃的后方，与第 1 腰椎前方斜向左后，经过左肾前面，胰尾伸至脾门。胰腺后缘有脾静脉向右至胰颈，与肠系膜上静脉汇合形成肝门静脉。腹主动脉位于脊柱前方、两侧膈脚之间，并向两侧发出左右肾动脉。左右两肾位于腰椎两侧的腹膜后间隙内，左肾静脉较长，向左横过腹主动脉前方，走向下腔静脉（图 10-22）。

（七）第 3 腰椎间盘层面

该层面经过第 3 腰椎间盘，肝的断面即将消失。横结肠、胃与腹前壁相贴，升、降结肠分别位于左、右腹后外侧部。腹膜后间隙是腹后部腹膜与腹后壁之间的间隙。在该断层的腹膜后间隙内，左右两肾位于腰大肌两侧、腰方肌的前方；腰椎前方为下腔静脉和腹主动脉，有十二指肠水平部向左横行经过腹主动脉和下腔静脉的前方。腹前正中线两侧，腹直肌位于腹直肌鞘内，腹前外部的三层扁肌由浅入深依次有腹外斜肌、腹内斜肌和腹横肌（图 10-23）。

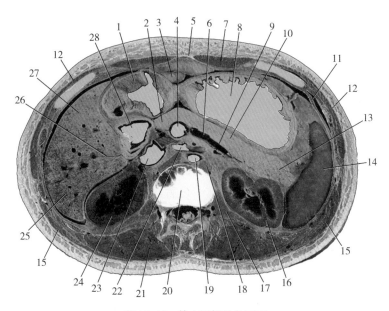

图 10-22　第 1 腰椎间盘层面

1. 胃幽门部　2. 胰头　3. 肝镰状韧带　4. 肠系膜上静脉　5. 白线　6. 脾静脉　7. 腹直肌 8. 胃体　9. 脾动脉　10. 胰体　11. 膈
12. 腹外斜肌　13. 胰尾　14. 脾　15. 背阔肌　16. 左肾　17. 腰大肌　18. 左膈脚　19. 腹主动脉　20. 第 1 腰椎椎间盘
21. 竖脊肌　22. 右肾静脉 23. 下腔静脉　24. 右肾　25. 肝右后叶　26. 肝门右切迹　27. 肝右前叶　28. 十二指肠

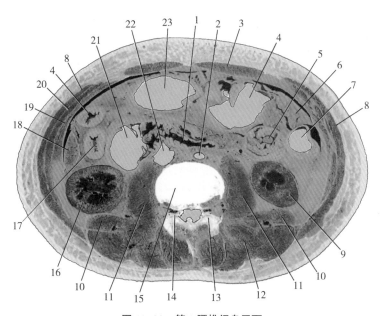

图 10-23　第 3 腰椎间盘层面

1. 十二指肠水平部　2. 腹主动脉　3. 腹直肌　4. 横结肠　5. 空肠　6. 大网膜　7. 降结肠　8. 腹外斜肌　9. 左肾　10. 腰方肌
11. 腰大肌　12. 竖脊肌　13. 关节突关节　14. 腰椎间孔　15. 第 3 腰椎椎间盘　16. 右肾　17. 升结肠　18. 肝　19. 腹横肌
20. 腹内斜肌　21. 十二指肠降部　22. 下腔静脉　23. 胃体

四、男性盆部与会阴的主要断层解剖

　　男性盆部器官由前向后可分为三部，前部包括膀胱、前列腺和尿道，中部为生殖器官，包括精囊和输精管壶腹，后部主要为消化器官，包括直肠和肛管。

在横断层上，一般把男性盆部分为以下三段：髋臼上缘的横断层，主要为下腹部结构；髋臼上缘至耻骨联合下缘的横断层，主要为盆腔结构；耻骨联合下缘以下部分的横断层，主要为男性会阴结构和大腿上部区域。

男性盆部主要横断层面如下。

（一）骶髂关节下份层面

该层面经过骶髂关节下部和第 2 骶椎间盘。髋骨后外侧主要为臀部的臀大、中、小肌。在髋骨内侧，腰大肌和髂肌汇合为髂腰肌，腰大肌与髂肌之间有股神经斜向前下。腰大肌内侧有髂外动、静脉，髂内血管位于骶髂关节前方。腹前壁之后、两侧髋骨和髂腰肌之间，均为下腹部消化管（图 10-24 ）。

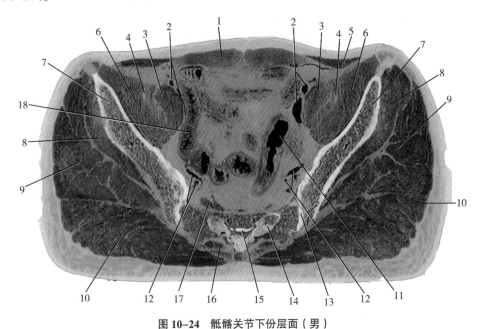

图 10-24 骶髂关节下份层面（男）
1.腹直肌 2.髂外动、静脉 3.腰大肌 4.股神经 5.腹内斜肌和腹横肌 6.髂肌 7.髂骨 8.臀小肌 9.臀中肌
10.臀大肌 11.乙状结肠 12.髂内血管 13.骶髂关节 14.第 2 骶前孔和骶神经 15.第 2 骶椎椎间盘 16.竖脊肌
17.梨状肌 18.回肠

（二）坐骨大孔、梨状肌层面

该层面经过第 3 骶椎。髋骨和骶骨之间为坐骨大孔，梨状肌穿坐骨大孔向外出骨盆，梨状肌前面为骶丛及骶丛最大的分支坐骨神经。位于髂腰肌前内侧的股血管向下延续至腹股沟部。骶骨前面，乙状结肠延续为直肠，直肠前方均为位于下腹部的回肠。髋骨内侧为髂腰肌，髋骨向前的突起为髂前下棘，股直肌由此起始下行，股直肌外侧依次为缝匠肌和阔筋膜张肌（图 10-25 ）。

（三）股骨头中份层面

该层面经过髋关节中部，接近耻骨联合上缘。髋臼内有股骨头韧带连至股骨头凹。髋关节前方有髂腰肌下行，其内侧的股血管移行至腹股沟区。在股血管前方，精索穿腹股沟管行向内下。髂腰肌外侧，缝匠肌移行至股直肌前方，阔筋膜张肌于股直肌外侧下行。臀中肌与臀小肌已至股骨大转子。盆腔内主要器官为前部的膀胱和后部的直肠（图 10-26 ）。

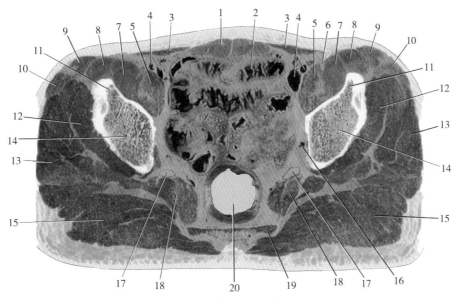

图 10-25 坐骨大孔、梨状肌层面

1.腹直肌 2.回肠 3.腹内斜肌和腹横肌 4.髂外动、静脉 5.腰大肌 6.股神经 7.髂肌
8.股直肌 9.缝匠肌 10.阔筋膜张肌 11.髂前下棘 12.臀小肌 13.臀中肌 14.髂骨
15.臀大肌 16.髂内血管 17.坐骨神经 18.梨状肌 19.第3骶椎 20.直肠

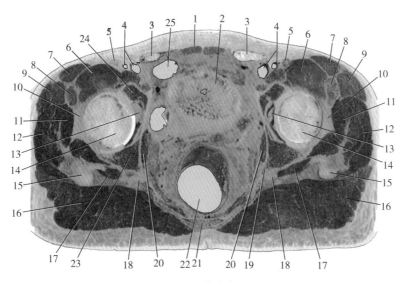

图 10-26 股骨头中份层面

1.腹直肌 2.膀胱 3.精索 4.髂外动、静脉 5.股神经 6.髂腰肌 7.缝匠肌 8.股直肌 9.阔筋膜张肌 10.髂股韧带
11.臀小肌 12.臀中肌 13.股骨头韧带 14.股骨头 15.股骨大转子 16.臀大肌 17.梨状肌 18.坐骨神经 19.坐骨棘
20.闭孔内肌 21.骶骨尖 22.直肠 23.坐骨 24.耻骨 25.回肠

（四）股骨颈层面

该层面经过股骨颈、耻骨联合上部。耻骨和坐骨之间为闭孔，有闭孔血管和神经向前下走出。闭孔内侧有闭孔内肌后行，经坐骨小切迹出骨盆。髂外血管已向下至股三角，续为股动、静脉。股三角位于股前面上部，为缝匠肌、长收肌和腹股沟韧带围成的三角，其前壁为大腿阔筋膜，底为髂腰肌和耻骨肌。耻骨联合后方为膀胱，尾骨前方为直肠，膀胱与直肠之间为精囊和输精管壶腹。直肠外侧是位于肛提肌和闭孔内肌之间的脂肪和结缔组织填充区，称坐骨肛门窝，有

肛神经和肛血管通过，其外侧壁有会阴血管和神经前行（图 10-27）。

（五）前列腺层面

该层面经过耻骨联合下部。耻骨联合后方依次为前列腺和直肠。耻骨外侧由前向后依次为长收肌、短收肌和闭孔外肌。股血管后方为构成股三角底的耻骨肌和髂腰肌，股血管外侧为构成股三角外侧界的缝匠肌。缝匠肌后方依次为股直肌和股外侧肌。二者外侧为阔筋膜张肌（图 10-28）。

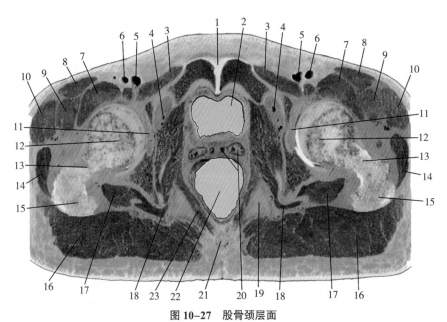

图 10-27　股骨颈层面

1. 耻骨联合　2. 膀胱　3. 耻骨肌　4. 闭孔血管　5. 股静脉　6. 股动脉　7. 髂腰肌　8. 缝匠肌　9. 股直肌　10. 阔筋膜张肌
11. 股骨头韧带　12. 股骨头　13. 股骨颈　14. 臀中、小肌　15. 股骨大转子　16. 臀大肌　17. 梨状肌　18. 闭孔内肌
19. 坐骨肛门窝　20. 精囊和输精管壶腹　21. 尾骨　22. 直肠　23. 肛提肌

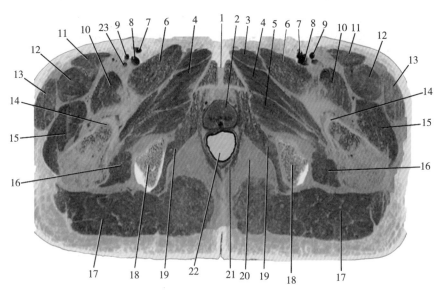

图 10-28　前列腺层面

1. 耻骨联合　2. 前列腺　3. 长收肌　4. 短收肌　5. 闭孔外肌　6. 耻骨肌　7. 大隐静脉　8. 股静脉　9. 股动脉　10. 髂腰肌
11. 缝匠肌　12. 股直肌　13. 阔筋膜张肌　14. 股骨小转子　15. 股外侧肌　16. 股方肌　17. 臀大肌　18. 坐骨　19. 闭孔内肌
20. 坐骨肛门窝　21. 肛提肌　22. 直肠　23. 股深动脉

五、女性盆部与会阴的主要断层解剖

女性盆部器官由前向后可分为三部：前部包括膀胱和尿道，中部为女性内生殖器官，即子宫、阴道和卵巢，后部主要为消化器官，包括直肠和肛管。

在横断层上，一般把女性盆部分为以下五段：第3骶椎平面以上的横断层，主要为下腹部结构；骶髂关节消失至髋臼上缘平面的横断层，腹、盆部脏器共存；从髋臼上缘至耻骨联合上缘平面的横断层，为女性盆腔器官；耻骨联合及耻骨弓的横断层，为尿道及前庭球、阴道、直肠；耻骨弓以下部分的横断层，主要为女性外生殖器。

女性盆部主要横断层面如下。

（一）骶髂关节下份层面

该层面经过骶髂关节下部和第2骶椎间盘。髋骨后外侧主要为臀部的臀大、中、小肌。在髋骨内侧，腰大肌和髂肌汇合为髂腰肌，腰大肌与髂肌之间有股神经斜向前下。腰大肌内侧有髂外动、静脉，髂内血管位于骶髂关节的内前方。在该断层内，乙状结肠向后延续为直肠。右髂窝内可见盲肠和阑尾的断面。乙状结肠右侧为子宫底，乙状结肠周围均为位于下腹部的回肠（图10-29）。

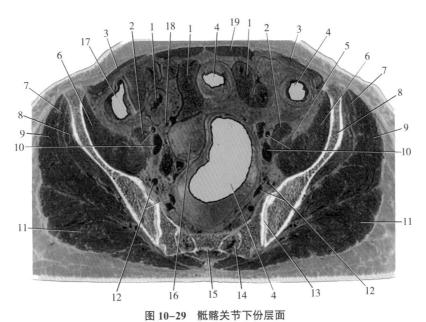

图10-29　骶髂关节下份层面

1.回肠　2.腰大肌　3.腹内斜肌和腹横肌　4.乙状结肠　5.股神经　6.髂肌　7.臀小肌　8.髂骨　9.臀中肌
10.髂外动、静脉　11.臀大肌　12.髂内血管　13.骶髂关节　14.第1骶前孔和骶神经　15.第1骶椎椎间盘
16.子宫底　17.盲肠　18.阑尾　19.腹直肌

（二）第3骶椎层面

该层面经过第3骶椎。梨状肌从骶骨前面，向外穿坐骨大孔出骨盆。骶骨前面，乙状结肠延续为直肠，直肠前方为子宫体。子宫两侧以子宫阔韧带连至盆腔侧壁，子宫右后方、盆腔右侧壁有右侧卵巢的断面。髋骨内、外侧的肌同上一断层（图10-30）。

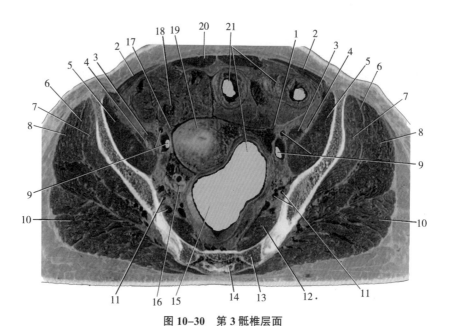

图 10-30　第 3 骶椎层面

1. 子宫圆韧带　2. 腹内斜肌和腹横肌　3. 腰大肌　4. 股神经　5. 髂肌　6. 阔筋膜张肌　7. 臀小肌　8. 臀中肌　9. 髂外动、静脉
10. 臀大肌　11. 髂内血管　12. 梨状肌　13. 第 3 骶椎　14. 第 3 骶神经　15. 直肠　16. 卵巢　17. 阑尾　18. 回肠　19. 子宫体
20. 腹直肌　21. 乙状结肠

（三）股骨头层面

　　该层面经过髋关节中部。髋臼内有滑膜脂垫填充髋臼凹。髋关节前方有髂腰肌下行，其内侧有髂血管下行。在血管前外方，有子宫圆韧带穿腹股沟管行向内下。在髂腰肌外侧，缝匠肌移行至股直肌前方，阔筋膜张肌于股直肌外侧下行。臀中肌与臀小肌已至股骨大转子。位于盆腔内的器官，前部为膀胱，后部为直肠，二者之间为子宫颈和环绕于子宫颈周围的阴道，子宫颈和阴道之间的环行间隙称阴道穹（图 10-31）。

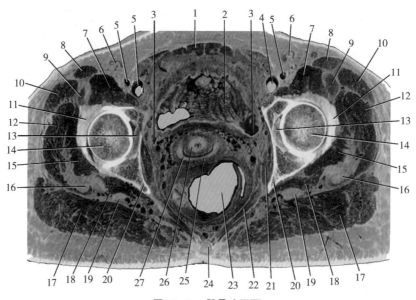

图 10-31　股骨头层面

1. 腹直肌　2. 膀胱　3. 输尿管口　4. 髂外静脉　5. 髂外动脉　6. 子宫圆韧带　7. 髂腰肌　8. 缝匠肌　9. 股直肌　10. 阔筋膜张肌
11. 髂股韧带　12. 臀中肌　13. 髋臼凹及滑膜脂垫　14. 股骨头　15. 臀小肌　16. 股骨大转子　17. 臀大肌　18. 梨状肌
19. 坐骨神经　20. 坐骨棘　21. 闭孔内肌　22. 尾骨肌　23. 直肠　24. 尾骨　25. 阴道后壁　26. 子宫颈　27. 阴道后穹窿

（四）股骨颈层面

该层面经过股骨颈，接近耻骨联合上缘。髋臼内有股骨头韧带连至股骨头凹。髋关节前方有髂腰肌下行，该肌内侧有髂血管下行至腹股沟区。在髂血管前方，有子宫圆韧带穿腹股沟管行向内下。耻骨和坐骨之间为闭孔，有闭孔血管和神经向前下走出。闭孔内侧有闭孔内肌后行，经坐骨小切迹出骨盆。盆腔内前方为膀胱，后方为直肠，膀胱与直肠之间为子宫颈和阴道。直肠外侧为位于肛提肌和闭孔内肌之间的脂肪和结缔组织填充区，为坐骨肛门窝，有肛神经和肛血管通过，其外侧壁有会阴血管和神经前行（图 10-32）。

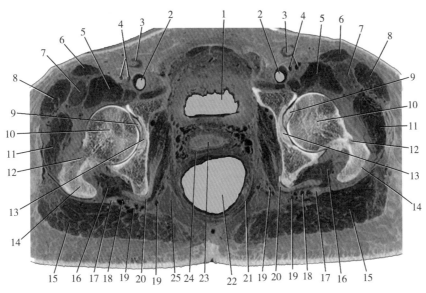

图 10-32　股骨颈层面

1. 膀胱　2. 髂外静脉　3. 子宫圆韧带　4. 髂外动脉及分支　5. 髂腰肌　6. 缝匠肌　7. 股直肌　8. 阔筋膜张肌　9. 股骨头韧带　10. 股骨头　11. 臀中肌和臀小肌　12. 股骨颈　13. 髋臼凹及滑膜脂垫　14. 股骨大转子　15. 臀大肌　16. 梨状肌　17. 坐骨神经　18. 臀下血管　19. 阴部内血管　20. 闭孔内肌　21. 肛提肌　22. 直肠　23. 子宫颈　24. 阴道　25. 坐骨肛门窝

（五）耻骨联合中份层面

该层面经过耻骨联合中部。耻骨联合后方依次为女性尿道、阴道和直肠。股前面上部为股三角区，内有股动脉及分支、股静脉和股神经。该断层内股三角底的内侧为耻骨肌、外侧髂腰肌，股三角的外侧界为缝匠肌。股前外侧部的肌由前向后依次为缝匠肌、股直肌、阔筋膜张肌和股外侧肌。股内侧部由前向后为耻骨肌和闭孔外肌（图 10-33）。

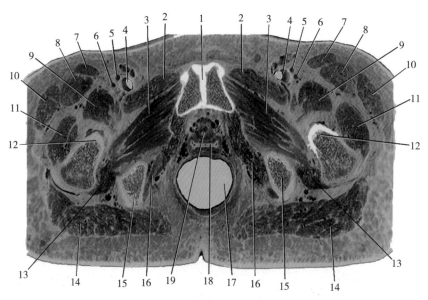

图 10-33　耻骨联合中份层面

1. 耻骨联合　2. 耻骨肌　3. 闭孔外肌　4. 股静脉　5. 股动脉　6. 股深动脉　7. 缝匠肌　8. 股直肌　9. 髂腰肌　10. 阔筋膜张肌
11. 股外侧肌　12. 股骨小转子　13. 股方肌　14. 臀大肌　15. 坐骨　16. 闭孔内肌　17. 直肠　18. 阴道　19. 尿道

全国中医药行业高等教育"十四五"规划教材

全国高等中医药院校规划教材（第十一版）

教材目录（第一批）

注：凡标☆号者为"核心示范教材"。

（一）中医学类专业

序号	书名	主编		主编所在单位	
1	中国医学史	郭宏伟	徐江雁	黑龙江中医药大学	河南中医药大学
2	医古文	王育林	李亚军	北京中医药大学	陕西中医药大学
3	大学语文	黄作阵		北京中医药大学	
4	中医基础理论☆	郑洪新	杨柱	辽宁中医药大学	贵州中医药大学
5	中医诊断学☆	李灿东	方朝义	福建中医药大学	河北中医学院
6	中药学☆	钟赣生	杨柏灿	北京中医药大学	上海中医药大学
7	方剂学☆	李冀	左铮云	黑龙江中医药大学	江西中医药大学
8	内经选读☆	翟双庆	黎敬波	北京中医药大学	广州中医药大学
9	伤寒论选读☆	王庆国	周春祥	北京中医药大学	南京中医药大学
10	金匮要略☆	范永升	姜德友	浙江中医药大学	黑龙江中医药大学
11	温病学☆	谷晓红	马健	北京中医药大学	南京中医药大学
12	中医内科学☆	吴勉华	石岩	南京中医药大学	辽宁中医药大学
13	中医外科学☆	陈红风		上海中医药大学	
14	中医妇科学☆	冯晓玲	张婷婷	黑龙江中医药大学	上海中医药大学
15	中医儿科学☆	赵霞	李新民	南京中医药大学	天津中医药大学
16	中医骨伤科学☆	黄桂成	王拥军	南京中医药大学	上海中医药大学
17	中医眼科学	彭清华		湖南中医药大学	
18	中医耳鼻咽喉科学	刘蓬		广州中医药大学	
19	中医急诊学☆	刘清泉	方邦江	首都医科大学	上海中医药大学
20	中医各家学说☆	尚力	戴铭	上海中医药大学	广西中医药大学
21	针灸学☆	梁繁荣	王华	成都中医药大学	湖北中医药大学
22	推拿学☆	房敏	王金贵	上海中医药大学	天津中医药大学
23	中医养生学	马烈光	章德林	成都中医药大学	江西中医药大学
24	中医药膳学	谢梦洲	朱天民	湖南中医药大学	成都中医药大学
25	中医食疗学	施洪飞	方泓	南京中医药大学	上海中医药大学
26	中医气功学	章文春	魏玉龙	江西中医药大学	北京中医药大学
27	细胞生物学	赵宗江	高碧珍	北京中医药大学	福建中医药大学

序号	书 名	主 编		主编所在单位	
28	人体解剖学	邵水金		上海中医药大学	
29	组织学与胚胎学	周忠光	汪 涛	黑龙江中医药大学	天津中医药大学
30	生物化学	唐炳华		北京中医药大学	
31	生理学	赵铁建	朱大诚	广西中医药大学	江西中医药大学
32	病理学	刘春英	高维娟	辽宁中医药大学	河北中医学院
33	免疫学基础与病原生物学	袁嘉丽	刘永琦	云南中医药大学	甘肃中医药大学
34	预防医学	史周华		山东中医药大学	
35	药理学	张硕峰	方晓艳	北京中医药大学	河南中医药大学
36	诊断学	詹华奎		成都中医药大学	
37	医学影像学	侯 键	许茂盛	成都中医药大学	浙江中医药大学
38	内科学	潘 涛	戴爱国	南京中医药大学	湖南中医药大学
39	外科学	谢建兴		广州中医药大学	
40	中西医文献检索	林丹红	孙 玲	福建中医药大学	湖北中医药大学
41	中医疫病学	张伯礼	吕文亮	天津中医药大学	湖北中医药大学
42	中医文化学	张其成	臧守虎	北京中医药大学	山东中医药大学

（二）针灸推拿学专业

序号	书 名	主 编		主编所在单位	
43	局部解剖学	姜国华	李义凯	黑龙江中医药大学	南方医科大学
44	经络腧穴学☆	沈雪勇	刘存志	上海中医药大学	北京中医药大学
45	刺法灸法学☆	王富春	岳增辉	长春中医药大学	湖南中医药大学
46	针灸治疗学☆	高树中	冀来喜	山东中医药大学	山西中医药大学
47	各家针灸学说	高希言	王 威	河南中医药大学	辽宁中医药大学
48	针灸医籍选读	常小荣	张建斌	湖南中医药大学	南京中医药大学
49	实验针灸学	郭 义		天津中医药大学	
50	推拿手法学☆	周运峰		河南中医药大学	
51	推拿功法学☆	吕立江		浙江中医药大学	
52	推拿治疗学☆	井夫杰	杨永刚	山东中医药大学	长春中医药大学
53	小儿推拿学	刘明军	邰先桃	长春中医药大学	云南中医药大学

（三）中西医临床医学专业

序号	书 名	主 编		主编所在单位	
54	中外医学史	王振国	徐建云	山东中医药大学	南京中医药大学
55	中西医结合内科学	陈志强	杨文明	河北中医学院	安徽中医药大学
56	中西医结合外科学	何清湖		湖南中医药大学	
57	中西医结合妇产科学	杜惠兰		河北中医学院	
58	中西医结合儿科学	王雪峰	郑 健	辽宁中医药大学	福建中医药大学
59	中西医结合骨伤科学	詹红生	刘 军	上海中医药大学	广州中医药大学
60	中西医结合眼科学	段俊国	毕宏生	成都中医药大学	山东中医药大学
61	中西医结合耳鼻咽喉科学	张勤修	陈文勇	成都中医药大学	广州中医药大学
62	中西医结合口腔科学	谭 劲		湖南中医药大学	

（四）中药学类专业

序号	书　名	主　编		主编所在单位	
63	中医学基础	陈　晶	程海波	黑龙江中医药大学	南京中医药大学
64	高等数学	李秀昌	邵建华	长春中医药大学	上海中医药大学
65	中医药统计学	何　雁		江西中医药大学	
66	物理学	章新友	侯俊玲	江西中医药大学	北京中医药大学
67	无机化学	杨怀霞	吴培云	河南中医药大学	安徽中医药大学
68	有机化学	林　辉		广州中医药大学	
69	分析化学（上）（化学分析）	张　凌		江西中医药大学	
70	分析化学（下）（仪器分析）	王淑美		广东药科大学	
71	物理化学	刘　雄	王颖莉	甘肃中医药大学	山西中医药大学
72	临床中药学☆	周祯祥	唐德才	湖北中医药大学	南京中医药大学
73	方剂学	贾　波	许二平	成都中医药大学	河南中医药大学
74	中药药剂学☆	杨　明		江西中医药大学	
75	中药鉴定学☆	康廷国	闫永红	辽宁中医药大学	北京中医药大学
76	中药药理学☆	彭　成		成都中医药大学	
77	中药拉丁语	李　峰	马　琳	山东中医药大学	天津中医药大学
78	药用植物学☆	刘春生	谷　巍	北京中医药大学	南京中医药大学
79	中药炮制学☆	钟凌云		江西中医药大学	
80	中药分析学☆	梁生旺	张　彤	广东药科大学	上海中医药大学
81	中药化学☆	匡海学	冯卫生	黑龙江中医药大学	河南中医药大学
82	中药制药工程原理与设备	周长征		山东中医药大学	
83	药事管理学☆	刘红宁		江西中医药大学	
84	本草典籍选读	彭代银	陈仁寿	安徽中医药大学	南京中医药大学
85	中药制药分离工程	朱卫丰		江西中医药大学	
86	中药制药设备与车间设计	李　正		天津中医药大学	
87	药用植物栽培学	张永清		山东中医药大学	
88	中药资源学	马云桐		成都中医药大学	
89	中药产品与开发	孟宪生		辽宁中医药大学	
90	中药材加工与炮制	王秋红		广东药科大学	
91	人体形态学	武煜明	游言文	云南中医药大学	河南中医药大学
92	生理学基础	于远望		陕西中医药大学	
93	病理学基础	王　谦		北京中医药大学	

（五）护理学专业

序号	书　名	主　编		主编所在单位	
94	中医护理学基础	徐桂华	胡　慧	南京中医药大学	湖北中医药大学
95	护理学导论	穆　欣	马小琴	黑龙江中医药大学	浙江中医药大学
96	护理学基础	杨巧菊		河南中医药大学	
97	护理专业英语	刘红霞	刘　娅	北京中医药大学	湖北中医药大学
98	护理美学	余雨枫		成都中医药大学	
99	健康评估	阚丽君	张玉芳	黑龙江中医药大学	山东中医药大学

序号	书 名	主编		主编所在单位	
100	护理心理学	郝玉芳		北京中医药大学	
101	护理伦理学	崔瑞兰		山东中医药大学	
102	内科护理学	陈 燕	孙志岭	湖南中医药大学	南京中医药大学
103	外科护理学	陆静波	蔡恩丽	上海中医药大学	云南中医药大学
104	妇产科护理学	冯 进	王丽芹	湖南中医药大学	黑龙江中医药大学
105	儿科护理学	肖洪玲	陈偶英	安徽中医药大学	湖南中医药大学
106	五官科护理学	喻京生		湖南中医药大学	
107	老年护理学	王 燕	高 静	天津中医药大学	成都中医药大学
108	急救护理学	吕 静	卢根娣	长春中医药大学	上海中医药大学
109	康复护理学	陈锦秀	汤继芹	福建中医药大学	山东中医药大学
110	社区护理学	沈翠珍	王诗源	浙江中医药大学	山东中医药大学
111	中医临床护理学	裘秀月	刘建军	浙江中医药大学	江西中医药大学
112	护理管理学	全小明	柏亚妹	广州中医药大学	南京中医药大学
113	医学营养学	聂 宏	李艳玲	黑龙江中医药大学	天津中医药大学

（六）公共课

序号	书 名	主 编		主编所在单位	
114	中医学概论	储全根	胡志希	安徽中医药大学	湖南中医药大学
115	传统体育	吴志坤	邵玉萍	上海中医药大学	湖北中医药大学
116	科研思路与方法	刘 涛	商洪才	南京中医药大学	北京中医药大学

（七）中医骨伤科学专业

序号	书 名	主 编		主编所在单位	
117	中医骨伤科学基础	李 楠	李 刚	福建中医药大学	山东中医药大学
118	骨伤解剖学	侯德才	姜国华	辽宁中医药大学	黑龙江中医药大学
119	骨伤影像学	栾金红	郭会利	黑龙江中医药大学	河南中医药大学洛阳平乐正骨学院
120	中医正骨学	冷向阳	马 勇	长春中医药大学	南京中医药大学
121	中医筋伤学	周红海	于 栋	广西中医药大学	北京中医药大学
122	中医骨病学	徐展望	郑福增	山东中医药大学	河南中医药大学
123	创伤急救学	毕荣修	李无阴	山东中医药大学	河南中医药大学洛阳平乐正骨学院
124	骨伤手术学	童培建	曾意荣	浙江中医药大学	广州中医药大学

（八）中医养生学专业

序号	书 名	主 编		主编所在单位	
125	中医养生文献学	蒋力生	王 平	江西中医药大学	湖北中医药大学
126	中医治未病学概论	陈涤平		南京中医药大学	